CW01498644

LE RÉGIME OMÉGA 3

Docteur Artémis SIMOPOULOS et Jo ROBINSON
adapté par
Docteur Michel DE LORGERIL et Patricia SALEN

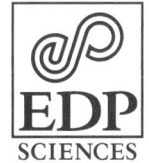

EDP
SCIENCES

17, avenue du Hoggar
Parc d'Activité de Courtabœuf, BP 112
91944 Les Ulis Cedex A, France

Ouvrages Grenoble Sciences édités par EDP Sciences

Collection Grenoble Sciences

Chimie. Le minimum à savoir *(J. Le Coarer)* - Electrochimie des solides *(C. Déportes et al.)* - Thermodynamique chimique *(M. Oturan & M. Robert)* - Chimie organométallique *(D. Astruc)*

Introduction à la mécanique statistique *(E. Belorizky & W. Gorecki)* - Mécanique statistique. Exercices et problèmes corrigés *(E. Belorizky & W. Gorecki)* - La cavitation. Mécanismes physiques et aspects industriels *(J.P. Franc et al.)* - La turbulence *(M. Lesieur)* - Magnétisme : I Fondements, II Matériaux et applications *(sous la direction d'E. du Trémolet de Lacheisserie)* - Du Soleil à la Terre. Aéronomie et météorologie de l'espace *(J. Lilensten & P.L. Blelly)* - Sous les feux du Soleil. Vers une météorologie de l'espace *(J. Lilensten & J. Bornarel)* - Mécanique. De la formulation lagrangienne au chaos hamiltonien *(C. Gignoux & B. Silvestre-Brac)* - La mécanique quantique. Problèmes résolus, Tomes 1 et 2 *(V.M. Galitsky, B.M. Karnakov & V.I. Kogan)* - Analyse statistique des données expérimentales *(K. Protassov)* - Problèmes corrigés de mécanique et résumés de cours. De Lagrange à Hamilton *(C. Gignoux & B. Silvestre-Brac)* - Description de la symétrie. Des groupes de symétrie aux structures fractales *(J. Sivardière)* - Symétrie et propriétés physiques. Du principe de Curie aux brisures de symétrie *(J. Sivardière)*

Exercices corrigés d'analyse, Tomes 1 et 2 *(D. Alibert)* - Introduction aux variétés différentielles *(J. Lafontaine)* - Analyse numérique et équations différentielles *(J.P. Demailly)* - Mathématiques pour les sciences de la vie, de la nature et de la santé *(F. & J.P. Bertrandias)* - Approximation hilbertienne. Splines, ondelettes, fractales *(M. Attéia & J. Gaches)* - Mathématiques pour l'étudiant scientifique, Tomes 1 et 2 *(Ph.J. Haug)*

Bactéries et environnement. Adaptations physiologiques *(J. Pelmont)* - Enzymes. Catalyseurs du monde vivant *(J. Pelmont)* - La plongée sous-marine à l'air. L'adaptation de l'organisme et ses limites *(Ph. Foster)* - L'ergomotricité. Le corps, le travail et la santé *(M. Gendrier)* - Endocrinologie et communications cellulaires *(S. Idelman & J. Verdetti)* - Eléments de biologie à l'usage d'autres disciplines *(Ph. Tracqui & J. Demongeot)*

L'Asie, source de sciences et de techniques *(M. Soutif)* - La biologie, des origines à nos jours *(P. Vignais)* - Naissance de la physique. De la Sicile à la Chine *(M. Soutif)*

Listening Comprehension for Scientific English *(J. Upjohn)* - Speaking Skills in Scientific English *(J. Upjohn, M.H. Fries & D. Amadis)* - Minimum Competence in Scientific English *(S. Blattes, V. Jans & J. Upjohn)*

Grenoble Sciences - Rencontres Scientifiques

Radiopharmaceutiques. Chimie des radiotraceurs et applications biologiques *(sous la direction de M. Comet & M. Vidal)* - Turbulence et déterminisme *(sous la direction de M. Lesieur)* - Méthodes et techniques de la chimie organique *(sous la direction de D. Astruc)*

LE RÉGIME OMÉGA 3

LE PROGRAMME ALIMENTAIRE

POUR SAUVER NOTRE SANTÉ

Grenoble Sciences

Grenoble Sciences poursuit un triple objectif :
- réaliser des ouvrages correspondant à un projet clairement défini, sans contrainte de mode ou de programme,
- garantir les qualités scientifique et pédagogique des ouvrages retenus,
- proposer des ouvrages à un prix accessible au public le plus large possible.

Chaque projet est sélectionné au niveau de Grenoble Sciences avec le concours de referees anonymes. Puis les auteurs travaillent pendant une année (en moyenne) avec les membres d'un comité de lecture interactif, dont les noms apparaissent au début de l'ouvrage. Celui-ci est ensuite publié chez l'éditeur le plus adapté.

(Contact : Tél. : (33)4 76 51 46 95 - E-mail : Grenoble.Sciences@ujf-grenoble.fr)

Deux collections existent chez EDP Sciences :
- la **Collection Grenoble Sciences**, connue pour son originalité de projets et sa qualité
- **Grenoble Sciences - Rencontres Scientifiques**, collection présentant des thèmes de recherche d'actualité, traités par des scientifiques de premier plan issus de disciplines différentes.

Directeur scientifique de Grenoble Sciences

Jean BORNAREL, Professeur à l'Université Joseph Fourier, Grenoble 1

Grenoble Sciences reçoit le soutien
du **Ministère de la Jeunesse, de l'Éducation nationale et de la Recherche**,
de la **Région Rhône-Alpes**, du **Conseil général de l'Isère**
et de la **Ville de Grenoble**.

Réalisation et mise en pages : **Centre technique Grenoble Sciences**
Illustration de couverture : **Alice Giraud**

ISBN 2-86883-728-X
© EDP Sciences, 2004

Les lecteurs francophones vont enfin disposer de la version française du livre d'Artémis SIMOPOULOS, **The Omega Plan**, publié en 1998 aux USA. Près de dix années sont passées depuis l'élaboration de la version initiale du livre, et il était donc nécessaire d'y intégrer les données récentes les plus importantes de la recherche médicale et scientifique. Ce que les co-auteurs français ont fait pour cette nouvelle édition, et bien sûr en concertation avec Artémis SIMOPOULOS.

Il était aussi important d'adapter ce texte écrit pour des Américains à un lectorat francophone (majoritairement mais non exclusivement européen) car ce ne sont pas seulement les aspects très pratiques de la nutrition qui diffèrent d'un continent à l'autre, ce sont aussi les conceptions mêmes de la nutrition (ce qui inclut son rôle dans la santé et dans la vie sociale, et même le plaisir de l'existence), et donc la façon choisie par des médecins et des scientifiques de s'adresser à ce public européen. Ce fut aussi la responsabilité des co-auteurs français de rendre ce texte "adapté" à des Européens, sans toutefois en trahir l'esprit initial (et très américain) qui se voulait très pragmatique. L'idée d'Artémis SIMOPOULOS était que ce livre soit un compagnon non seulement pour concevoir des menus et préparer des recettes, mais aussi pour faire ses courses, au marché ou au supermarché. Nous avons été très aidés dans notre tâche d'adaptation par les origines européennes d'Artémis SIMOPOULOS et par le fait que les mœurs et habitudes nutritionnels des Américains et des Européens soient de moins en moins éloignés. C'est pour cette raison également que nous avons essayé de respecter certains aspects très "américains" du livre avec la forte conviction que, contrairement aux idées reçues, nous avions aussi beaucoup à apprendre de nos cousins américains, notamment en termes d'ouverture vers d'autres cultures, asiatiques et sud-américaines par exemple.

Mais, finalement, qu'est-ce qui rend ce livre indispensable et, pour tout dire, unique en son genre ? Certes, ce n'est pas la description d'un nouveau "régime-miracle" pour maigrir ! Ce n'est pas, non plus, un nouveau livre de recettes méditerranéennes (ou exotiques) qui, parce que ça vient de loin ou d'ailleurs, seraient forcément meilleures au goût, et pour notre santé !

Qu'est-ce alors ? C'est le premier ouvrage en langue française mettant clairement en correspondance une *théorie scientifique explicative* du rôle de la nutrition, et plus particulièrement des acides gras oméga-3 dans certaines physiopathologies, et *des conseils pratiques immédiatement applicables* par tout individu de niveau intellectuel habituel (ni médecin, ni scientifique) avec des revenus moyens. Cette question des revenus nécessaires à un consommateur pour s'alimenter de façon optimale n'est pas abordée dans l'ouvrage. Elle est néanmoins cruciale quand on considère la récente évolution des prix de certains aliments (fruits et légumes frais, poissons) particulièrement recommandés dans le Plan Oméga. En outre, de nombreuses "promotions", notamment dans les hypermarchés, sont malheureusement axées sur des gammes de produits "industriels" tout à fait déconseillés. Il eut fallu ajouter un chapitre spécial *Economie, nutrition et santé* qui ne faisait pas partie du projet initial de l'ouvrage. Nous y avons renoncé.

Pour revenir aux aspects scientifiques de l'ouvrage, nous pouvons ajouter que, certes, toutes les explications fournies et les concepts utilisés ne seront pas forcément évidents pour des lecteurs non médecins, ni biologistes ou physiologistes. Nous avons bien conscience que certaines sections restent un peu "ardues", malgré nos efforts de simplification. Mais le quatuor des auteurs, américains et français, avaient aussi l'exigence que la théorie présentée reste suffisamment conceptualisée pour pouvoir être soumise aux critiques (aux tentatives de falsification*, disent les bons scientifiques) de la communauté scientifique. Le résultat final est donc un compromis entre des exigences contradictoires.

En effet, le but principal de cet ouvrage est d'aider les lecteurs *à modifier positivement leur mode de vie* (pour protéger leur santé et profiter pleinement des joies de l'existence) et de le faire "en toute connaissance de cause". Nous avons voulu éviter toutes polémiques et bavardages stériles. A des fins pédagogiques, nous avons pris le risque d'être redondants d'un chapitre à l'autre ce qui, en contrepartie, donne au lecteur la liberté d'aborder certains chapitres sans avoir obligatoirement lu les précédents. On peut par exemple s'intéresser au problème de la nutrition et des cancers, sans être obligé d'intégrer les notions de "régime paléolithique", ou de génétique plus généralement.

Quoique les problèmes relatifs à la qualité de l'alimentation, à la composition biochimique des aliments, aux conséquences de l'industrialisation de l'agriculture et de la pêche, et à la place considérable de l'industrie agro-alimentaire dans nos sociétés soient sous-jacents à toutes les questions discutées dans cet ouvrage, nous avons sciemment décidé de ne pas discuter ces problématiques sous l'angle écologique au sens large du terme. C'eût été à nouveau une porte d'entrée vers des polémiques qui auraient masqué, ou dilué, notre message principal qui se veut optimiste et positif.

Oui, on peut protéger sa santé et vieillir heureux en prenant quelques précautions nutritionnelles !

Non, ce n'est pas compliqué à mettre en pratique !

Oui, nous disposons d'un argumentaire médical et scientifique solide à l'appui de nos affirmations !

Non, nous ne sommes pas omniscients, et de larges zones d'ombre persistent !

Non, ces inconnues ne justifient pas de s'abstenir de prendre sa santé sous sa propre responsabilité, sans attendre !

---

*   "falsification" signifie ici "montrer que c'est faux", et non pas "faire des faux", comme des faux-monnayeurs, du langage courant.

Mode d'emploi

Le Régime Oméga 3 est structuré en trois parties :

✓ La première partie (du chapitre 1 au chapitre 4) rend accessibles les résultats scientifiques les plus récents concernant l'impact de l'alimentation pour une santé optimale. On comprendra que l'équilibre à trouver est loin, souvent, des modes et recommandations publicitaires.

✓ La seconde partie (du chapitre 5 au chapitre 9) va plus loin en donnant les résultats d'études dont l'objectif est d'éviter une maladie ou de la combattre le plus efficacement possible. Le rôle des acides gras oméga-3 concernant la crise cardiaque, le cancer, l'obésité, les diabètes, le cerveau, le système immunitaire est ainsi exposé.

Le lecteur pourra donc, dans ces deux premières parties, juger de lui-même des avancées de la recherche, des résultats incontournables sur les conséquences de la "balance oméga-6/oméga-3" et des maladies pour lesquelles la connaissance mérite d'être consolidée.

✓ La troisième partie (du chapitre 10 au chapitre 15) est pratique. Forts des acquis scientifiques et cliniques, les auteurs proposent au lecteur des solutions simples pour "sauver sa santé" en faisant son marché, en équilibrant ses repas et surtout en mangeant de très bonnes choses. Il pourra même maigrir s'il en a besoin, mais de façon intelligente !

Le livre est organisé pour être utilisé de plusieurs façons :

✓ par une lecture au fil des chapitres qui permet de s'informer puis d'en tirer les conclusions pratiques ;

✓ comme un ouvrage scientifique de base très accessible mais qui permet d'approfondir si on le désire : on trouve ainsi à la fin de l'ouvrage des annexes, des lectures recommandées et une bibliographie ;

✓ comme un ouvrage pratique où l'on peut aussi bien chercher des idées pour faire son marché et décider d'un menu (3e partie) qu'assouvir sa curiosité grâce aux *Informations pratiques*.

Bien sûr, un index complète la table des matières et permet d'utiliser **Le Régime Oméga 3** à tout moment, en s'appuyant sur un mot qui nous sert d'entrée.

Remerciements

Tout d'abord nous remercions Maria-Christina Calvo-de Meester qui a réalisé la traduction de l'anglais au français. Les responsables de l'édition, Nicole Sauval et le professeur Jean Bornarel ont été pour nous des conseillers attentifs. Nous ne saurions oublier celles et ceux qui réalisèrent techniquement l'ouvrage : Julie Ridard qui en eut la charge, avec le soutien de Sylvie Bordage et Christiane Guiraudie, et Thierry Morturier pour l'élaboration des figures.

Ce livre doit beaucoup à de nombreuses personnes. Sans le travail des médecins, scientifiques, nutritionnistes, diététiciens qui travaillent sans relâche pour combattre les maladies et mieux connaître les clés de notre santé, l'ouvrage n'aurait jamais existé. Nous tentons de rendre leurs résultats accessibles à un large public.

. 1 .

Votre santé est une question d'équilibre

1. Les nutriments cruciaux pour une santé optimale ont enfin été découverts

Les recherches médicales ont récemment remis en question de nombreuses théories simplistes à propos des régimes et de la diététique. Par exemple, des idées très répandues telles que "les graisses font grossir", que les graisses animales sont "malsaines" ou que les huiles végétales sont "bénéfiques" ont été bouleversées par les nouvelles découvertes sur les graisses. On a en effet démontré que certaines graisses permettent de prévenir et combattre de nombreuses maladies, et aussi de contribuer à une santé optimale. De la même manière, le concept naïf selon lequel les suppléments vitaminiques peuvent remplacer les fruits et les légumes a été critiqué, ce qui conduit à une nouvelle évaluation du véritable trésor que constitue la grande variété de nutriments contenus dans les aliments. Par exemple, on a découvert (ou re-découvert) l'importance des folates, de certains antioxydants qui ne sont pas des vitamines, et aussi d'autres nutriments anticancéreux appelés "phytochemicals*" ou phytomicronutriments en français. Ce livre, en s'appuyant sur ces découvertes, propose un plan alimentaire, simple, pratique et délicieux, qui augmentera considérablement vos chances de vivre longtemps, en pleine forme et sans excès de poids.

> Une des conclusions principales des récentes recherches médicales est qu'il n'est pas nécessaire de supprimer les graisses pour perdre du poids ou pour améliorer votre état de santé.

La plupart des régimes amaigrissants et autres régimes rejettent toutes les graisses, les bonnes et les mauvaises, et vous laissent ainsi consommer une alimentation sèche, fade et dépourvue de plaisir. Bien peu de gens sont capables de s'astreindre longtemps à de tels régimes qui suscitent finalement des sentiments de frustration et conduisent à l'échec. Le **Plan Oméga**, le plan alimentaire innovant présenté dans ce livre, remplace les graisses malsaines par des graisses bénéfiques, vous permettant d'ingérer de 30 à 35% de vos calories sous forme de graisses – en l'absence de tout sentiment de culpabilité ! En fait, il vous sera même conseillé d'augmenter la consommation de certains types de graisses. Et les études montrent que vous serez en meilleure santé avec ce nouveau programme modérément riche en graisses, plutôt que de vous soumettre à une succession cauchemardesque de vinaigrettes aqueuses, de fromages allégés, de galettes de riz, de légumes à la vapeur, et de poitrines de poulet sans peau et bouillies.

---

* La traduction littérale en français pourrait être "phytomicronutriments" ou micronutriments d'origine végétale.

Et vous ne prendrez pas de poids ! En fait, comme vous l'apprendrez dans les chapitres suivants, la combinaison du **Plan Oméga** et d'une activité physique régulière augmentera vos chances d'être mince et svelte. Si vous avez un certain nombre de kilos à perdre (5 kilos ou plus), ce livre peut également vous aider à atteindre cet objectif. Le chapitre 13 présente deux versions du **Plan Oméga** à visée amaigrissante : un programme "rapide" et un programme amaigrissant plus modéré. Tous deux contiennent le même pourcentage généreux de graisses, semblable à celui d'une alimentation normale. Aujourd'hui, vous pouvez perdre jusqu'à 1 kilo par semaine tout en récoltant tous les bénéfices santé du **Plan Oméga** standard.

NOUVELLES DÉCOUVERTES À PROPOS DES ACIDES GRAS

Notre nouvelle approche des graisses provient de l'étude des constituants moléculaires de ces graisses, appelés "acides gras". Lorsque vous versez de l'huile végétale dans un récipient, cela ressemble à une substance uniforme, mais l'analyse chimique révèlera au moins six différents types d'acides gras. Les études récentes montrent que chaque acide gras peut avoir des effets très différents sur votre santé. Par exemple, certains stimulent la croissance des cancers, d'autres la bloquent. Certains acides gras augmentent votre risque de crise cardiaque et d'accident vasculaire cérébral, d'autres le réduisent. Certains acides gras ont tendance à être stockés sous forme de dépôts graisseux, d'autres sont brûlés rapidement sous forme de carburant par les muscles. Certains acides gras influencent les problèmes mentaux et la dépression, d'autres favorisent le bien-être émotionnel. La manière dont une graisse influence votre santé dépend donc de sa composition particulière en acides gras.

Malheureusement, le régime occidental classique est anormalement riche en acides gras qui provoquent de sérieux problèmes de santé. Inversement, ce régime est très pauvre en d'autres acides gras importants pour conserver une santé optimale. Même si vous êtes bien informés à propos de la nutrition et prudents quand il s'agit de votre alimentation, il est fort possible que vous vous alimentiez avec de mauvais rapports en acides gras particuliers. Beaucoup de médecins, de chercheurs en médecine, et même de diététiciens découvrent aujourd'hui qu'ils mangent les mêmes mélanges déséquilibrés en graisses que le grand public.

LES GRAISSES MALSAINES ET LES GRAISSES SAINES

Un type de graisses – les graisses saturées – a la réputation d'être une "mauvaise" graisse et ce, à juste titre. Présentes dans la viande, les produits laitiers ainsi que dans quelques huiles tropicales, les graisses saturées augmentent votre risque de maladie coronarienne, de diabète et d'obésité. Au cours des années 1990, un autre coupable a été identifié, les acides gras "trans". Ce sont des molécules issues des processus d'hydrogénation des huiles végétales utilisées pour fabriquer, par exemple, des margarines. Des études montrent que ces acides gras trans peuvent être encore plus néfastes que les graisses saturées pour votre système cardio-vasculaire et qu'elles peuvent même augmenter vos risques de cancer du sein. Le conseil, donné pendant plusieurs décennies, de passer du beurre à une margarine (souvent riche en acides gras trans), n'a pas été une bonne idée tout compte fait.

Certains acides gras sont cependant réellement *bénéfiques* pour votre santé. Les graisses monoinsaturées, un type de graisses présent dans l'huile d'olive et l'huile de colza, participent à la protection de votre système cardio-vasculaire. Elles réduisent également le risque de certaines maladies métaboliques comme la "résistance à l'insuline" et les diabètes, et sont associées à un moindre risque de cancer. Cette bonne nouvelle commence à être connue par le grand public, ce qui se traduit par une nouvelle popularité des huiles d'olive et de colza, une orientation saine et intégrée dans le **Plan Oméga**.

Mais certaines des recherches les plus significatives à propos des acides gras sont restées jusqu'à présent réservées aux journaux médicaux spécialisés. En particulier, peu de gens connaissent les effets bénéfiques d'une alimentation équilibrée en "acides gras essentiels" ou AGE. Les AGE sont des acides gras nécessaires à la croissance et au développement normal des enfants. On dit qu'ils sont essentiels car ils ne peuvent pas être produits par notre organisme ; vous devez donc les trouver dans votre alimentation. Il existe deux familles d'AGE, les acides gras "oméga-6" et les acides gras "oméga-3". Les acides gras oméga-6 sont très abondants dans les huiles végétales courantes telles que les huiles de tournesol, de maïs, de pépins de raisins et de carthame. Les acides gras oméga-3 sont principalement présents dans les produits de la mer, les végétaux à feuilles vertes, le poisson, l'huile de colza et les noix.

> La découverte que votre corps fonctionne beaucoup mieux lorsque votre alimentation contient un rapport équilibré en AGE est capitale pour votre santé.

Le régime occidental typique (y compris français) contient approximativement quatorze à vingt fois plus d'acides gras oméga-6 que d'acides gras oméga-3.[1-7] Ce déséquilibre est aujourd'hui corrélé à de sérieux problèmes de santé et à de nombreuses pathologies :

✓ les crises cardiaques,
✓ les accidents vasculaires cérébraux,
✓ les cancers,
✓ l'obésité,
✓ l'insulino-résistance,
✓ les diabètes,
✓ l'asthme,
✓ l'arthrite,
✓ le lupus,
✓ la dépression,
✓ la psychose maniaco-dépressive,

✓ la schizophrénie,
✓ l'hyperactivité infantile,
✓ la dépression du post-partum,
✓ certaines démences, notamment la maladie d'Alzheimer.

Dans le but de mieux comprendre les AGE, les chercheurs ont élevés des animaux de laboratoire avec des régimes semblables aux nôtres, à savoir riches en acides gras oméga-6 et pauvres en acides gras oméga-3. Dans tous les cas, les animaux ont développé des pathologies. Par exemple, lorsque des cellules cancéreuses leur étaient implantées, leurs tumeurs grandissaient plus vite, devenaient plus importantes en volume et finalement envahissaient l'organisme. Lorsque l'accès à la nourriture n'était sujet à aucune restriction, les animaux grossissaient normalement mais développaient une maladie métabolique fréquente de nos jours dans nos pays et appelée "l'insulino-résistance". Lorsqu'ils étaient soumis à des tests neuropsychiques, ces animaux avaient des difficultés à trouver leur chemin dans un labyrinthe, avaient des comportements hostiles et autodestructeurs, et étaient moins enclins à explorer de nouveaux espaces. Les données présentées tout au long de ce livre suggèrent que la consommation d'un rapport déséquilibré en AGE provoque des troubles comparables chez nous, les humains.

Le **Plan Oméga** fournit à votre corps un équilibre idéal en AGE et autres nutriments clés, permettant ainsi à chaque cellule et chaque système de votre corps de fonctionner plus efficacement. Si vous avez de sérieux problèmes de santé, ces suggestions simples d'adaptation de votre régime pourront atténuer les symptômes, vous permettre de réduire vos doses de médicaments ou même vous sauver la vie.

QUELLE EST L'HISTOIRE DU PLAN OMÉGA ?

Bien que le **Plan Oméga** s'appuie sur des recherches scientifiques et médicales récentes dont les résultats sont indiscutables, il trouve ses racines avant tout dans l'histoire de l'humanité. En effet, le **Plan Oméga** est essentiellement basé sur l'étude du régime traditionnel de la Crète, un régime pratiquement inchangé depuis 4000 ans avant notre ère jusqu'à nos jours. Le régime crétois attira pour la première fois l'attention de la communauté médicale dans les années 60 lorsqu'une étude menée pendant quinze ans dans plusieurs pays montra que les Crétois étaient en meilleure santé que les 12 000 autres hommes inclus dans cette étude et vivant dans des pays très différents comme la Grèce, l'Italie, les Pays-Bas, la Finlande, la Yougoslavie, le Japon et les Etats-Unis.[8]

La différence en termes de santé entre les hommes de Crète et les autres était remarquable. Par exemple, en comparaison avec les Américains, la mortalité par cancer des Crétois était réduite de moitié, et la fréquence des maladies coronariennes de plus de vingt fois. Comparée à celle des Japonais, la mortalité globale des Crétois était réduite de moitié alors que leur régime alimentaire contenait 40% de graisses, soit deux fois plus que celui des Japonais. Surprenant aussi le fait que le taux de mortalité des hommes crétois soit de moitié inférieur à celui des Italiens,

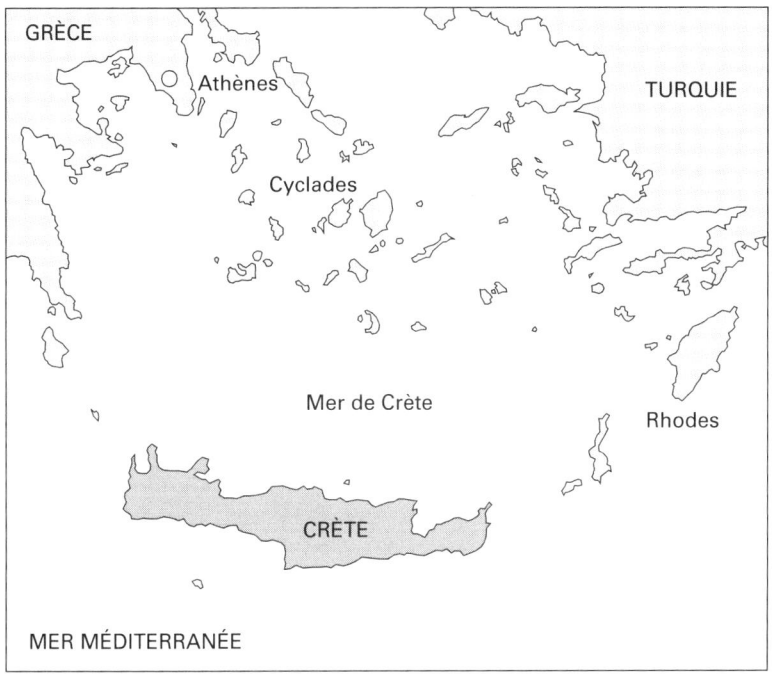

alors que les deux groupes d'hommes consommaient des régimes de type méditerranéen, riches en huile d'olive, légumes, légumes secs et fruits. Il y avait donc quelque chose d'unique dans le régime crétois que la science médicale était incapable d'identifier à l'époque (certains spécialistes pensaient que la protection observée relevait de la combinaison d'un taux faible de graisses saturées associé à la teneur élevée en huile d'olive).

LE CHAÎNON MANQUANT

> Deux décennies plus tard, il fut possible d'identifier un des chaînons manquants de ce mystère : le régime traditionnel crétois apporte une combinaison idéale en AGE.

Cette caractéristique du régime crétois a été découverte par hasard en analysant le contenu en acides gras oméga-3 des plantes sauvages. Il fut observé que les plantes sauvages contenaient bien plus d'acides gras oméga-3 que les plantes cultivées.[9] Cette découverte permit de considérer le régime crétois sous un autre angle. Les habitants de la Crète mangeaient de grandes quantités de végétaux à feuilles vertes et de plantes sauvages, y compris le "pourpier", une des plantes faisant l'objet de notre étude, et donc de grandes quantités d'acides gras oméga-3. Cette source cachée d'acides gras oméga-3 était-elle une des explications de la bonne santé des Crétois ?

Les intuitions d'A. Simopoulos furent confirmées par les résultats d'une étude car
diologique majeure conduite quelques temps plus tard par des chercheurs français,
Michel de Lorgeril, Patricia Salen et Serge Renaud.[10] Au cours d'une étude préparée
minutieusement et connue sous le nom de l'Etude Nutritionnelle et Cardiologique
de Lyon (Lyon Diet Heart Study), ces chercheurs soumirent 302 patients survivants
d'une crise cardiaque à une version légèrement modifiée du régime crétois. Ce
nouveau régime comprenant la consommation d'huile de colza et d'huile d'olive
était caractérisé par un rapport en acides gras oméga-6/oméga-3 de 4 pour 1, bien
plus bas que celui du régime de l'AHA (American Heart Association, c'est-à-dire
l'Association Américaine de Cardiologie pour la prévention des maladies cardio-vasculaires) et du régime occidental traditionnel. Le régime était aussi moins riche en
viandes rouges, charcuteries et plats cuisinés du commerce, mais plus riche en poissons, céréales, fruits et légumes. Un groupe comparable de patients continua à
suivre les conseils nutritionnels donnés lors de l'hospitalisation, c'est-à-dire le régime
cardiaque dit "prudent" préconisé par l'AHA.

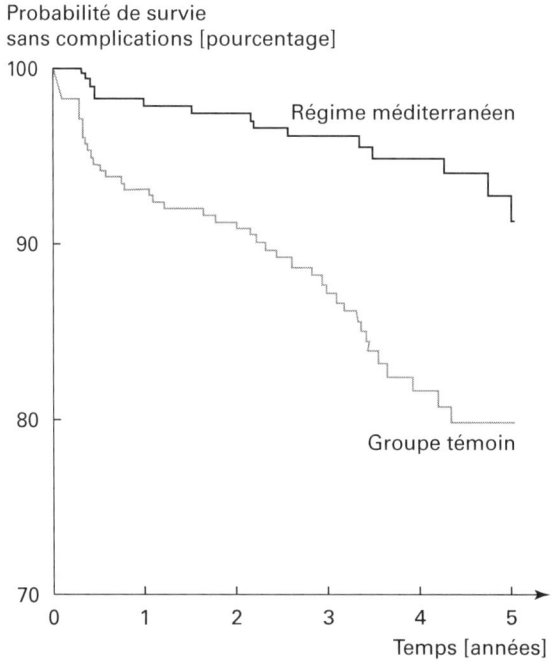

1.1 - Protection cardiaque supérieure du régime crétois
[figure produite d'après M. de Lorgeril & P. Salen, adaptée à partir de la référence 13]

La figure représente les courbes de survie des deux groupes de l'Etude de Lyon qui constitue aujourd'hui l'étude de référence pour la prévention nutritionnelle des maladies cardio-
vasculaires. La courbe du haut est celle des patients suivant un régime de type crétois
(ou méditerranéen) et la courbe du bas (avec beaucoup moins de survie sans complications) est celle du groupe témoin qui suivait les recommandations données habituellement
après un infarctus par les médecins et les diététiciennes en milieu hospitalier.

Les résultats de l'étude firent date dans l'histoire médicale. Quelques mois d'essais cliniques suffirent aux chercheurs pour réaliser que le groupe suivant le régime crétois avait un nombre significativement inférieur de décès en comparaison de celui suivant le régime dit "prudent" de l'AHA. Cette différence était tout à fait remarquable parce qu'aucun régime ou médicament n'avait jamais permis jusqu'ici, et aussi rapidement, un tel résultat en terme de vies sauvées. En outre, cette différence entre les deux groupes augmentait avec le temps.

Après deux ans et demi, l'étude fit l'objet d'une analyse intermédiaire proposée par son Comité Scientifique dans le but d'arrêter précocement l'essai parce que le régime crétois avait prouvé une telle supériorité qu'il semblait éthiquement incorrect de poursuivre la recherche. Finalement, la durée moyenne de suivi des patients fut de quatre ans car l'étude, prolongée, permit aux investigateurs de revoir tous les patients de chaque groupe. En effet, le Comité Scientifique exigea des investigateurs que tous les patients du groupe témoin soient clairement informés des résultats cliniques de l'étude et donc instruits, eux aussi, des extraordinaires qualités protectrices du régime crétois.

En comparaison avec les patients qui suivaient le régime de l'AHA, les patients soumis au régime crétois avaient une diminution jamais égalée d'environ 70% du risque de mourir d'une maladie cardio-vasculaire ou de souffrir d'une insuffisance cardiaque, d'une crise cardiaque ou d'un accident vasculaire cérébral ! Le nouveau régime se montrait remarquablement plus efficace en terme de vies sauvées que n'importe quel autre régime, médicament, chirurgie, mode de vie ou même combinaison de tous ces traitements destinés aux patients cardiaques. Ces résultats furent considérés comme suffisamment importants pour être publiés dans six journaux médicaux prestigieux, à savoir *The Lancet*[10], *The American Journal of Clinical Nutrition*[11], le *Journal of the American College of Cardiology*[12], *Circulation*[13], *European journal of Clinical Nutrition*[14], *Archives of Internal Medicine*[15].

Le **Plan Oméga** vous apporte le même équilibre en AGE et autres nutriments que celui qui a fait ses preuves sur les patients cardiaques, et par là même vous permet de bénéficier de cette recherche aux effets protecteurs. Par la suite, les résultats de l'Etude de Lyon furent confirmés par plusieurs essais cliniques, notamment la Indian Heart Study[16], l'Etude GISSI[17-19] et finalement l'essai sur la Diète Indo-Méditerranéenne[20]. Ces études ont permis de mieux comprendre certains essais antérieurs qui montraient des résultats proches comme, par exemple, la deuxième Etude d'Oslo[21,22] et l'Etude DART[23] en Grande-Bretagne.

Le présent livre vous permet de profiter tout de suite des résultats de cette recherche cruciale et cela dès que vous irez faire votre marché. Mais le **Plan Oméga** est bien plus qu'un régime destiné à protéger les patients cardiaques ou susceptibles de devenir cardiaques. Les études montrent que ce programme vous rendra également moins vulnérable aux inflammations et maladies auto-immunes. Le risque de développer un cancer pourrait également diminuer d'au moins 50% (confirmé dans l'Etude de Lyon). Vous serez éventuellement moins sensibles aux troubles neurologiques tels que la dépression et la maladie d'Alzheimer. Lorsque vous avez une alimentation équilibrée en graisses et autres nutriments essentiels, tous vos organes, tous les différents systèmes de votre organisme fonctionnent mieux.

LE PLAN OMÉGA EST DÉLICIEUX ET FACILE À SUIVRE

Le **Plan Oméga** est très facile à suivre. Contrairement à la plupart des régimes habituels, vous ne devez pas vous priver de graisses, vous forcer à manger de grandes quantités de protéines ou vous assurer que chaque bouchée avalée est conforme à un équilibre rigide entre le taux de graisses, d'hydrates de carbone et de protéines. Le moment le plus important de votre régime est celui de l'achat des aliments. Si vous faites votre marché intelligemment, vous aurez accompli une grande partie du travail consistant à satisfaire les **Sept Points Principaux** du Plan Oméga (voir mémo ci-après).

Votre plus grand changement alimentaire va consister à assurer un équilibre adéquat entre les différentes graisses. Une combinaison d'huile d'olive et d'huile de colza deviendra votre source principale de matières grasses. Tout aussi important, vous enrichirez votre régime avec des aliments riches en acides gras oméga-3 tout en limitant votre consommation en acides gras oméga-6, en graisses saturées et en acides gras trans. Ces changements sont beaucoup plus faciles à réaliser que vous ne pouvez l'imaginer. Par exemple, l'utilisation de l'huile de colza comme huile principale dans la cuisine permettra de satisfaire la plupart de ces recommandations. Vous n'êtes peut-être pas sans savoir que l'huile de colza est riche en acides gras monoinsaturés, mais il s'agit aussi d'un source importante d'acides gras oméga-3. Le fait que l'huile de colza soit pauvre en acides gras saturés, en acides gras trans, et plus pauvre en acides gras oméga-6 que la plupart des autres huiles végétales la désigne comme un des aliments les plus sains de votre cuisine.

Un autre changement sera de consommer plus de fruits, légumes et légumes secs. Les directives actuelles américaines recommandent au moins cinq portions par jour de ces excellents aliments. En suivant le **Plan Oméga**, vous en consommerez au moins sept portions quotidiennement, qui vous apporteront vitamines, fibres, minéraux, antioxydants et autres substances comme les phytomicronutriments indispensables à une santé optimale.

LES SEPT POINTS PRINCIPAUX DU PLAN OMÉGA

1 Manger des aliments riches en acides gras oméga-3 tels que les poissons gras (saumon, thon, truite, hareng, maquereau), noix, huile de colza, graines de lin et légumes à feuilles vertes. Ou, si vous préférez, prenez des compléments oméga-3.

2 Utiliser des huiles monoinsaturées telles que l'huile d'olive et l'huile de colza comme matières grasses de base.

3 Manger au moins sept portions de fruits et légumes chaque jour.

4 Manger plus de protéines d'origine végétale, y compris pois, fèves et noix.

5 Evitez les graisses saturées en choisissant les viandes maigres plutôt que grasses (si vous mangez de la viande) et les produits laitiers allégés plutôt qu'entiers.

6 Evitez les huiles riches en acides gras oméga-6, comme les huiles de tournesol, de maïs, de carthame, de pépin de raisin et de soja.

7 Réduisez l'apport en acides gras trans en diminuant votre consommation de margarine* et autres graisses végétales solides fabriquées à partir d'huiles hydrogénées, de pâtisseries commerciales, de produits frits, de snacks et de produits alimentaires préparés.

* En principe, aujourd'hui (en 2004) il n'y a pas (ou très peu) d'acides gras trans dans les margarines commercialisées en Europe.

LES PREUVES MÉDICALES DU PLAN OMÉGA

Il est compréhensible que le public soit lassé des livres qui prétendent révéler *le grand secret* de la santé et de la bonne forme physique, d'autant plus que les avis sont souvent contradictoires. A une certaine époque, la solution miracle consistait à éliminer toutes traces de graisses visibles de votre régime ; un peu plus tard, le nouveau programme "révolutionnaire" était très riche en protéines. Juste au moment où vous pensez pouvoir faire votre marché en toute confiance, quelqu'un vient vous dire que vous devez ingérer un rapport équilibré de matières grasses, de protéines et d'hydrates de carbone. Pour ajouter à la confusion, tous ces régimes se présentent comme issus des "dernières connaissances scientifiques". Il y a effectivement de quoi devenir dubitatif !

Quelle assurance avez-vous donc concernant la supériorité du **Plan Oméga** ? Ne serait-il pas simplement une autre lubie diététique ? Heureusement, il y a des moyens qui permettent de juger de la véracité de ce programme, et de celle de tout autre régime d'ailleurs. La question la plus importante à se poser est de savoir si le régime a été testé dans une étude clinique et scientifique avec un nombre suffisant de patients. Si la seule preuve des effets bénéfiques d'un régime est une petite étude non-publiée, le témoignage d'un groupe de clients sélectionnés ou, pire encore, les déclarations enthousiastes d'une célébrité du type "j'ai suivi ce régime pendant trois semaines et je me sens en pleine forme", alors vous ne disposez d'aucune preuve que ce régime va être efficace (et bénéfique) pour vous.

Le **Plan Oméga** à l'inverse est particulièrement validé de ce point de vue. Ses propriétés cardioprotectrices ont été minutieusement testées dans l'Etude Nutritionnelle et Cardiologique de Lyon et ses grandes lignes ont été largement confirmées dans plusieurs essais ultérieurs. L'Etude de Lyon doit toutefois rester notre modèle principal car il est celui qui a intégré le plus grand nombre de facteurs nutritionnels cardioprotecteurs et qui s'est avéré, en conséquence, le plus efficace. L'Etude de Lyon était un essai clinique "randomisé", ce qui est un critère scientifique fondamental en recherche clinique. Dans un essai clinique, l'efficacité d'un nouveau traitement est comparé soit à un placebo, soit à un autre traitement connu. Le terme "randomisé" signifie que les patients sont répartis de façon aléatoire dans les différents groupes de l'étude par un tirage au sort. La randomisation permet d'éviter d'orienter les patients plus ou moins sains vers un traitement particulier et donc de biaiser les résultats. De plus, l'analyse de l'Etude de Lyon a été menée partiellement "en aveugle", une précaution supplémentaire pour éviter de biaiser les résultats. Ceci signifie que les médecins qui ont évalué les résultats ne savaient pas quels étaient les patients qui suivaient le régime crétois ou le régime AHA, ce qui leur permettait d'être objectifs dans l'interprétation des résultats.

Mais aucun régime, indépendamment de la manière dont il a été testé, ne peut garantir une meilleure santé s'il n'a pas résisté au test du temps. La littérature médicale est pleine d'exemples de régimes et de médicaments qui ont été bénéfiques à court terme et se sont révélés néfastes à long terme. Le **Plan Oméga** résiste également à cette observation. Dérivé du régime traditionnel crétois, il n'a changé que très peu depuis l'ère d'HIPPOCRATE. En fait, il a été testé dans les cuisines de nombreuses générations de gens bénéficiant de la meilleure santé au monde. Mais, comme vous l'apprendrez au chapitre 3, le régime trouve ses racines encore plus loin dans l'histoire. L'équilibre des acides gras essentiels qu'il contient est similaire à celui des plantes sauvages et du gibier, le type d'alimentation que l'homme primitif a trouvé pendant des millions d'années d'évolution. Pour cette raison, le régime est idéalement adapté à notre patrimoine génétique. En fait, le **Plan Oméga** fournit à notre corps le type d'alimentation qu'il "s'attend" à recevoir.

QUESTIONS À PROPOS DU PLAN OMÉGA

66   QUEL EST LE RÔLE RÉSERVÉ À L'EXERCICE PHYSIQUE DANS CE PROGRAMME ?

Ce livre se concentre sur le régime, mais l'exercice physique est tout aussi vital à votre santé. En fait, l'exercice physique régulier, tout comme le **Plan Oméga**, améliore l'état de santé de plusieurs manières, y compris en réduisant votre risque de cancer, d'obésité, de diabètes et de maladies cardiaques. Lorsque vous combinez le nouveau régime avec l'exercice, vous obtenez une combinaison exceptionnelle en terme de prévention. 45 minutes d'exercice modéré tous les jours sont vivement recommandées.

JE SUIS STRICTEMENT VÉGÉTARIEN. LE PLAN OMÉGA VA-T-IL M'AIDER ?

En tant que végétarien, vous avez de la chance parce que vous suivez déjà probablement plusieurs points du **Plan Oméga**. Par exemple, il est probable que votre régime soit pauvre en graisses saturées et en cholestérol et qu'il contienne des quantités généreuses de fruits et végétaux. Cependant, vous devrez faire attention à consommer plus d'acides gras oméga-3 parce que le régime typique du végétarien est riche en acides gras oméga-6 et pauvre en oméga-3.

Je suis diabétique. Le Plan Oméga est-il bon pour moi ?

Oui, il l'est. Plusieurs études montrent que la combinaison de graisses de ce régime améliore le bilan lipidique, le sucre sanguin, et la sensibilité à l'insuline. Donc le régime n'est pas seulement possible pour vous, mais hautement recommandé. Bien sûr, vous devrez toujours suivre l'avis de votre médecin.

Je prends plusieurs médicaments pour le cœur. Si je suis scrupuleusement ce régime, puis-je espérer pouvoir me passer du traitement médical ?

Seulement avec l'accord de votre médecin. Les hommes et les femmes qui ont pris part à l'Etude Nutritionnelle et Cardiologique de Lyon étaient tous des survivants d'un premier infarctus du myocarde et avaient aussi un traitement médical qu'ils ont maintenu pendant toute la durée de l'étude. Si votre santé cardio-vasculaire s'améliore fortement, demandez à votre médecin l'autorisation de diminuer vos médicaments. Attention : vous devez faire cela uniquement avec son accord.

J'ai entendu dire que les aliments d'origine marine sont une bonne source d'acides gras oméga-3, mais je ne raffole pas du poisson. Dois-je vraiment manger du poisson avec ce régime ?

Il est certain que vous devez augmenter votre consommation d'acides gras oméga-3. Toutefois, vous apprendrez dans la deuxième partie que vous pouvez obtenir ces nutriments de plusieurs manières, y compris par la prise de compléments nutritionnels, l'utilisation d'huile de colza comme source principale de matières grasses, l'addition de graines de lin à votre régime, la consommation de noix, de légumes et de végétaux à feuilles vertes. Vous pouvez aussi acheter des œufs riches en acides gras oméga-3.

Puis-je boire du vin avec ce régime ?

Oui, vous le pouvez. En Grèce, les gens boivent la plupart du temps du vin au dîner. De plus, l'Etude Cardiologique de Lyon fut conduite en France, le pays des amoureux du vin. Si vous le voulez, vous pouvez boire un ou deux verres de vin par jour, de préférence pendant les repas.

Je dois perdre du poids, mais cela me semble très difficile à accomplir. Puis-je bénéficier du Plan Oméga ?

Contrairement aux autres régimes bons pour le cœur, le **Plan Oméga** ne nécessite pas que vous perdiez du poids. Les patients de l'Etude Cardiologique de Lyon n'ont pas eu à limiter la quantité de nourriture mais à diminuer leur consommation de "mauvaises" graisses. En moyenne, leur poids est resté le même, tandis que les bénéfices pour leur santé étaient considérables. Il en sera de même pour vous.

Toutefois, si votre surcharge pondérale est vraiment très importante, il sera excellent pour vous de perdre quelques kilos. De plus, vous améliorerez votre apparence, vous aurez plus d'énergie, vous réduirez les tensions mécaniques au niveau de vos articulations, vous réduirez votre pression artérielle, triglycérides, cholestérol et votre risque de faire un diabète. Les versions amaigrissantes du **Plan Oméga** contiennent les mêmes proportions de graisses que la version normale, ce qui facilitera le suivi du régime.

JE VOUDRAIS QUE MON PARTENAIRE S'ENGAGE COMME MOI DANS CE RÉGIME, MAIS JE DOUTE DE POUVOIR BÉNÉFICIER D'UNE QUELCONQUE COOPÉRATION.

Idéalement, le **Plan Oméga** devrait être un plan familial. Mais si vous rencontrez de la résistance, vous pouvez accomplir une grosse partie du travail "en coulisses". Par exemple, vous pouvez passer d'une graisse à l'autre pour cuisiner sans que personne ne s'en aperçoive. Vous pouvez ajouter plus de légumes à vos potages et aux plats de viande mijotés. Vous pouvez également servir des fruits au dessert. Dans les chapitres suivants, vous apprendrez d'autres façons d'y arriver. **"**

2. LA VÉRITÉ SUR LES GRAISSES

Que certains types de graisses soient essentiels au maintien d'une bonne santé peut paraître surprenant, voire choquant pour beaucoup de gens. En effet, il a été dit et répété que les graisses étaient mauvaises et responsables de nombreuses maladies, notamment les cancers, les maladies cardio-vasculaires et l'obésité. Pour cette raison, les consommateurs essaient de réduire leur apport en graisses. Ils analysent les étiquettes pour trouver les produits alimentaires les plus pauvres en graisses. Ils se résignent au goût et à la texture de fromages, de crèmes glacées et de vinaigrettes allégés en matières grasses. Ils recherchent dans les livres et les magazines des informations qui leur permettraient d'améliorer la saveur d'un plat sans graisse. Et souvent, ils font fièrement savoir à leurs amis qu'ils ne consomment pratiquement plus de graisses.

Cette manière de penser et d'agir est à la fois dérisoire et potentiellement dangereuse pour votre santé. En réalité, une quantité modérée de graisses est essentielle à votre bien-être physique et mental. Schématiquement, les graisses servent à la construction des membranes qui entourent chacune de vos cellules. Sans cette membrane, vos cellules ne seraient pas capables de contrôler l'entrée et la sortie des éléments essentiels à leur fonctionnement. Les graisses servent aussi à la synthèse de substances qui ont une fonction hormonale et que l'on appelle eicosanoïdes. Ces molécules influencent presque toutes les fonctions de l'organisme, depuis la tension artérielle jusqu'à la sensibilité à la douleur. Un point également très important est que votre cerveau est principalement constitué de graisses. Il en est de même pour les neurones, c'est-à-dire les cellules nerveuses qui transmettent les signaux électriques. Si vous ne mangez pas suffisamment de certaines graisses, vous privez votre cerveau d'un élément nutritif indispensable, et vous risquez de souffrir de dépression ou d'autres problèmes neuropsychiatriques. Manger trop peu de graisses peut aussi diminuer votre taux de testostérone, une hormone sexuelle qui joue un rôle important, aussi bien chez l'homme que chez la femme.[1]

Les graisses sont aussi indispensables à l'absorption par l'intestin de certains nutriments fondamentaux. Par exemple, les tomates contiennent un antioxydant appelé "lycopène" qui est associé à une réduction du risque des cancers du sein, de la prostate et du cerveau. Cependant, si vous mangez des tomates sans les accompagner de graisses, seule une petite partie de ce lycopène se retrouve dans votre sang. Par contre, si vous consommez des tomates avec un peu de matières grasses, le taux de lycopène sanguin augmente sensiblement, renforçant ainsi vos capacités à lutter contre le cancer.[2]

Finalement, et comme vous l'apprendrez en lisant ce chapitre, une alimentation équilibrée en acides gras essentiels peut réduire vos risques de développer de nombreuses pathologies, comme les maladies cardio-vasculaires, les cancers, les diabètes, les allergies, les maladies auto-immunes et la dépression. Les graisses sont donc aussi indispensables à votre santé que les vitamines, les minéraux, les antioxydants, les hydrates de carbone et les protéines. Les bonnes graisses sont de bons aliments.

"Tout est pour le mieux", me direz-vous, "mais manger gras pourrait-il me rendre gros ?" Quels que soient les bénéfices pour la santé apportés par les graisses, elles ont la réputation d'être la cause principale de l'obésité. Cette opinion largement répandue a permis à l'industrie alimentaire de faire d'énormes profits en développant toute une gamme de produits allégés. Elle est aussi à la base d'une douzaine de best-sellers littéraires. Mais comme vous le verrez dans les lignes et chapitres suivants, cette allégation n'est pas véritablement fondée sur des faits scientifiques. Dans la suite du chapitre, nous allons examiner et discuter quatre mythes à propos des graisses et du poids corporel, afin de vous permettre de mieux comprendre la véritable contribution des graisses.

MYTHE 1
LES GRAISSES FONT GROSSIR

L'idée fausse la plus fréquente est que "manger gras rend gras". De nombreuses personnes sont obsédées par cette idée. Selon les auteurs désormais célèbres de quelques best-sellers, si vous avez une alimentation riche en graisses vous deviendrez gras. Certains ont été jusqu'à prétendre que "*vous ne serez gras que si vous consommez des graisses*".[3]

Quelle est la vérité scientifique ? Avoir une alimentation riche en graisses peut effectivement vous rendre obèse si vous ne tenez pas compte des calories absorbées, tout simplement parce que les graisses sont caloriques (9 calories par gramme). Comparativement, les glucides et les protéines contiennent seulement 4 calories par gramme. Donc, si vous mangez très gras, vous ingérez beaucoup de calories. Si vous ingérez beaucoup de calories et que vous ne les brûlez pas grâce à une activité physique adéquate ou parce que votre métabolisme fonctionne mal, vous prendrez certainement du poids.

Ce mauvais fonctionnement métabolique peut être favorisé par une alimentation typiquement occidentale, riche en mauvaises graisses, principalement les graisses saturées, en acides gras trans et en huiles riches en acides gras oméga-6. Ces graisses peuvent perturber le métabolisme de certaines cellules qui vont accumuler les graisses plutôt que les brûler, un phénomène présenté au chapitre 7.

Mais, globalement, le fait que les graisses fassent grossir a été exagéré. Il est possible de perdre du poids aussi bien avec un régime appauvri en graisses qu'avec une alimentation riche en graisses, à partir du moment où ces deux régimes contiennent le même nombre de calories. On a démontré ce dernier point lors d'une étude conduite à l'Hôpital Universitaire de Genève (Suisse). Des patients obèses furent soumis soit à un régime très attrayant contenant 45% de graisses, soit à un régime maigre contenant seulement 26% de graisses (l'alimentation moyenne aujourd'hui en Occident contient environ 35% de graisses). Les deux régimes comprenaient la même quantité totale de calories, 1200 calories, c'est-à-dire très peu. Pour avoir l'assurance que les patients des deux groupes suivaient scrupuleusement les régimes, tous les aliments étaient préparés et consommés à l'hôpital. A la fin des trois mois de régime, il n'y avait aucune différence de poids entre les deux groupes. En fait, le groupe soumis au régime riche en graisses avait perdu, en pourcentage, un peu plus de graisses corporelles (8% contre 7,2%), apportant ainsi la preuve que l'on pouvait consommer des graisses tout en perdant du poids.[4,5]

Cependant, il n'est pas question d'encourager l'adoption de régimes riches en graisses. Le régime idéal contient une quantité modérée de graisses saines. L'étude suisse a été mentionnée parce qu'il est important de comprendre que manger des graisses ne fait pas nécessairement grossir.

> Les raisons principales pour lesquelles les gens prennent du poids sont le manque d'exercice physique, la consommation de **mauvaises** graisses et l'excès de calories quel qu'en soit la source.

MYTHE 2
UN RÉGIME PAUVRE EN GRAISSES ET RICHE EN GLUCIDES STIMULE VOTRE MÉTABOLISME ET FAIT MAIGRIR

Un autre mythe classique est que l'élimination des graisses de l'alimentation stimule le métabolisme et donc aide à perdre du poids ou, comme un médecin nutritionniste l'écrit fièrement dans son ouvrage : "La suppression des graisses de l'alimentation aide à stimuler les capacités cachées et innées de votre corps à brûler son excès de graisse."[3] En raison de cette séduisante théorie, de nombreux patients se sont précipités sur des assiettes remplies de pâtes sans sauce en espérant que leur corps brûle plus de calories.

Une fois encore, il y a une part de vérité dans ce mythe. Votre corps consomme plus d'énergie pour utiliser les calories apportées par les glucides que pour celles apportées par les graisses. On dit que la consommation de glucides génère de la "chaleur perdue" ou des "calories gratuites". Mais la quantité de "calories gratuites" que vous gagnez dans cette manœuvre est minime, comme ce fut démontré de manière précise dans l'Etude des "6 semaines" de la Clinique Mayo. Dans la première partie de cette étude, on a donné à des femmes obèses un régime comportant une quantité raisonnable de glucides et une grande quantité de graisses ; en d'autres termes, des pâtes avec beaucoup de sauce crémeuse (40 à 45% des calories provenaient de graisses). Deux semaines plus tard, ce régime fut modifié en conservant le même nombre de calories, mais en l'appauvrissant en graisses et en l'enrichissant en glucides. Après un mois de ce régime pauvre en graisses, les chercheurs ont mesuré les changements éventuels du métabolisme de ces femmes. Ils ne purent constater aucune différence entre les deux types de régime et les patientes n'avaient perdu ni poids ni graisses corporelles.

L'équipe de la Clinique Mayo n'a pu détecter aucun effet bénéfique du régime pauvre en graisses par rapport au régime plus généreux en graisses.[6]

> Depuis cette étude et d'autres études ultérieures, nous savons que toute tentative de perte de poids grâce à un régime pauvre en graisses, riche en glucides et sans diminution de calories est vouée à l'échec.

MYTHE 3
VOUS NE GROSSIREZ PAS SI VOUS NE MANGEZ QUE DES GLUCIDES

Un troisième mythe à propos des graisses, et qui contribue à l'épidémie d'obésité aux Etats-Unis, est l'idée que les glucides ne peuvent pas être transformés en graisse corporelle ; ce serait une impossibilité métabolique. Selon un des gourous de l'alimentation, *"certains aliments ont si peu de graisses qu'on peut en manger en quantités illimitées à tout moment, pendant les repas où comme collations"*.[3] En d'autres termes, mangez autant que vous le voulez des aliments qui ne contiennent pas de graisses et vous ne pouvez pas grossir ; toutes ces calories issues des glucides seront utilisées en tant que combustible pour votre organisme ou simplement "dissipées".

Cette théorie absurde provoqua un véritable délire alimentaire il y a quelques années, lorsque des friandises sans matières grasses furent introduites sur le marché. Aux Etats-Unis, des publicités montraient des femmes courant derrière des camions Snackwell, désespérées de ne pouvoir se procurer ces fameuses friandises. Ces femmes furent victimes d'une supercherie qui leur faisait croire que l'allégation "sans matières grasses" signifiait "sans calories". Elles pensaient pouvoir profiter des friandises et des crèmes glacées "sans matières grasses" et ne prendre aucun kilo !

Rien n'est aussi simple. En fait, les recherches récentes montrent qu'un régime pauvre en graisses, le remède miracle choisi par des millions de personnes en quête d'amincissement, a l'effet opposé. *Il transforme votre corps en une machine à produire de la graisse !* De même qu'une vache peut produire une viande tendre et grasse et du lait crémeux à partir d'herbes pauvres en matières grasses, votre corps peut transformer une alimentation pauvre en matières grasses en un gros ventre et des cuisses adipeuses. Cela se passera ainsi chaque fois que votre régime sera pauvre en graisses et riche en hydrates de carbone. Et, comble de malchance, les graisses que votre corps fabrique sous l'effet de ce régime sont des graisses saturées, et en particulier un acide gras appelé "acide palmitique" qui est lié à un risque élevé de maladies cardiaques.

En 1996, une étude métabolique conduite à l'Université Rockefeller, a démontré l'effi-cacité avec laquelle votre corps est capable de transformer les hydrates de carbone en graisses saturées.[7] Des volontaires en bonne santé avec un poids normal étaient soumis soit à un régime très pauvre en graisses (10% de l'apport énergétique total), soit à un régime riche en graisses (40% de l'apport énergétique total). Chaque per-sonne recevait le nombre de calories adapté de façon à éviter toute modification de poids. Tous les dix jours, les chercheurs mesuraient le taux de nouvelles graisses syn-thétisées par chacun des volontaires en analysant les "triglycérides". Ils découvrirent que les volontaires soumis au régime gras fabriquaient peu ou pas de graisses. Tout se passait comme si leur corps disait : "OK, je reçois suffisamment de graisses, je n'ai donc pas besoin d'en fabriquer". Par contre, les volontaires soumis au régime maigre produisaient de grandes quantités de graisses saturées. En fait, entre 30 et 57% des acides gras de leurs triglycérides étaient des acides gras saturés fabriqués par leur propre corps. Pressentant une carence en graisses, leur corps avaient mobilisé le sys-tème de conversion des hydrates de carbone en lipides, un mécanisme qui permet à l'être humain de survivre en période de disette.

MYTHE 4
UNE MANIÈRE DE PERDRE DU POIDS : MANGER DES SUBSTITUTS DE GRAISSES

L'industrie alimentaire américaine a vite compris que parmi les 50 millions d'Amé-ricains obèses, beaucoup seraient intéressés par l'utilisation de substituts de graisses, comme Olestra et Simpless, pour contrôler leur poids*. Le principe de ces substituts est d'offrir le plaisir sensoriel des graisses (ce que les scientifiques appel-lent "palatabilité" ou "propriétés organoleptiques") sans apporter les calories super-flues. En théorie, les gens devraient pouvoir déguster des frites cuites dans un sub-stitut de graisses sans absorber plus de calories que s'ils avaient mangé une pomme de terre cuite au four.

Il est vrai que les substituts de graisses sont faibles en calories ou en sont totale-ment dépourvus. Certains peuvent même donner l'illusion que vous mangez réelle-ment des matières grasses. Dans de nombreux tests de goût, des volontaires ont été incapables de distinguer les substituts des vraies graisses. Mais si vos papilles gustatives peuvent être trompées, votre corps lui ne l'est pas. Votre corps a besoin de graisses pour fonctionner efficacement et il est génétiquement programmé pour choisir des aliments qui contiennent une quantité suffisante de cet élément nutritif. Dans une étude menée en 1996, des volontaires recevaient des repas normaux contenant 32% de matières grasses ou des repas dans lesquels un tiers des graisses avaient été remplacé par un substitut (polyester de sucrose ou Olestra). Les volontaires n'étaient pas informés du type de régime qu'ils recevaient. Cependant, le premier jour de l'étude, ceux qui reçurent le régime de substitution ressentirent une sensation de faim inhabituelle. Le deuxième jour, le choix leur était laissé entre les deux menus et ils sélectionnèrent inconsciemment le repas normal. Un jour de liberté avait suffit pour qu'ils récupèrent 74% du déficit en graisse de la veille.[8]

---

* L'industrie européenne a fait de même !

Manger des substituts de matières grasses retarde simplement la consommation de graisses de quelques heures.

L'EFFET DU VOLUME ALIMENTAIRE SUR LA SATIÉTÉ

Parmi les fausses déclarations faites à propos des graisses et de la perte de poids, il en reste une qui n'a pas été étudiée sérieusement en médecine. Il est vrai que vous pouvez manger plus et perdre du poids avec un régime pauvre en graisses. Mais il y a un prix à payer pour cela. Vous devez dans ce cas compenser le manque de graisses par une forte consommation d'aliments riches en glucides complexes, c'est-à-dire des aliments qui prennent beaucoup de place dans votre assiette et dans votre estomac. Voici comment cela fonctionne : imaginez que l'on vous serve une salade de chou. Supposez que cette salade consiste en un bol de chou émincé assaisonné d'une cuillère à soupe de mayonnaise, équivalant à 130 calories. Comme vous le savez, la grande majorité de ces calories, soit 110 d'entre elles, proviennent de la mayonnaise. Si vous remplacez la mayonnaise par une quantité de chou apportant 110 calories, vous seriez alors devant six bols de salade de chou. La salade serait tellement volumineuse (et apporterait si peu de goût) que vous vous arrêteriez certainement de manger bien avant d'arriver au bout du premier bol. Sans effort, vous avez donc éliminé quelques calories et si vous continuiez à vous astreindre à une telle diète, volumineuse et pauvre en calories, vous pourriez perdre du poids.

Mais la plupart des gens ont beaucoup de peine à poursuivre longtemps ce type de régime extrêmement pauvre en graisses. Ils ne résistent pas à une noix de beurre sur leur pain, à un morceau de vrai fromage, à un steak de temps en temps ou à un morceau de chocolat exquis. Beaucoup finissent par être désespérés de ne pouvoir manger de "vrais aliments", et arrêtent tout simplement leur régime. D'autres essaient de remplacer les fruits, les légumes et le riz brun par des produits allégés tels que la crème glacée, les bonbons et les gâteaux sans matières grasses. Il se rassurent en se disant que ces aliments sont très pauvres en graisses, mais ne réalisent pas que ces aliments hautement raffinés sont dépourvus de l'essentiel, un volume suffisant pour se sentir rassasié. Vous pouvez avaler une friandise allégée en quelques secondes, mais comme elle prend peu de place dans votre estomac, **vous ne recevez aucun message de satiété**. Il faut consommer une demi-douzaine de cookies allégés avant de ressentir un sentiment de bien-être, vous surchargeant ainsi de plusieurs centaines de calories inutiles. Il est moins probable que vous vous retrouviez dans la même situation avec une demi-douzaine de carottes.

Le phénomène de "Snackwell", qui peut se traduire par *la propension à manger des quantités excessives de produits allégés*, est une des causes méconnues du problème croissant d'obésité. Ce point est illustré dans la figure suivante. En 1955, 40% des calories de l'alimentation américaine provenaient des graisses ; en 1995, ce pourcentage n'était plus que de 35%, une réduction significative. Durant la même période, le pourcentage d'adultes en surcharge pondérale a augmenté de 25% pour atteindre une proportion alarmante de 40%.[9] Le problème sous-jacent est qu'ils ont compensé la diminution des graisses alimentaires par une augmentation des calories. En fait, on consomme plus de calories aujourd'hui que jamais auparavant. Pour aggraver encore les choses, nous sommes devenus également plus sédentaires. Nous ramassons les feuilles mortes avec des aspirateurs électriques, prenons la voiture jusqu'au magasin du coin, et passons des heures immobiles devant la télévision et les écrans d'ordinateurs. Les études cliniques ont démontré à maintes reprises que lorsque les individus consomment plus de calories qu'ils n'en brûlent, ils prennent des kilos. Ce phénomène évident est à présent démontré à l'échelle des populations entières.

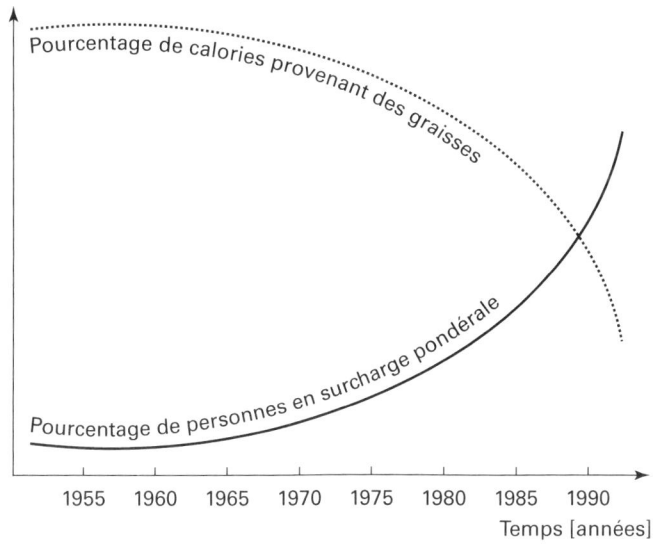

**2.1 - Les Américains sont devenus plus gros
alors que leurs consommations de graisses diminuaient**

Illustration du fait qu'entre 1955 et 1990, les Américains sont devenus plus gros (courbe du bas) alors que la consommation de graisses (courbe du haut) diminuait régulièrement, surtout après 1975.

Quelle solution pouvons-nous envisager pour lutter contre cette épidémie d'obésité ? Tout d'abord, nous devons reconnaître que les graisses ne sont pas uniquement un carburant pour notre organisme. Il s'agit d'un élément nutritif essentiel à la vie. Si vous ne consommez pas suffisamment de graisses, votre corps en produit. Si vous vous nourrissez avec des substituts de graisses, votre organisme cherchera à compenser avec de vrais aliments. Le corps humain a besoin de graisses et il ne se satisfait pas de produits de substitution.

Deuxièmement, nous devons abandonner l'idée de perdre du poids simplement en réduisant les graisses. Cela ne fonctionne pas. Les études l'ont montré, diminuer la proportion de graisses dans votre alimentation n'entraînera pas une activation soudaine de votre métabolisme. Pour garder un poids idéal, il faut revenir aux règles de base et rétablir un équilibre entre l'apport énergétique et la dépense énergétique, c'est-à-dire les apports caloriques totaux et l'exercice physique. Pour la plupart d'entre nous, cela signifie manger moins et se "dépenser" plus. Il faut donc arrêter de calculer ses apports en graisses, tenir compte de ses apports en calories et augmenter ses dépenses énergétiques par l'exercice.

Le **Plan Oméga amaigrissant** présenté au chapitre 13 vous aidera à suivre cette direction. Ce nouveau régime, élaboré avec prudence, vous fournit les graisses et les calories dont vous avez besoin pour perdre du poids efficacement et en toute sécurité. Il contient beaucoup de fruits, légumes et graines complètes, qui vous rassasient sans vous faire gonfler. Vous apprendrez à apprécier la texture, les goûts, les saveurs et les bénéfices pour la santé que peuvent procurer certaines graisses, tout en perdant du poids et en acquérant une silhouette tonique et svelte. Ce régime, vous voudrez le garder toute votre vie.

CONCLUSIONS

❚ Contrairement à la croyance populaire, consommer des graisses ne vous rend pas gras, à moins de consommer un excès de calories et de choisir le mauvais type de graisses.

❚ Vous pouvez même obtenir un amaigrissement avec un régime riche en graisses si vous diminuez l'apport calorique total.

❚ Suivre un régime pauvre en matières grasses et riche en hydrates de carbone n'activera pas votre métabolisme et ne vous fera pas perdre un nombre significatif de calories "gratuites".

❚ Suivre un régime pauvre en matières grasses peut transformer votre corps en une machine à produire des graisses, et le type de graisses que votre corps fabrique est de la graisse saturée nocive pour certains organes.

❚ Manger des substituts de graisses provoque un désir intense de vraies matières grasses.

❚ Vous pouvez consommer plus d'aliments dans un régime pauvre en matières grasses et riche en hydrates de carbone si vous vous limitez aux aliments riches en hydrates de carbone complexes et volumineux comme les fruits et les légumes. Les biscuits, crackers, gâteaux et glaces pauvres en (ou sans) matières grasses n'apportent pas assez de volume pour satisfaire votre appétit, vous poussant de la sorte à augmenter la quantité d'aliments consommés, et donc augmenter l'apport calorique total.

❚ Le **Plan Oméga amaigrissant** vous apporte un volume suffisant mais, contrairement aux régimes pauvres en matières grasses et riches en hydrates de carbone, il vous permet de profiter du goût et de la texture des matières grasses saines.

3. POURQUOI MANGEONS-NOUS DES MAUVAISES GRAISSES ?

Maintenant que nous avons expliqué et mis de côté les mythes sur les lipides, nous sommes prêts à explorer les récentes et passionnantes découvertes sur les graisses alimentaires. Une des découvertes médicales les plus importantes de ces dernières années est qu'une alimentation équilibrée en acides gras essentiels (AGE) vous rapproche d'une diète ancestrale en harmonie avec votre patrimoine génétique, et donc favorise une bonne santé. Les créatures de type humanoïde existent sur cette planète depuis quatre millions d'années et, pendant plus de 99% de ce temps, elles se sont comportées en chasseurs cueilleurs. Tout au long de cette lente évolution, le patrimoine génétique humain s'est adapté à l'équilibre en AGE contenu dans les plantes et les animaux sauvages. Boyd EATON, expert en nutrition évolutive et docteur en médecine à l'Université Emory à Atlanta, affirme que : "Selon les principes de l'adaptation évolutive, si un modèle alimentaire est resté identique dans une lignée pendant près de deux millions d'années, il doit être optimal."[1]

Les graisses que les premiers hommes consommaient sont encore aujourd'hui idéales pour nous, parce que nos gènes sont pratiquement identiques aux leurs. Même si notre lignée ancestrale a divergé de celle des chimpanzés il y a plus de quatre millions d'années, nos gènes ne diffèrent des leurs que de 1,6%. Toute différence entre notre patrimoine génétique actuel et celui des hommes qui ont vécu à l'époque paléolithique, soit 40 000 à 15 000 ans avant notre ère, est considérée comme négligeable. Ceci implique que, lorsque nous nous asseyons pour déjeuner, notre organisme, issu de l'âge de pierre, "s'attend" à être nourri avec les mêmes graisses et les mêmes rapports de graisses que celles consommées à l'époque des cavernes. Lorsque nous mangeons des frites cuites dans des huiles végétales partiellement hydrogénées plutôt que des plantes sauvages ou dévorons un hamburger bien gras recouvert de mayonnaise au lieu d'un morceau de viande maigre provenant d'un animal sauvage, notre corps en ressent les effets néfastes.

NOUVELLES GRAISSES ET ANCIENS GÈNES

Si notre organisme est si étroitement influencé par le type de graisses de notre régime, c'est parce que les AGE peuvent "communiquer" avec nos gènes en leur envoyant des messages précis pour la synthèse de certaines protéines vitales.[2] Par exemple, une étude récente a montré que les huiles riches en acides gras oméga-6 agissent sur l'expression des gènes qui vont augmenter la production de protéines promotrices du cancer appelées "ras p21". Par opposition, les acides gras oméga-3 rendent cette protéine inactive, réduisant probablement le risque de cancer.[3] D'autres études montrent que les acides gras oméga-3 envoient également des messages cardioprotecteurs à vos gènes, les invitant à moins produire d'un enzyme essentiel à la synthèse de graisses.[2] Le résultat en est une diminution des triglycérides sanguins, réduisant vos risques de maladies cardio-vasculaires.

Très clairement, si vous voulez combattre la maladie et profiter d'une bonne santé, vous devez consommer des graisses selon un rapport en AGE qui adresse à vos gènes des messages de lutte contre le cancer et des messages de protection contre les maladies cardio-vasculaires. Des études ont montré que le rapport optimal oméga-6/oméga-3 est inférieur à 4/1.[4] Et ce n'est pas une coïncidence si ce rapport est le même que celui du régime suivi tout au long de l'évolution. Cependant, les aliments que vous achetez aujourd'hui contiennent probablement quatorze à vingt fois plus d'acides gras oméga-6 que d'acides gras oméga-3. Vous bouleversez ainsi un équilibre délicat qui s'est maintenu pendant des millions d'années, et vous augmentez vos risques de développer ces pathologies que l'on a pour habitude de nommer "les maladies de civilisation".

ANALYSER LE MENU PALÉOLITHIQUE

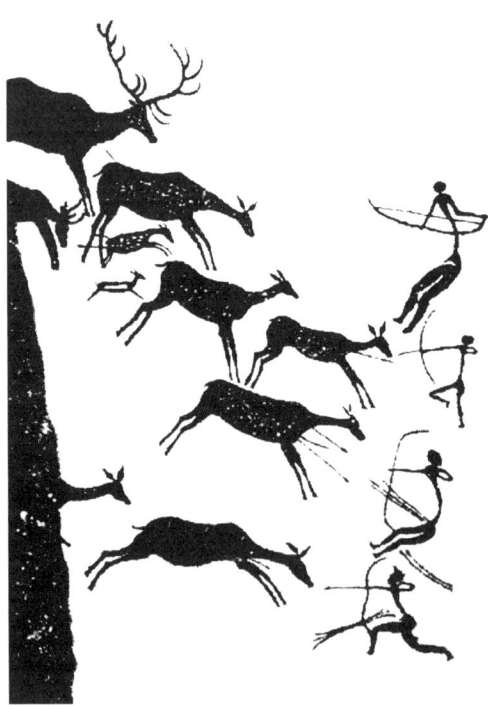

Peinture rupestre
Grotte Los Caballos – Espagne
Période mésolithique
–10 000 ans

Comment savons-nous quels types de graisses étaient consommés par nos ancêtres ? Les scientifiques ont cherché des réponses à cette question en utilisant de nombreuses stratégies, y compris l'étude des peintures rupestres, des ustensiles de cuisine, des armes de chasse, des coquillages, os, graines et restes fossilisés d'aliments divers. Grâce aux technologies modernes, ils ont été capables d'analyser les restes de cholestérol présents dans les os et les dents fossilisés des premiers humains, la première trace directe du type de graisses qu'ils mangeaient. Cette information a été complétée par des analyses approfondies des régimes alimentaires d'une poignée de tribus de chasseurs-cueilleurs qui ont survécu au xxe siècle. A ce jour, les ethnobiologistes ont déterminé le contenu nutritionnel de plus de 320 plantes et animaux sauvages courants consommés par ces tribus primitives.[5]

On a pu conclure de ces travaux que les premiers hommes se nourrissaient essentiellement de poisson et de viande, de fruits et de végétaux, ce qui représente seulement deux groupes parmi "les quatre principaux groupes d'aliments" que nous avons pour habitude de prendre en considération. On a estimé qu'ils consommaient environ trois fois plus de fruits et de végétaux que nous ne le faisons aujourd'hui et beaucoup plus de viande et de poisson. Les deux autres groupes d'aliments, c'est-à-dire les céréales et le pain d'une part, les produits laitiers d'autre part, jouaient un rôle mineur dans le régime paléolithique. Les produits à base de graines étaient pratiquement inexistants jusqu'à la révolution agraire, tout simplement parce que les graines sauvages étaient trop petites et trop peu abondantes pour être récoltées facilement. Les produits laitiers étaient inconnus avant la domestication de l'animal il y a environ 10 000 ans. Selon Eaton, "les Américains pensent que le pain et le lait sont des aliments 'naturels' par quintessence". Ceci est compréhensible puisque les nutritionnistes ont considéré les céréales et les produits laitiers comme deux des quatre groupes d'aliments "essentiels". Cependant, si on prend en compte l'influence de l'évolution sur la biologie humaine, ces aliments sont des "nouveaux venus".[5]

Le fait que nos ancêtres mangeaient plus de végétaux et moins de graines que nous ne le faisons aujourd'hui permet d'expliquer la grande différence de nos apports en AGE. Grâce à des analyses sophistiquées, nous avons appris que les AGE n'étaient pas uniformément répartis dans le monde végétal. Les acides gras oméga-3 sont surtout présents dans les feuilles vertes des végétaux (et dans quelques semences et noix tels que la graine de lin, la graine de colza et les noix), alors que *les acides gras oméga-6 sont contenus dans les semences et les graines considérées comme "les nouveaux venus" de notre régime*. Actuellement, nous sommes tellement dépendants de produits à base de graines comme les céréales du petit déjeuner, pain, crackers, pâtisseries, gâteaux et cookies, et nous consommons si peu de végétaux, que nous sommes surchargés en acides gras oméga-6 et présentons un déficit sévère en acides gras oméga-3.

Leçons tirées du pourpier

Au début des années 1980, peu d'entre nous réalisaient que les végétaux à feuilles vertes étaient une source importante d'acides gras oméga-3. En règle générale, les plantes sont pauvres en graisses et leur contenu en acides gras oméga-3 était considéré comme négligeable. Le destin a voulu que A. Simopoulos participe au changement de ce courant de pensée. Une de ses premières observations date du printemps 1985 lorsqu'elle organisait et co-présidait la conférence internationale sur *"Les effets sur la santé des acides gras polyinsaturés d'origine marine"*. C'était la première grande conférence entièrement consacrée aux acides gras oméga-3 et elle ouvrit les yeux de la communauté scientifique sur l'importance vitale de ces nutriments longtemps ignorés. Pendant la conférence, A. Simopoulos pensa au "pourpier". Le pourpier lui vint à l'esprit parce qu'elle savait que certaines sociétés traditionnelles l'avait utilisé pour traiter de nombreux problèmes de santé qui répondent bien aux acides gras oméga-3, à savoir l'inflammation, les maladies cardiaques, les problèmes gastro-intestinaux, la douleur et la fièvre. Par exemple, le père de la biologie, THÉOPHRASTE (372-287 av. J.-C.) avait recommandé le pourpier comme remède contre l'insuffisance cardiaque, le scorbut, les maux de gorge, les maux d'oreilles, les articulations gonflées et la sécheresse cutanée. Sur un continent différent, les Indiens du nord-ouest utilisaient une infusion de pourpier pour soulager les maux de gorge et les inflammations. Des tribus de l'Afrique tropicale de l'ouest utilisaient le pourpier comme tonique cardiaque et comme pommade dans le traitement des brûlures et des furoncles. Dans le Punjab et au Cachemire, les graines de pourpier étaient recommandées contre les inflammations de l'estomac et les ulcérations intestinales.[6,7]

Mais, si le pourpier présentait autant de propriétés curatives, maintenant attribuées aux acides gras oméga-3, ce ne pouvait être une coïncidence. Cette plante devait être une source importante de ces nutriments. Avec son collègue de l'Institut National de la Santé (NIH), le Dr Norman SALEM Junior, A. SIMOPOULOS décida d'analyser le contenu du pourpier en acides gras. Mais où trouver cette plante ? Elle savait qu'elle était souvent consommée dans son pays d'origine, la Grèce, et un peu partout en Europe, au Mexique et en Asie, mais considérée comme une herbe nocive aux Etats-Unis. Dans le but d'éradiquer cette 'peste', le gouvernement américain avait même décidé d'importer la "mouche du pourpier" (*Schizocerella pilicornis*), une mouche qui prospère sur cette plante que l'on trouve partout et qui est capable de la ronger jusqu'au sol.

Vous pouvez imaginer la joie d'A. SIMOPOULOS lorsqu'elle découvrit une touffe de pourpier à un endroit on ne peut mieux situé, les fissures du trottoir à l'extérieur de son bureau au NIH. Elle cueillit ces plantes robustes et les soumit aux analyses. Les résultats vinrent confirmer ses intuitions. Le pourpier contient énormément d'acides gras oméga-3. Cent grammes de pourpier contiennent 400 mg d'un acide gras oméga-3 produit par la plante et appelé acide alpha-linolénique ou ALA, soit quinze fois plus que la plupart des salades du commerce ! De plus, cette plante est très riche en antioxydants. Une ration suffit à couvrir les besoins journaliers en vitamine E et fournit des quantités importantes de vitamine C, de béta-carotène et de glutathion.[7-9]

Cette découverte impliquait que le pourpier et autres plantes sauvages similaires avaient dû largement contribuer à l'apport en ALA et en antioxydants dans le régime des premiers hommes. Le pourpier, en particulier, est très largement répandu dans la nature. *C'est la huitième plante sauvage la plus répandue dans le monde.* Il fut aussi une des premières plantes cultivées par l'homme préhistorique : on a trouvé des semences de pourpier dans une caverne de Grèce habitée pour la dernière fois il y a 16 000 ans.

Nous savons aujourd'hui que le pourpier n'est pas la seule source végétale en acide gras oméga-3. Suite à cette découverte, le contenu en ALA d'autres plantes fut analysé, révélant aussi la présence de ce nutriment en quantité significative. Par exemple, des quantités appréciables d'ALA ont été trouvées dans la plupart des légumes à feuilles vert foncé, mousses, fougères et légumineuses, ainsi que dans de nombreuses herbes et épices tels que la moutarde, le fenouil, le cumin et le fenu-grec. Et il est probable que cette liste s'allongera au fur et à mesure des recherches et analyses.

Quels sont les aliments que les poules aiment manger ?

La découverte à propos du pourpier conduisit rapidement A. Simopoulos à une autre observation : les poules qui picorent des plantes sauvages produisent des œufs riches en acides gras oméga-3. Elle obtint cet indice supplémentaire en visitant sa famille en Grèce, dans le sud-ouest du Péloponnèse. Sa famille possède une grande ferme avec des oliviers, des arbres fruitiers, un potager, une chèvre et une volée de poulets élevés en plein air. Un jour, alors qu'elle regardait les poules qui cherchaient de la nourriture, elle constata qu'elles aimaient surtout l'herbe et les plantes sau-vages. Elle demanda à son père, un physicien aux connaissances encyclopédiques, pourquoi ces poules semblaient "devoir" manger ces plantes vertes. Leur pâtée ne leur apportait-elle pas assez de nutriments ? Il rappela que les plantes sauvages, les insectes et les vers représentaient le régime naturel des poules. Si elles mangeaient des aliments à base de maïs, c'était uniquement parce que c'était la nourriture que nous daignions leur donner. Comme elle regardait les poules avec attention, elle observa leur attirance pour le pourpier. Elle collecta quelques œufs du poulailler, les bouillit, et les rapporta au NIH pour les faire analyser par Norman Salem. Les tests de laboratoire montrèrent que les œufs des poules élevées en plein air contenaient *vingt* fois plus d'acides gras oméga-3 que les œufs ordinaires du commerce (le rapport oméga-6 sur oméga-3 était de 1 pour 1, alors que les œufs commercialisés avaient un rapport disproportionné de 20 pour 1[10]).

Les recherches effectuées dans la littérature démontrèrent que les observations à propos des œufs de poule étaient valables pour la chair des animaux sauvages : tout animal qui broute et qui peut se nourrir avec une alimentation naturelle composée de plantes sauvages et de verdure est beaucoup plus riche en acides gras oméga-3 qu'un animal domestiqué et nourri avec une alimentation artificielle à base de graines. Par exemple, Michael Crawford découvrit que la viande du buffle sauvage du Cap, qui broute en liberté dans son habitat naturel, ne contient qu'un dixième des graisses totales, environ la moitié de graisses saturées, mais six fois plus d'acides gras oméga-3 qu'un même morceau de viande de bœuf nourri aux graines.[11] C'est comme s'il s'agissait de deux aliments différents.

Un voile vient d'être levé à propos du régime paléolithique. Quand les premiers hommes se nourrissaient de poissons, de plantes ou d'animaux terrestres, ils étaient nourris d'acides gras oméga-3. Aujourd'hui, nous consommons une fraction seule-ment de ces nutriments essentiels. Des enquêtes alimentaires montrent qu'un quart de la population américaine ne mange pas du tout de poisson. De plus, nous man-geons seulement un tiers de ce que nos ancêtres consommaient en végétaux à feuilles vertes, et les œufs ainsi que la viande que nous consommons proviennent d'animaux dont le régime est artificiellement pauvre en acides gras oméga-3.

> On a estimé que nos apports en oméga-3 représentaient aujourd'hui seule-
> ment le dixième de la quantité d'acides gras oméga-3 nécessaire pour un
> fonctionnement optimal de notre organisme.

Selon l'AFSSA (Agence Française de Sécurité Sanitaire des Aliments), au début des
années 2000, la consommation en oméga-3 de la population française ne représentait que le tiers des apports recommandés. Il est alarmant de constater que
20% de la population américaine présente des taux sanguins et tissulaires si bas en
oméga-3 qu'il est impossible de les détecter par des techniques analytiques classiques.[13] La recommandation habituelle de "suivre un régime équilibré" n'a pas de
sens à partir du moment où notre alimentation a été artificiellement privée d'un des
nutriments essentiels.

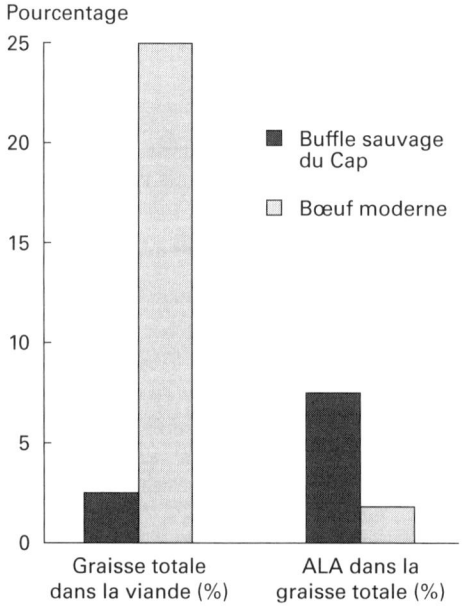

3.1 - Différence de teneur en matières grasses
d'un buffle sauvage du Cap et d'un bœuf moderne

La figure illustre l'observation très simple que la viande de bœuf moderne (destinée à la
consommation humaine) est beaucoup plus grasse que la viande d'un animal équivalent
mais vivant à l'état sauvage (partie gauche de la figure). Sur la partie droite, on constate
que, malgré cette énorme différence en graisses totales, la part due à l'acide alpha-linolénique (ALA) est beaucoup plus importante avec la viande de l'animal sauvage ; autrement
dit, le rapport ALA/graisses totales est beaucoup plus favorable avec l'animal sauvage.

Planter des semences de la destruction

Si notre régime est déficient en acides gras oméga-3, il est aussi surchargé en acides gras oméga-6. La raison principale de ce désastre est notre dépendance toujours plus grande par rapport aux huiles végétales telles que celles de maïs, de carthame et de tournesol par exemple, des huiles qui ne devraient avoir aucune place dans notre régime du point de vue de l'évolution.

> Les huiles polyinsaturées (riches en acides gras oméga-6) n'étaient pas utilisées dans les sociétés traditionnelles parce qu'elles sont difficiles à extraire.

L'huile de maïs est un bon exemple. Si vous deviez décortiquer une centaine de grains de maïs et les écraser au moyen d'une roue en pierre, vous produiriez une sorte de lait qui contient seulement de 1 à 3% de graisses, fournissant au mieux cinq cuillères à soupe d'huile de maïs. Il n'était pas envisageable pour ces gens d'utiliser l'huile de maïs jusqu'à l'invention des équipements sophistiqués du XXᵉ siècle permettant de traiter en une seule fois des tonnes de maïs, libérant chaque goutte d'huile par *l'action combinée de la température, de la pression hydraulique et des solvants organiques*.

Notre utilisation des huiles végétales a pris une ampleur vertigineuse dans les années 1960 et 1970 du fait, en grande partie, d'une campagne agressive pour la réduction du cholestérol. Une découverte médicale importante de cette période fut que les régimes riches en acides gras saturés (notamment d'origine animale) augmentaient le cholestérol sanguin, et que des taux de cholestérol élevés étaient associés à une fréquence élevée de maladies coronariennes. En toute logique, les chercheurs se mirent à la recherche de régimes hypocholestérolémiants. Une de leurs découvertes fut que l'addition d'huiles végétales, telles que l'huile de maïs, au régime permettait une légère diminution des taux de cholestérol. A cette époque, le régime considéré comme idéal pour le cœur était pauvre en acides gras saturés et riche en huiles oméga-6 polyinsaturées.[14]

Très rapidement, des milliers de volontaires aux Etats-Unis et en Europe furent recrutés pour participer à des études, dans le but de tester ce nouveau concept. La plupart de ces études étaient des essais cliniques à court terme, réalisés pour étudier les variations du cholestérol sanguin. La question de savoir si ces régimes sauvaient réellement des vies resta sans réponse. Les seules études qui furent conduites sur un temps suffisamment long, et donc permettant d'obtenir des statistiques valables sur la mortalité, donnèrent des résultats très décevants. Par exemple, une étude réalisée en Angleterre en 1965 montra qu'un régime à base d'huile de maïs augmentait le risque de mortalité cardiaque. Les chercheurs conclurent : "Etant donné les résultats de cet essai, l'huile de maïs ne peut pas être recommandée pour le traitement des problèmes cardiaques. Il est très peu probable qu'elle soit bénéfique, et il est possible qu'elle soit néfaste."[15] D'autres régimes à base d'huile oméga-6 n'augmentèrent pas le risque de mortalité cardiaque, mais augmentèrent les autres causes de mortalité, notamment le cancer, la violence et le suicide. Le résultat net en termes de bénéfices était nul. Tout aussi inquiétant, lors d'une étude réalisée dans un hôpital de vétérans de Los Angeles dans les années 1970, un groupe d'hommes nourris avec un régime riche en acides gras oméga-6 présenta un taux de mortalité par cancer deux fois plus élevé que ceux soumis à une alimentation traditionnelle, démontrant pour la première fois le lien existant entre les acides gras oméga-6 et le cancer.[16]

Bien que ces résultats négatifs furent publiés dans des journaux médicaux, ils ne furent en aucun cas relevés par la presse populaire.

> Ce manque de prise de conscience du grand public couplé à des principes économiques libéraux ont permis aux industriels de développer et de vendre tous les types d'huiles que bon leur semblait.

C'était en effet tout à l'avantage des industriels de vendre des huiles oméga-6 parce que, à cette époque, ces huiles représentaient des sous-produits bien peu utiles de l'industrie du coton et de l'alimentation animale. Ils pouvaient être présentés au grand public en tant que produits alimentaires "bons pour le cœur". On a lancé une campagne publicitaire très coûteuse pour faire passer ce message. Une publicité typique de cette période apparut dans l'édition du 1er septembre 1969 du magazine *National Geographic*. Une page complète de publicité montrait un homme d'âge mûr, souriant, assis à une table. Sa femme radieuse, vêtue d'une robe chemisier et d'un tablier à carreaux, tournait autour de lui en lui tendant un grand bol de salade verte. Le message disait : "Ce soir est le soir où madame Ed Flynn commence à poly-insaturer son mari… avec l'assistance de Mazola."

Pour un public peu informé, de telles publicités furent très persuasives. En un rien de temps, des millions de gens décidèrent de passer du beurre à la margarine de maïs et du saindoux à toutes sortes de graisses végétales. Une enquête de 1972 révéla que neuf personnes sur dix qui avaient décidé de manger plus de graisses végétales l'avaient fait suite aux campagnes publicitaires ou aux médias, "pas sur l'avis de leur médecin traitant, et sans même lui en faire part".[17]

Depuis les années 1960, notre consommation d'huiles oméga-6 a plus que doublé. Les Américains sont devenus les deuxièmes plus gros consommateurs d'acides gras oméga-6, dépassés seulement par les Israéliens. Dans d'autres pays comme la France, c'est la publicité pour l'huile de tournesol qui a été au premier plan, ce qui ne fait pas beaucoup de différence avec l'huile de maïs. Citons une anecdote : les producteurs d'huile et de margarine de tournesol (dont le procédé classique de fabrication nécessite d'en éliminer certaines substances comme les phytostérols) commercialisent aujourd'hui des margarines de tournesol "enrichies en phytostérols" avec comme allégation santé que ces substances font diminuer le cholestérol sanguin. Comme vous l'apprendrez dans les chapitres suivants, il semble de plus en plus vraisemblable que cet excès d'acides gras oméga-6 contribue à l'augmentation de la fréquence des cancers, des dépressions, de l'obésité, de l'insulino-résistance, des allergies, des maladies auto-immunes et des diabètes.

S'il vous plaît, évitez les acides gras trans

Au début des années 1990, bien peu de gens savaient que les margarines de maïs (et aussi les autres margarines à base de soja ou de tournesol) et les matières grasses végétales hydrogénées solides si tentantes contenaient des acides gras trans. Les huiles végétales liquides posent certains problèmes à l'industrie alimentaire. Par exemple, l'huile de maïs ne peut s'étendre sur le pain et donne une pâte à tarte décevante. Elle est aussi sensible à l'oxydation par la lumière, l'air et la chaleur, d'autant plus qu'elle est raffinée, un processus qui lui enlève ses antioxydants naturels et ses composés chimiques non lipidiques mais typiques des plantes (les phytochemicals ou en français les phytomicronutriments). L'hydrogénation apporte une solution. Avec la chimie moderne, on peut faire chauffer une huile végétale en présence d'un catalyseur comme le nickel et le cuivre, et ainsi la transformer en graisse solide plus stable et donc moins périssable. Cette graisse peut alors être introduite dans toutes sortes d'aliments qui sont exportés vers des régions chaudes et humides et conservés pendant des mois sur les étagères de magasins. En 1979, la population américaine consommait 5 milliards de kilos de graisses et d'huiles par an dont 60% étaient des huiles partiellement hydrogénées.[18]

Cependant le processus d'hydrogénation n'est pas sans conséquences indésirables. Un fait rarement mentionné est qu'il réduit le contenu en acides gras essentiels oméga-6 et oméga-3 des huiles. Par exemple, l'huile de soja non traitée contient 8,5% d'acides gras oméga-3. Une fois l'huile partiellement hydrogénée, son contenu en acides gras oméga-3 peut descendre jusqu'à 3%. Un autre côté négatif de l'hydrogénation est qu'elle produit des réarrangements des liaisons chimiques des acides gras, les transformant en molécules particulières appelées "acides gras trans". Les acides gras trans se comportent sur plusieurs points de la même façon que les acides gras saturés. Ils font augmenter par exemple votre mauvais cholestérol LDL. Mais ils sont encore plus néfastes que les acides gras saturés parce que, dans le même temps, ils font diminuer votre bon cholestérol HDL, entraînant les taux sanguins de ces deux lipides dans une mauvaise direction. Pour aggraver encore les choses, ils se substituent aux AGE dans les membranes cellulaires et perturbent leur métabolisme. Ils déstabilisent l'activité de certains enzymes nécessaires à la synthèse de substances hormonales, appelées éicosanoïdes, lesquels sont impliqués dans de nombreuses fonctions de la physiologie humaine.

Au milieu des années 1990, 5 à 10% des calories des Américains provenaient des acides gras trans. Des études montrent que des quantités d'acides gras trans supérieures à 5% de vos besoins énergétiques peuvent avoir des conséquences néfastes pour votre santé. Il est alarmant de constater que ce niveau est très rapidement atteint parce que tout produit qui porte la mention "partiellement hydrogéné" sur son étiquette d'informations contient des acides gras trans. Ceci inclut de nombreuses margarines américaines, les graisses végétales solides, les fromages artificiels, notamment aux USA, les aliments frits, les produits de boulangerie industrielle, les mélanges prêts à l'emploi, les snacks et les crackers. Vous pouvez atteindre vos 5% en mangeant un croissant industriel au petit déjeuner, une petite ration de frites au déjeuner, une cuillère à café de margarine aux deux principaux repas et deux petits gâteaux comme dessert.[19]

En France, les margarines ne contiennent plus ou très peu d'acides gras trans. Toutefois un certain nombre d'aliments (snacks, biscuits, plats cuisinés…) renferment des quantités non négligeables d'acides gras trans.

La phobie anti-gras actuelle a provoqué une altération supplémentaire dans notre consommation de matières grasses.

> A cause de cette peur irrationnelle des graisses, les gens se sont mis à éviter les huiles saines, les noix et les poissons gras, se privant sans le savoir de leurs dernières sources d'acides gras oméga-3.*
>
> *   En France, les abats ont longtemps constitué une source non négligeable d'oméga-3. La tragédie de "la vache folle" a fait presque disparaître la consommation d'abats.

Les fournisseurs de produits de la pêche ont eu vite fait d'accaparer cette tendance. Le thon en boite actuellement commercialisé est le plus souvent pauvre en matières grasses, ne contenant plus que 0,5 g de graisses par portion de 60 g. Le thon au naturel distribué auparavant contenait jusqu'à 5 % et plus de graisses. Pour satisfaire vos besoins quotidiens en acides gras oméga-3, vous devriez manger cinq boîtes complètes de thon maigre au lieu d'une seule demi-boîte de thon normal ! Un autre produit que l'on commence à rencontrer aux Etats-Unis est le pâté de saumon "fat free", c'est-à-dire "sans graisses". Si ces petits pâtés sont "sans graisses", ils sont donc aussi "sans acides gras oméga-3" ! Consommer du saumon sans matières grasses est aussi stupide que manger des carottes sans béta-carotène ou des oranges sans vitamines C.

Vers où cela nous conduit-il ? Y a-t-il des preuves montrant le bénéfice d'une consommation équilibrée en AGE et d'une consommation restreinte en acides gras saturés et en acides gras trans ? Il y a suffisamment de preuves pour dire que, probablement, les Sept Points Principaux du **Plan Oméga** remplaceront les recommandations diététiques habituelles.[22, 23] De plus, ces conseils seront faciles à suivre puisque l'industrie agroalimentaire, influencée par l'opinion publique, aura pris conscience des avantages sur la santé de la consommation de certaines graisses. Au XXIe siècle, vous pourrez trouver sur le marché de la viande et des œufs d'animaux nourris avec une alimentation riche en acides gras oméga-3. Le rayon des légumes sera achalandé de pourpier et autres herbes qui auront été hybridées pour être riches en acides gras oméga-3. Vous pourrez acheter facilement de la mayonnaise, des vinaigrettes et des snacks fabriqués à partir d'huile de colza. Des graines de lin et de la farine de lin seront introduits dans les produits de boulangerie. Pour vous aider à sélectionner les aliments les plus sains, les étiquettes des produits contiendront des informations sur les AGE et les acides gras trans.

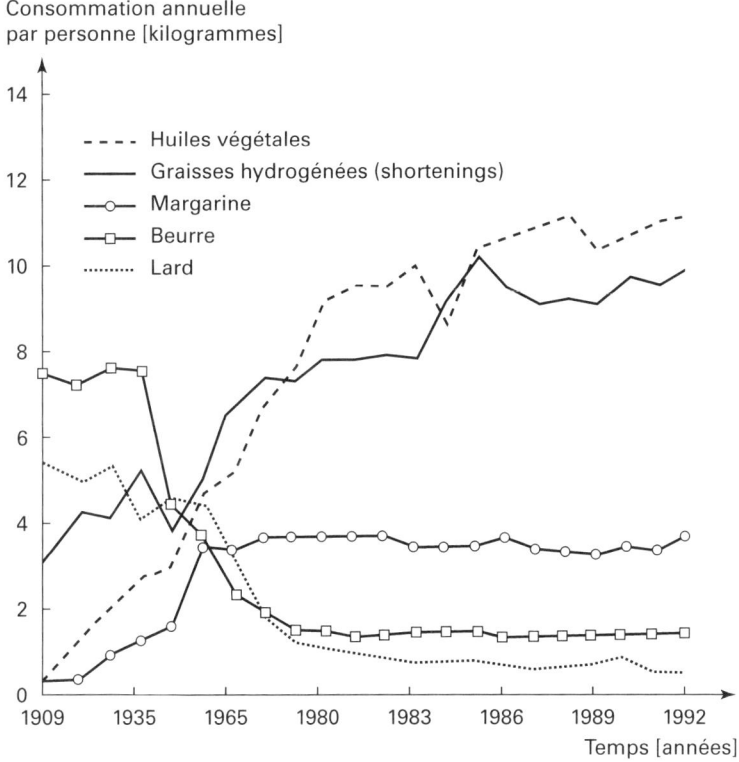

3.2 - Changements de la consommation en matières grasses de 1909 à 1992 [20]

Le graphique montre l'évolution de la consommation des types de graisses alimentaires au cours du XXe siècle aux USA. Les courbes des pays européens (notamment la France) seraient un peu différentes, mais nous conservons l'exemple américain pour la clarté de la démonstration. Le grand changement (le croisement des courbes sur le graphique) a lieu au milieu du XXe siècle, provoqué essentiellement par les rationnements résultant du conflit mondial et aussi par l'épanouissement de la révolution agricole avec le développement des principes agrochimiques à la production des céréales oléagineuses. Depuis les années 1980, on assiste à une relative stabilisation des parts de marché avec l'absence d'augmentation des margarines et une augmentation modeste (mais continue) des "shortenings" qui sont des graisses polyinsaturées modifiées et stables (mais non recommandées pour préserver sa santé car riches en acide gras trans), utilisées par les industriels dans la fabrication de nombreux aliments (biscuits, snacks, plats cuisinés, etc.) que les Américains appellent "convenience foods". On ne peut pas mieux dire !

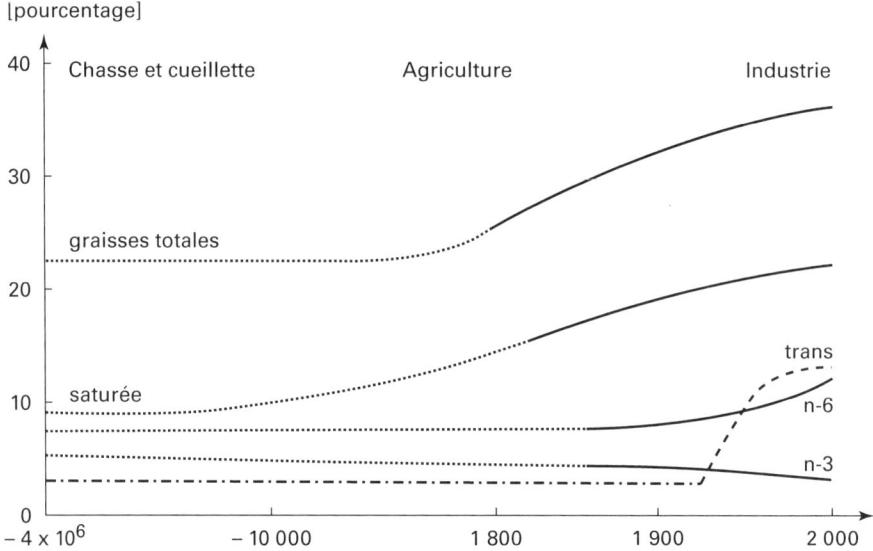

3.3 - Schéma illustrant la consommation de graisses totales, acides gras (oméga-6, oméga-3, trans) et vitamines évalués sur l'échelle de l'évolution de l'humanité [21]

La figure illustre, à l'échelle des millénaires, l'évolution de la consommation de certaines matières grasses. Non seulement nous nous sommes terriblement éloignés des habitudes alimentaires de nos ancêtres chasseurs-cueilleurs (alors que nous possédons le même arsenal génétique et donc en principe des aptitudes métaboliques très proches), mais l'essentiel de cette évolution s'est produite sur une période très courte (à l'échelle des millénaires) et très récemment. C'est donc maintenant que nous en payons le prix.

Cependant, en attendant ce jour, vous devez prendre les choses en mains. Vous devez éviter les produits qui contiennent des graisses nocives et trouver les moyens d'obtenir ceux qui sont préparés à partir de graisses saines. La troisième partie de ce livre vous donne tous les conseils et supports dont vous avez besoin pour accomplir ces changements qui pourront peut-être vous sauver la vie.

Conclusions

▌ Notre organisme est génétiquement programmé pour bien fonctionner avec une alimentation très comparable à celle de la période paléolithique. Par rapport à l'alimentation moderne, cette alimentation de la période paléolithique contient plus de viande maigre et de poisson, plus de légumes verts et de fruits, pratiquement pas de produits laitiers et de graines, moins de graisses saturées, moins de 2% d'acides gras trans (qui sont naturellement présents dans certains produits animaux), moins d'acides gras oméga-6 et plus d'acides gras oméga-3.

▌ Le rapport oméga-6/oméga-3 dans le régime paléolithique est estimé à 1 pour 1. Notre rapport actuel varie de 14 pour 1 à 20 pour 1.

▌ Pendant la révolution agricole qui eut lieu entre 10 000 et 5 000 ans avant notre ère, les individus commencèrent à manger plus de graines, ce qui augmenta leur consommation en acides gras oméga-6. De plus, ils domestiquèrent les animaux et les nourrirent avec une alimentation artificielle faite de graines, ce qui contribua à produire des œufs et de la viande qui contenaient plus d'oméga-6 et moins d'oméga-3 que le gibier.

▌ La révolution industrielle permit la production et donc la consommation de grandes quantités d'huiles oméga-6, bouleversant encore plus l'équilibre entre les acides gras oméga-6 et les acides gras oméga-3.

▌ La campagne contre le cholestérol a conduit à une surconsommation d'huiles oméga-6.

▌ La crainte d'une alimentation trop riche en graisses a réduit encore plus la part des acides gras oméga-3 dans notre régime.

▌ En attendant que les gouvernements et les industriels reconnaissent l'importance de consommer un rapport équilibré en AGE, vous devez prendre personnellement les choses en mains.

4. L'ABC DES ACIDES GRAS

Comme on le constate en examinant les Sept Points Principaux du **Plan Oméga** du chapitre 1, on peut avoir une alimentation équilibrée en matières grasses sans savoir beaucoup de choses à propos des acides gras. Il suffit de connaître la liste des graisses à choisir ou à éviter. La troisième partie du livre avec ses recettes et ses menus vous facilitera encore la vie. Tout ce que vous aurez à faire pour équilibrer votre régime sera de suivre les recommandations. Ceci dit, une connaissance plus approfondie des acides gras apporte d'autres bénéfices. Plus vous serez informé, plus vous serez armé pour protéger votre santé et celle de vos proches.

Les acides gras sont classés en trois grandes catégories qui nous sont familières : les saturés, les monoinsaturés et les polyinsaturés. Cette dénomination se rapporte aux types de liaisons chimiques liant les atomes dans la chaîne carbonée. Les **acides gras saturés** sont caractérisés par des liaisons simples entre tous les atomes de carbone (dans cette configuration, un acide gras porte tous les atomes d'hydrogène que l'on peut y placer, il est donc dit "saturé en hydrogène" ou tout simplement "acide gras saturé"). Une graisse ou une huile "saturée" contient une quantité importante d'acides gras saturés. La plupart des graisses saturées sont solides ou semi-solides à température ambiante. Les huiles tropicales – l'huile de palme, l'huile de palmiste et l'huile de noix de coco – font exception à la règle.

Les **acides gras monoinsaturés** ont une seule double liaison dans leur chaîne carbonée ("mono" = "simple" en grec). L'huile d'olive et l'huile de colza contiennent de grandes quantités d'acides gras monoinsaturés (75 et 65% respectivement) et sont classées dans les huiles "monoinsaturées". Deux nouvelles huiles commercialisées aux USA appartiennent également à cette catégorie – l'huile de carthame et l'huile de tournesol riches en acide oléique*. Les huiles traditionnelles de carthame et de tournesol sont, quant à elles, classées dans les huiles polyinsaturées. Les huiles monoinsaturées sont liquides à température ambiante, mais se troublent ou deviennent semi-solides au réfrigérateur.

Les **acides gras polyinsaturés** sont des acides gras qui ont au minimum deux doubles liaisons ("poly" en grec = "plusieurs"). Parmi les huiles qui contiennent une grande proportion d'acides gras polyinsaturés, on peut citer les huiles de maïs, de carthame, de tournesol, d'arachide, de soja, de poisson, de noix et de lin. Toutes les huiles polyinsaturées sont liquides à température ambiante et restent liquides au réfrigérateur (plus il y a de doubles liaisons dans la chaîne carbonée, plus l'huile est "insaturée", et plus cette huile résiste à la congélation. L'huile de lin et les huiles de poisson sont les huiles les plus insaturées de toutes).

---

* Non commercialisées largement en France en 2004.

STRUCTURES DES ACIDES GRAS

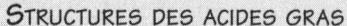

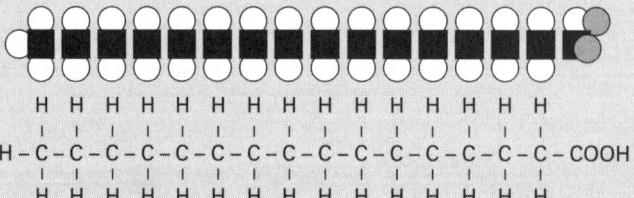

$$H-C-C-C-C-C-C-C-C-C-C-C-C-C-C-C-COOH$$

Acides gras saturé

Un acide gras est une chaîne d'atomes de carbone (ci-contre) avec une extrémité

méthyle (CH3-) à gauche et une extrémité acide (-COOH) à droite. En l'absence de double liaison, comme dans l'exemple ci-dessus de l'**acide palmitique** (16:0), l'acide gras est dit "saturé". Dans ce cas, la structure carbonée est rigide et rectiligne. Son inclusion dans une membrane (une bi-couche lipidique) confère à celle-ci des propriétés particulières.

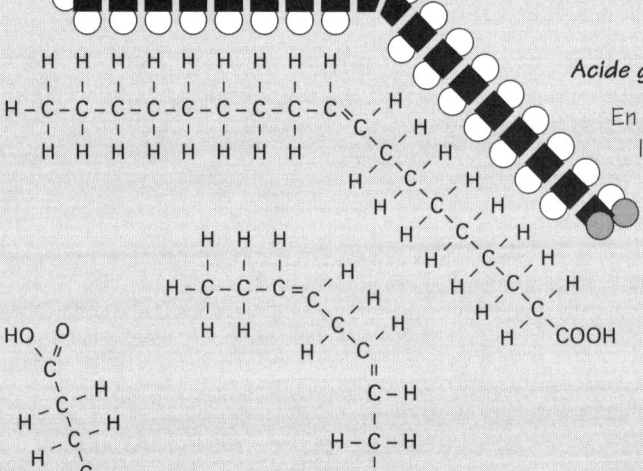

Acide gras monoinsaturé

En présence d'une double liaison entre deux carbones, la chaîne carbonée est angulée et occupe plus d'espace dans la bi-couche lipidique membranaire. Ci-contre, l'**acide oléique** (ou 18:1n-9) avec 18 carbones et une double liaison en position 9.

Acide gras polyinsaturé

Plus les doubles liaisons sont nombreuses et plus la forme de la molécule est complexe. Par exemple, sur la figure ci-contre, est représenté l'**acide docosahexanoïque** (22:6n-3 ou DHA) qui comporte 22 carbones et 6 doubles liaisons, la première en position 3. Cette molécule n'est plus rectiligne mais globulaire ; ce qui explique certaines de ses propriétés membranaires, essentiellement décrites en neurophysiologie et en biologie des canaux ioniques.

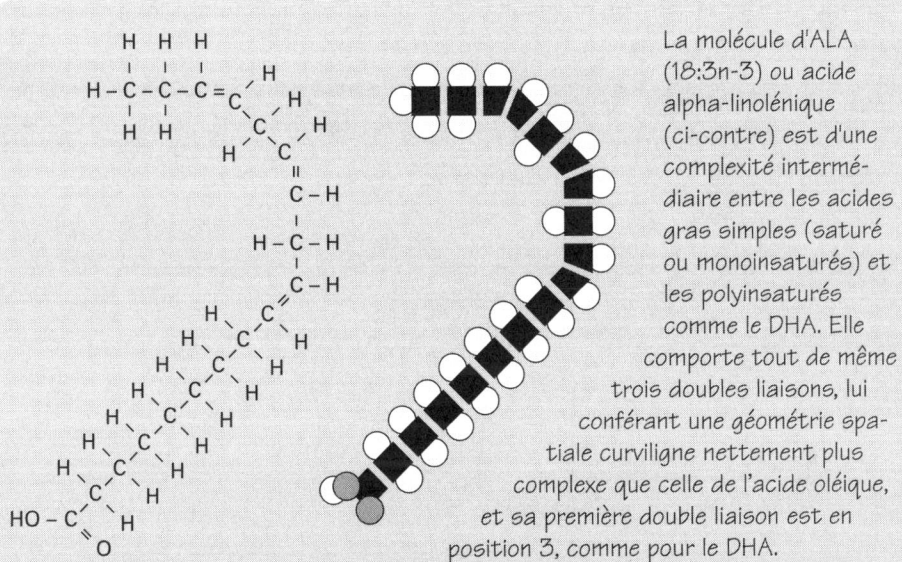

La molécule d'ALA (18:3n-3) ou acide alpha-linolénique (ci-contre) est d'une complexité intermédiaire entre les acides gras simples (saturé ou monoinsaturés) et les polyinsaturés comme le DHA. Elle comporte tout de même trois doubles liaisons, lui conférant une géométrie spatiale curviligne nettement plus complexe que celle de l'acide oléique, et sa première double liaison est en position 3, comme pour le DHA.

C'est à partir de l'ALA que nous synthétisons en principe les quantités de DHA et l'EPA dont nous avons besoin. Malheureusement, certains facteurs interfèrent avec cette voie enzymatique et, dans certaines conditions ou chez certains sujets, les concentrations de DHA et EPA dans les tissus sont basses malgré des apports quotidiens en ALA apparemment suffisants.

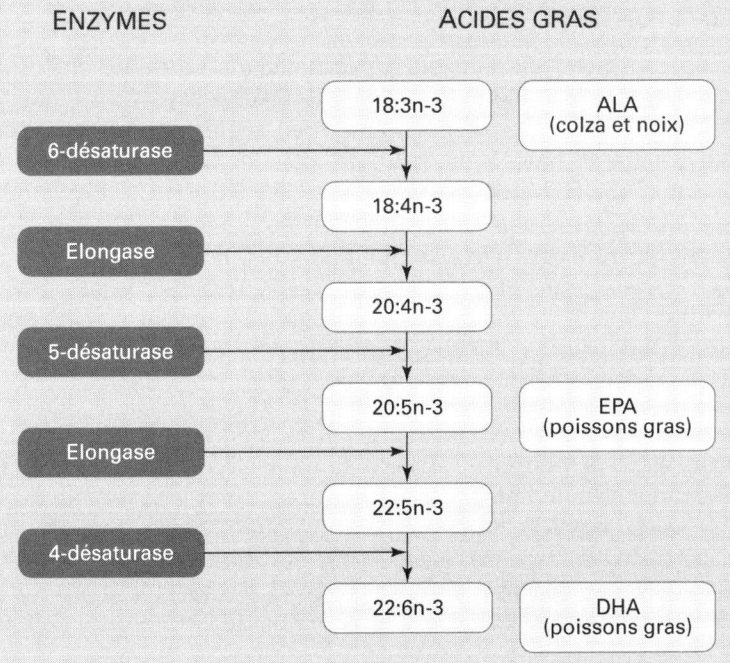

Le tableau suivant classe les graisses et les huiles les plus communes en ces trois grandes catégories :

Graisses et huiles saturées	Huiles monoinsaturées	Huiles polyinsaturées
Graisses laitières	Huile d'olive	Huile de maïs
Graisses animales	Huile de colza	Huile de carthame
Huile de noix de coco	Huile d'avocat	Huile de tournesol
Huile de palme	Huile de noisette	Huile d'arachide*
Beurre de cacao	Huile d'arachide*	Huile de coton
Huile de palmiste		Huile de soja
		Huile de poisson
		Huile de lin
		Huile de noix
		Huile de primevère**
		Huile de sésame
		Huile de pépin de raisin
		Huile de bourrache

*   L'huile d'arachide est une huile particulière que l'on peut classer aussi bien parmi les monoinsaturés que parmi les polyinsaturés.

**   A ne pas confondre avec l'huile de marque "Primevère".

Jadis, les nutritionnistes faisaient peu de distinctions entre les différentes huiles polyinsaturées (la colonne de droite dans le tableau ci-dessus), parce que toutes ces huiles sont pauvres en acides gras saturés et en cholestérol et que cette caractéristique était perçue comme prépondérante. Vous étiez donc libres de choisir vos huiles polyinsaturées selon leur coût, vos habitudes, votre goût et leurs qualités culinaires. Beaucoup de gens et même certains professionnels de la santé aux USA et en France sont toujours attachés à ce point de vue qui s'avère pourtant totalement dépassé. Les nouvelles recherches montrent que les huiles polyinsaturées peuvent avoir des effets sur la santé diamétralement opposés suivant qu'elles sont plus ou moins riches en acides gras oméga-6 et oméga-3.

La différence fondamentale entre les acides gras oméga-3 et oméga-6 repose sur la position de leur première double liaison. Les acides gras oméga-3 ont leur première double liaison entre le troisième et le quatrième atome de carbone, raison pour laquelle ils sont appelés oméga-3. De leur côté, les acides gras oméga-6 ont leur première double liaison entre le sixième et le septième atome de carbone, raison pour laquelle ils sont appelés oméga-6 (voir l'Annexe 3). Cette différence significative en chimie moléculaire peut paraître insignifiante pour le consommateur mais, comme vous l'apprendrez à la lecture de ce livre, elle symbolise la différence entre la maladie et la santé, la vie et la mort.

Le tableau suivant montre quelles sont les huiles polyinsaturées riches en acides gras oméga-3 (huiles oméga-3) et quelles sont celles qui sont riches en acides gras oméga-6 (huiles oméga-6).

HUILES OMÉGA-3	HUILES OMÉGA-6	
Huile de poisson	Huile de maïs	Huile de coton
Huile de lin	Huile de carthame	Huile d'arachide
Huile de colza	Huile de tournesol	Huile de sésame
Huile de noix	Huile de noix	Huile de pépins de raisin
Huile de soja	Huile de soja	Huile de bourrache
	Huile de primevère	

Note - les huiles de noix et de soja appartiennent aux deux catégories parce qu'elles sont plus riches en oméga-6 que la plupart des autres huiles oméga-3.

LES NOMS DES ACIDES GRAS

Plusieurs acides gras des familles oméga-6 et oméga-3 ont tellement d'influence sur votre santé que nous les appellerons par leurs noms et pas seulement par leurs noms de famille. L'acide gras de base dans la famille oméga-6 est l'acide "linoléique" ou LA. L'acide gras correspondant dans la famille des oméga-3 est l'acide alpha-linolénique ou ALA (notez la facilité de confusion entre les termes "linoléique" et "linolénique"). L'alimentation occidentale typique est beaucoup trop riche en acide linoléique et, par contraste, carencée en acide alpha-linolénique, de sorte que vous devrez apprendre à consommer moins du premier et plus du second pour avoir une bonne santé, un changement qui se fera automatiquement en suivant le **Plan Oméga**.

Sous l'effet de certains enzymes, les acides linoléique et alpha-linolénique subissent deux types de transformation : une désaturation de certaines liaisons avec une perte d'atomes d'hydrogène et une augmentation du nombre de doubles liaisons, et une élongation, c'est-à-dire l'addition d'atomes de carbone supplémentaires. Lorsque les acides gras sont transformés de cette manière, ils changent également de noms. L'acide linoléique devient l'acide gamma-linoléique, ou GLA, puis l'acide arachidonique, ou AA. L'acide alpha-linolénique devient l'acide eicosapentaénoïque ou EPA, puis l'acide docosahexaénoïque ou DHA (notez que le DHA n'a rien à voir avec le DHEA, une hormone qui, ces dernières années, a fait la une des médias pour ses supposées propriétés anti-vieillissement).

L'information ci-dessus est reprise dans le tableau suivant. Il est peut-être utile que vous marquiez cette page pour la suite (voir aussi l'Annexe 3 pour une illustration de la structure chimique des acides gras).

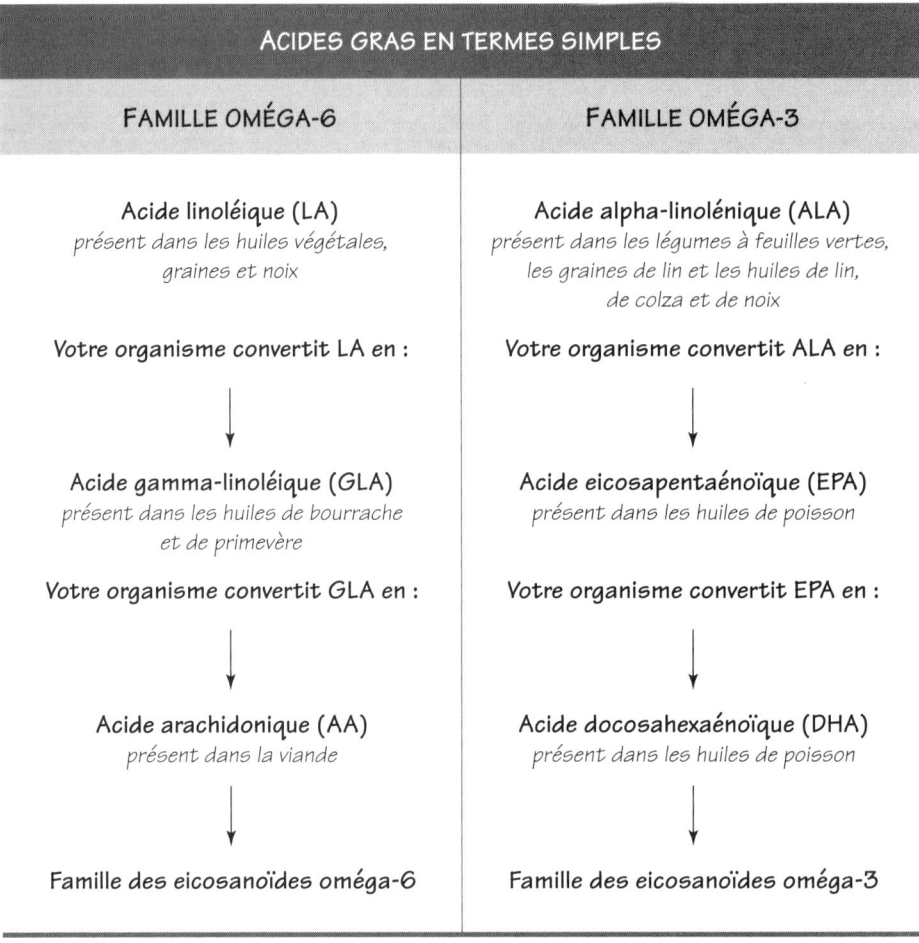

Le schéma décrit la façon dont votre corps métabolise l'acide linoléique (acide gras parent, ou précurseur, des autres acides gras de la famille oméga-6) et l'alpha-linolénique (acide gras parent, ou précurseur, des autres acides gras de la famille oméga-3) [voir les formules chimiques de LA et ALA développées en Annexe].

Maintenant que vous vous êtes familiarisé avec le nom de chaque acide gras, l'histogramme suivant va prendre tout son sens. Il présente le contenu respectif des graisses et des huiles alimentaires les plus courantes en acides gras saturés et monoinsaturés, en acides linoléique (oméga-6) et alpha-linolénique (oméga-3). Chaque graisse et chaque huile ont une combinaison spécifique de ces quatre éléments.

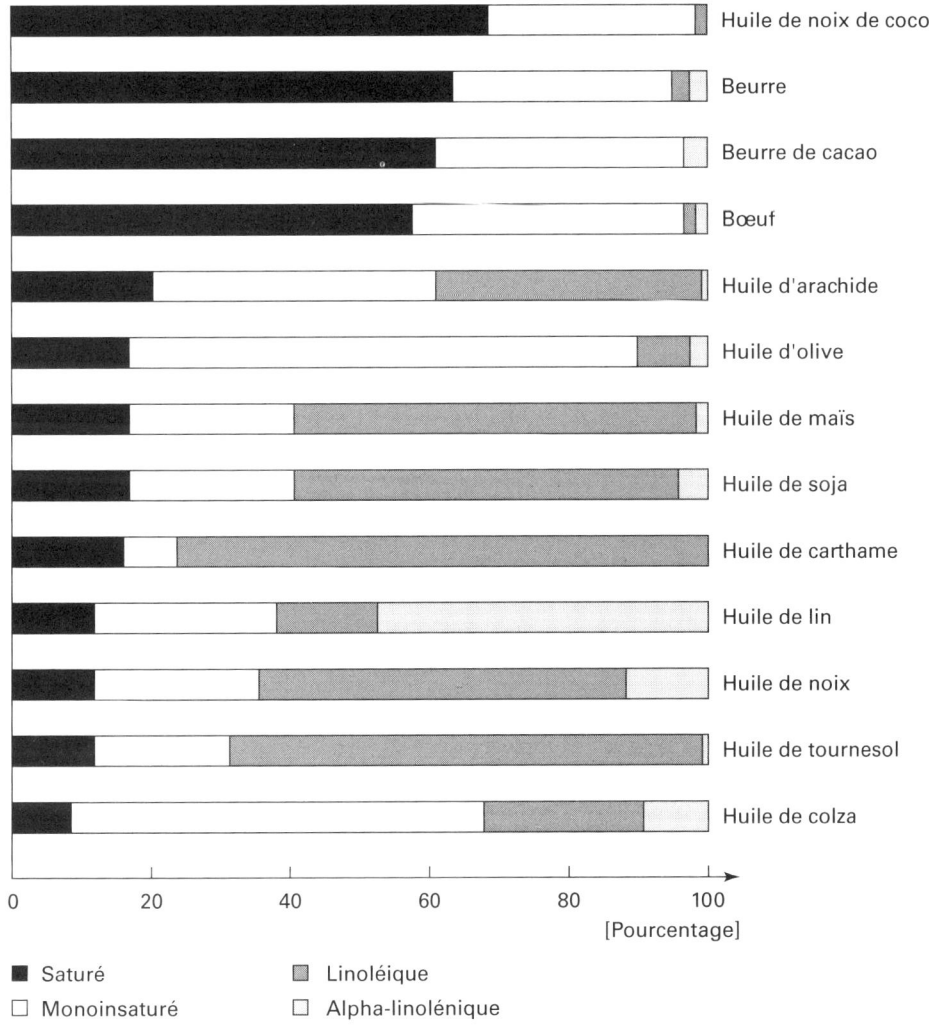

4.1 - La composition en acides gras des graisses et huiles courantes

Cet histogramme montre le pourcentage en acides gras saturés, acides gras monoinsaturés et en acides linoléique et alpha-linolénique de treize graisses et huiles courantes.

Les huiles végétales que vous consommerez en suivant le **Plan Oméga** sont principalement l'huile d'olive et l'huile de colza, accessoirement l'huile de lin et l'huile
de noix. Elles partagent un certain nombre de caractéristiques. Premièrement, elles
sont toutes pauvres en acides gras saturés. Ensuite, elles sont soit pauvres en
acide linoléique (huile d'olive), soit leur rapport entre acide linoléique et acide alpha-
linolénique est relativement faible (huile de lin, huile de colza et huile de noix), deux
propriétés qui leur confèrent un rapport oméga-6 sur oméga-3 plutôt favorable. Les
huiles d'olive et de colza sont des composantes importantes du régime préconisé
parce qu'elles contiennent également de grandes quantités d'acides gras mono-

insaturés. L'huile d'olive a encore d'autres vertus. Elle est riche en antioxydants et en une autre substance appelée squalène, qui a des propriétés anti-inflammatoires, qui ralentit la formation de caillots sanguins et aide à diminuer le cholestérol sanguin. En outre, la consommation d'huile d'olive augmente la quantité d'acides gras oméga-3 absorbée par les cellules, alors que la consommation d'huiles oméga-6 (comme les huiles de maïs ou de tournesol) réduit cette quantité. Le beurre, les graisses animales et le beurre de cacao font également partie du **Plan Oméga**, mais ils doivent être consommés avec la plus grande précaution (c'est-à-dire parcimonieusement). Bien qu'ils soient pauvres en acides gras oméga-6, ils sont très riches en acides gras saturés. Les seuls acides gras trans présents en faibles quantités dans ce régime (plus ou moins 2%) sont ceux présents naturellement dans le beurre et autres produits laitiers.

Lorsqu'on prend en compte toutes les graisses et huiles contenues dans le **Plan Oméga**, on constate que la majorité des calories d'origine lipidique provient des acides gras monoinsaturés, tandis que les acides gras saturés représentent moins de 8% du total. De plus, le rapport oméga-6/oméga-3 est inférieur à 4, un mélange d'acides gras en accord avec l'évolution et considéré comme idéal pour assurer santé et longévité.

LES EICOSANOÏDES

Comme mentionné précédemment, l'ALA et LA sont remarquables car ils sont les seuls acides gras essentiels à la santé, mais ils ne peuvent pas être produits par votre organisme. Ils doivent donc être présents dans votre alimentation. Les acides gras essentiels ont des rôles vitaux dans votre corps. Un des rôles clés consiste en leur conversion en substances à caractère hormonal appelées "eicosanoïdes*". Les acides gras parents des eicosanoïdes sont l'acide arachidonique (AA) pour la famille oméga-6 et l'acide eicosapentanoïque (EPA) pour la famille oméga-3.

Les fonctions des eicosanoïdes de ces deux familles sont pratiquement opposées. En d'autres termes, celles de la famille des oméga-6 s'opposent aux fonctions des eicosanoïdes de la famille des oméga-3.

Nous n'allons pas discuter des eicosanoïdes de façon trop détaillée, mais il faut retenir deux choses. Premièrement, les eicosanoïdes sont impliqués au jour le jour en ce qui concerne votre état de santé. Parmi les fonctions vitales qu'ils influencent, on peut citer la tension artérielle, le système immunitaire, la perception de la douleur, la sensibilité aux allergies et à l'inflammation. Deuxièmement, vous pouvez, en changeant le type d'huile de votre alimentation, modifier le type d'eicosanoïdes produits par votre corps. Par exemple, si votre alimentation est riche en huiles oméga-6, votre corps produira plus d'eicosanoïdes pro-inflammatoires, augmentant de ce fait même votre risque d'asthme, d'allergies, d'arthrite, de psoriasis, de coliques et autres mala-

---

*   Les eicosanoïdes sont des molécules longues de 20 atomes de carbone ("eicosa" en grec correspond au nombre 20). Il y a plusieurs types d'eicosanoïdes, en particulier les prostaglandines, les leucotriènes et les thromboxanes.

dies inflammatoires. A l'inverse, si vous suivez le **Plan Oméga**, vous équilibrez votre consommation d'huiles oméga-6 et oméga-3 et vous réduisez de la sorte votre production d'eicosanoïdes pro-inflammatoires. Vous vous rendez ainsi moins vulnérable à diverses maladies.[1]

*Ce diagramme montre la proportion approximative de chacun des acides gras consommés dans le **Plan Oméga**. Comme vous le voyez, la majorité des calories provenant des graisses sera apportée par les acides gras mono-insaturés et le rapport entre les acides gras oméga-6 et les acides gras oméga-3 du régime sera inférieur à 4 pour 1.*

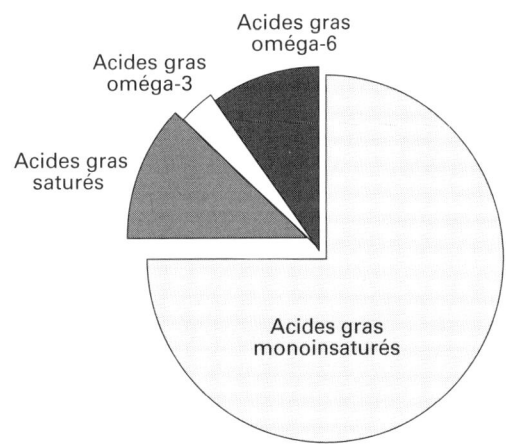

4.2 - Proportion des acides gras dans le Plan Oméga

Une étude récente a montré l'efficacité de cette stratégie. Cette étude comprenait un groupe de jeunes femmes souffrant de douleurs menstruelles, un symptôme causé en partie par une surproduction d'un type d'eicosanoïdes appelés "PGE_2*" qui provoquent des contractures utérines. Ces femmes reçurent pendant plusieurs mois soit un placebo, soit un complément d'acides gras oméga-3. Lorsque les jeunes femmes recevaient les compléments d'acides gras oméga-3, elles bénéficiaient d'un soulagement significatif des douleurs menstruelles, effet lié à une diminution de la production des PGE_2.[2]

Ces notions de base vont vous permettre de mieux comprendre les informations que vous allez acquérir dans les chapitres suivants. En cas d'oubli du nom d'un acide gras ou de sa filiation, vous pouvez toujours revenir à ce chapitre ou à l'index pour vous rafraîchir la mémoire. Dans la section suivante de ce livre, vous allez apprendre les bienfaits pour votre santé qu'un équilibre nutritionnel peut apporter, en commençant par une remarquable réduction du risque de mourir d'une maladie cardio-vasculaire.

---

* PGE_2 signifie "prostaglandines de la série E_2" qui sont dérivées de l'acide arachidonique, lui-même descendant de l'acide linoléique LA).

CONCLUSIONS

‖ Les acides gras sont les composants moléculaires des graisses et des huiles. Ils diffèrent les uns des autres par leur nombre d'atomes de carbone et par l'emplacement et la nature de leurs liaisons chimiques dites doubles.

‖ Il y a trois catégories d'acides gras : les saturés, les monoinsaturés et les polyinsaturés.

‖ Les acides gras polyinsaturés sont sous-divisés en deux groupes supplémentaires, les oméga-6 et les oméga-3. Les acides gras appelés "essentiels" sont déterminants dans la croissance et le développement normal des enfants et ne peuvent être produits par votre organisme. Ils doivent être présents dans votre alimentation.

‖ La famille des acides gras oméga-3 comprend l'acide alpha-linolénique (ALA), l'acide eicosapentaénoïque (EPA) et l'acide docosahexaénoïque (DHA). La famille des acides gras oméga-6 comprend l'acide linoléique (LA), l'acide gamma-linoléique (GLA) et l'acide arachidonique (AA).

‖ Les acides gras oméga-3 et oméga-6 sont convertis en substances à caractère hormonal appelées "eicosanoïdes". Les eicosanoïdes peuvent influencer profondément votre santé. Ils sont produits à partir des acides gras oméga-3 et oméga-6, et ont des activités opposées. Pour cette raison, vous pouvez agir sur votre santé simplement en choisissant un type d'huile végétale plutôt qu'un autre.

‖ Beaucoup de maladies chroniques sont caractérisées par une surproduction d'eicosanoïdes fabriqués à partir d'acides gras oméga-6. Lorsque votre alimentation est équilibrée en acides gras oméga-6 et oméga-3, vous réduisez vos risques de développer certaines pathologies et en particulier les maladies inflammatoires.

‖ Les principales huiles et graisses recommandées dans le Plan Oméga vous apporteront de grandes quantités d'acides gras monoinsaturés, relativement peu d'acides gras saturés, et un rapport d'acides gras oméga-6 sur acides gras oméga-3 inférieur à 4. On sait que cette combinaison d'acides gras est idéale pour une bonne santé.

. 2 .

COMBATTRE LES MALADIES
AVEC LE PLAN OMÉGA-3

5. LA GENÈSE D'UNE CRISE CARDIAQUE ET COMMENT LE PLAN OMÉGA PEUT VOUS AIDER À L'ÉVITER

Parmi toutes les causes habituelles de mort prématurée – crise cardiaque, accident vasculaire cérébral, cancer, accident, diabète et maladie infectieuse – les risques que vous décédiez d'une crise cardiaque ou d'un accident vasculaire cérébral sont les plus grands. C'est vrai aussi bien pour les femmes que pour les hommes. On a tendance à penser que les maladies cardio-vasculaires sont un mal typiquement masculin parce que les symptômes apparaissent 10 ans plus tôt chez l'homme que chez la femme. Mais la femme rattrape ce retard après la ménopause. En réalité, plus de femmes que d'hommes meurent chaque année d'une crise cardiaque. *Cinq* fois plus de femmes meurent d'une crise cardiaque que d'un cancer du sein. *Quel que soit votre sexe, suivre le* **Plan Oméga** *est l'une des décisions les plus judicieuses que vous puissiez prendre pour conserver votre santé.*

Pourquoi le **Plan Oméga** est-il meilleur que les autres régimes cardioprotecteurs ? C'est parce qu'il s'attaque à de multiples cibles. La plupart des régimes pour le cœur ont un but bien précis et unique, diminuer votre taux de cholestérol. Mais l'abaissement du taux de cholestérol n'est qu'un des nombreux moyens susceptibles de protéger votre cœur, et il est surprenant de constater qu'il n'est probablement pas le plus efficace. Si tous les adultes étaient soumis à un régime hypocholestérolémiant pour le reste de leur vie, l'espérance de vie aux Etats-Unis augmenterait de seulement 3 mois pour les femmes et de 4 mois pour les hommes.[1] Pour une meilleure protection, vous devez réduire aussi les autres facteurs de risque.

Par exemple, le taux sanguin d'homocystéine, un acide aminé qui abîme les parois de vos artères coronaires, est un facteur de risque important. On a observé une homocystéinémie trop élevée chez 30% d'hommes américains ayant survécu à une crise cardiaque ou à un accident vasculaire cérébral.[2] Le **Plan Oméga** réduit le taux d'homocystéine en augmentant votre apport en acide folique, la vitamine B9 présente dans les fruits, les végétaux à feuilles vertes et les légumes. Le poisson, un autre composant du **Plan**, contribue également à l'abaissement du taux d'homocystéine.[3]

En plus de diminuer l'homocystéine, le **Plan Oméga** protège votre système cardio-vasculaire par d'autres modifications : par exemple en augmentant votre taux d'anti-oxydants, en réduisant la formation de caillots sanguins ou en aidant à normaliser votre pression artérielle et votre rythme cardiaque. Pour illustrer ces multiples bénéfices, nous allons décrire de façon simplifiée les six étapes de la genèse d'une crise cardiaque – des premières lésions microscopiques des artères coronaires au dernier battement du cœur. Au fur et à mesure de la description de ce mécanisme mortel, nous expliquerons comment agit le **Plan Oméga**.

ETAPE 1
LÉSIONS MINIMES DES PAROIS DES ARTÈRES CORONAIRES

Pour beaucoup de gens, la douleur qui les frappe au début d'une crise cardiaque semble venue de nulle part. Ils sont en train de lacer leurs chaussures ou de pelleter de la neige et, tout à coup, ils sont atteints par une terrible douleur. C'est comme si, alors que jusque-là ils étaient en parfaite santé, la mort venait soudainement frapper à leur porte. En réalité, la plupart des crises cardiaques prennent au moins 30 ans pour se produire. Vous devez réaliser que ce très long drame ne se passe pas dans votre muscle cardiaque, mais bien dans vos artères coronaires, ces vaisseaux qui amènent le sang à votre cœur, grand consommateur d'oxygène. Bien que votre cœur soit rempli de sang, il ne reçoit ses nutriments et l'oxygène que grâce au sang qui circule dans ces artères vitales. Si celles-ci se bouchent, votre muscle cardiaque est privé d'oxygène, ce qui déclenche une crise cardiaque.

Les tout premiers signes de maladies coronariennes sont les lésions minimes qui apparaissent dans les couches superficielles des parois artérielles. Certaines lésions sont inévitables, par exemple l'usure normale causée par le va-et-vient continu caractéristique du flux sanguin. Des études montrent que même les jeunes adultes d'une vingtaine d'années présentent ce type de lésions.[4] On peut cependant prévenir certaines lésions comme celles liées à une pression artérielle élevée. Quand votre pression artérielle est élevée, le sang gicle à travers vos vaisseaux avec plus de force (comme lorsque de l'eau sort d'un tuyau d'arrosage). Plus votre pression artérielle est élevée, plus grands sont vos risques de causer des dommages à vos artères et d'avoir une attaque cardiaque ou un accident vasculaire cérébral. Une personne avec une pression diastolique (la plus basse) supérieure à 105 mm de mercure a deux fois plus de risques d'être atteinte de problèmes coronariens et près de quatre fois plus de risques d'accident vasculaire cérébral (voir encart).

COMPRENDRE VOTRE PRESSION ARTÉRIELLE

Votre pression artérielle est exprimée par deux nombres, par exemple "13/8". La pression dite haute ou "systolique" est la pression artérielle lorsque votre cœur se contracte. La pression dite basse ou "diastolique" est la pression artérielle au repos, entre deux battements. Ces valeurs sont exprimées en centimètres de mercure ou cm Hg.

Une pression artérielle normale se situe aux alentours de "12/8". L'hypertension est communément définie par des valeurs de pression sanguine supérieures à 14/9, mesurées à différentes reprises. D'autres médecins et professionnels de santé indiquent les chiffres de pression artérielle (ils disent souvent "tension artérielle") par des nombres en mm de mercure : 140/90 au lieu de 14/9.

Une bonne nouvelle est que vous pouvez baisser votre pression artérielle simplement en consommant certaines huiles plutôt que d'autres. Il a été prouvé cliniquement que les principales huiles du **Plan Oméga**, l'huile d'olive et les huiles oméga-3, abaissent la pression artérielle. Par exemple, des études montrent qu'un apport quotidien de compléments d'huiles de poisson, contenant moins de 3 g d'EPA et de DHA, diminue la pression systolique de 5 mm de mercure et la pression diastolique de 3 mm de mercure.[5] Aux Etats-Unis, cette petite diminution réduirait le nombre d'hypertendus de 40% !

L'ALA (l'acide gras oméga-3 présent dans l'huile de colza, l'huile de noix et l'huile de graines de lin) permet également de réduire la pression artérielle. Une augmentation modérée du taux d'ALA dans le sang entraîne une réduction de 5 mm de mercure environ de la pression artérielle.[6]

L'huile d'olive peut aussi aider à diminuer votre pression artérielle. Dans une étude de 1996, un groupe de 16 femmes ayant une pression artérielle modérément élevée acceptèrent de consommer de l'huile d'olive pendant un mois. En moyenne, leur pression artérielle a diminué de "161/94" à "151/85" mm Hg – une diminution de presque 10 mm Hg pour la pression haute ainsi que pour la pression basse.[7]

Comment les acides gras oméga-3 diminuent-ils votre pression artérielle ?

Votre foie découpe les graisses alimentaires en leurs constituants, les acides gras. Ces acides gras sont alors convertis en substances de type hormonal, appelées eicosanoïdes. Les huiles riches en acides gras oméga-6 sont transformées en un type d'eicosanoïde appelé thromboxane A_2, un puissant vaso-constricteur. Des artères resserrées forcent votre cœur à des contractions plus fortes pour pouvoir faire circuler le sang à travers votre corps, contribuant ainsi à une pression artérielle élevée. Les huiles riches en acides gras oméga-3, quant à elles, sont converties en eicosanoïdes apparentés, appelés "thromboxanes A_3", qui ont un pouvoir vaso-constricteur moindre.

Par ailleurs, des études récentes montrent que les acides gras oméga-3 favorisent la production d'oxyde nitrique (NO), un autre métabolite cellulaire qui a un effet vaso-dilatateur et qui relaxe vos artères. Une étude récente sur des hommes recevant des compléments nutritionnels d'huile de poisson montre que la production de NO était augmentée de 43%.[8]

Une autre façon d'augmenter la production de NO est d'augmenter la consommation d'acide folique (vitamine B9) car celle-ci est un cofacteur indispensable de l'enzyme (la NO-synthase) qui permet la fabrication de NO.[9]

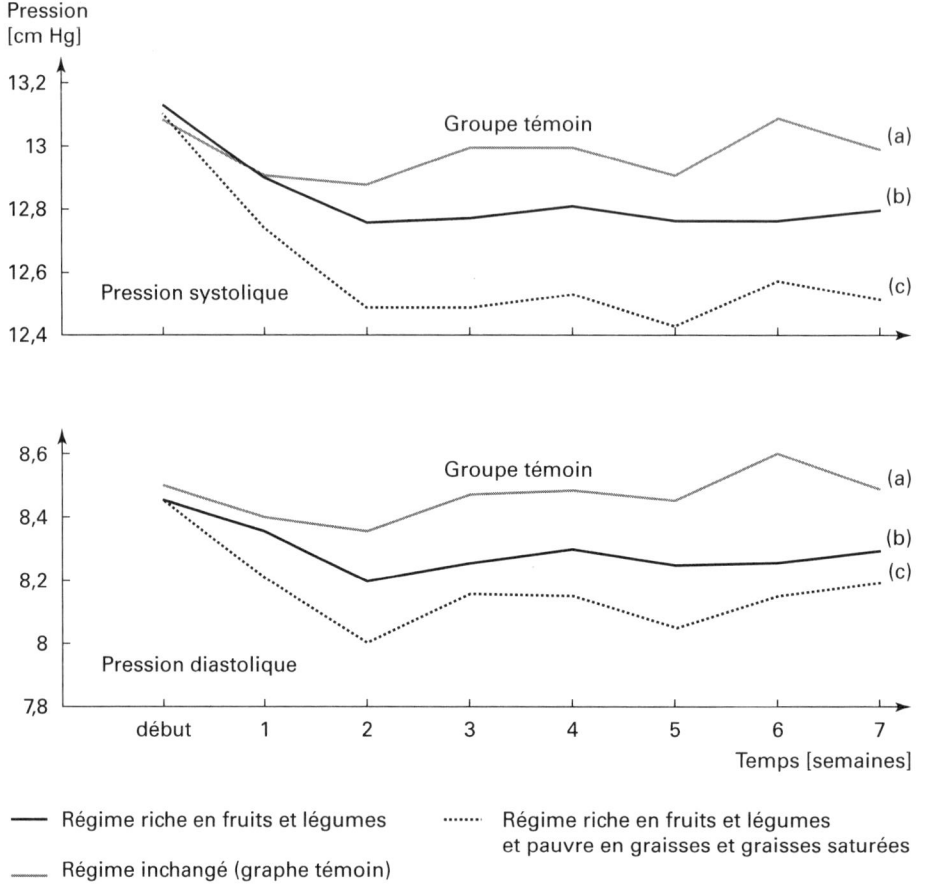

5.1 - Effet du régime DASH sur la pression artérielle

Sont montrés les effets du régime testé dans le cadre de l'étude américaine DASH (avec des principes proches de ceux préconisés dans le **Plan Oméga**) sur la pression artérielle systolique (au-dessus) et diastolique (en dessous). On note tout d'abord que des effets importants sont obtenus rapidement, après 2 semaines. Par rapport au groupe témoin (a), les sujets qui suivaient un régime riche en fruits et légumes (b) et ceux qui suivaient (c) un régime riche en fruits et légumes et aussi appauvri en graisses, surtout en graisses saturées animales (mais conservant des produits laitiers écrémés constituant une source importante de calcium sans graisse), ont une nette diminution de leurs chiffres de pression, en fait comparables à ceux obtenus avec un médicament anti-hypertenseur, mais sans avoir évidemment les inconvénients d'un traitement médicamenteux. On peut estimer qu'en suivant très précisément le **Plan Oméga**, les effets sur la pression artérielle pourraient être encore plus nets, surtout si cela est associé à une activité physique significative. En suivant ces principes simples combinant nutrition et activité physique, il est probable que de très nombreux patients traités avec des médicaments pour une hypertension artérielle pourraient abandonner ces traitements et oublier tous les effets secondaires désagréables ou dangereux liés à ces médicaments.

D'autres règles nutritionnelles très simples (et également prévues dans le **Plan Oméga**) permettent de réduire la pression artérielle de façon très significative, comme l'ont montré les chercheurs de l'étude DASH*.[10-12] En effet, la diminution des apports en sel (chlorure de sodium), l'augmentation de la consommation de fruits et légumes (source de potassium notamment) et la consommation de produits laitiers écrémés (source importante de calcium et très faible en graisses saturées) permettent aussi une diminution de la pression artérielle dans une proportion comparable à celle induite par la prise d'un médicament anti-hypertension, et ceci est obtenu sans effet secondaire nocif, en restant dans le cadre du **Plan Oméga**.

ETAPE 2
L'INFLAMMATION ARTÉRIELLE

Non seulement le **Plan Oméga** aide à prévenir l'apparition des lésions artérielles, mais il rend aussi vos artères moins vulnérables à l'inflammation, deuxième étape dans la genèse d'une crise cardiaque. Lorsqu'une artère s'abîme, de véritables équipes de secours comme les plaquettes et les globules blancs interviennent. Ces substances favorisent la réparation, mais elles peuvent également entraîner des phénomènes de coagulation et d'inflammation. On considère que la prévention de l'inflammation chronique est aussi efficace pour réduire les risques de crise cardiaque et d'accident vasculaire cérébral que la réduction du taux de "mauvais" cholestérol-LDL. Une étude publiée dans le *New England Journal of Medicine*, en 1997, révèle que les hommes présentant le niveau d'inflammation le plus élevé ont trois fois plus de risques d'avoir une crise cardiaque et deux fois plus de risques d'avoir un accident vasculaire cérébral que ceux ayant le niveau le plus bas.[13]

Le fait que l'aspirine diminue l'inflammation pourrait être une des raisons qui explique son effet protecteur contre les crises cardiaques. Nous savons maintenant que les acides gras oméga-3 ont également des propriétés anti-inflammatoires. En fait, leur mécanisme d'action est en partie semblable à celui de l'aspirine, sans avoir le désavantage d'endommager la muqueuse de l'estomac.[14] C'est une des raisons pour lesquelles le poisson est un aliment bénéfique pour le cœur. En 1997, une étude épidémiologique montra que des hommes consommant régulièrement du poisson gras avaient une réduction de 42 % du risque de mourir d'une crise cardiaque par rapport à ceux qui ne mangeaient pas de poisson.[15]

ETAPE 3
L'INVASION DU CHOLESTÉROL

La troisième étape dans le long développement (plusieurs décennies) qui conduit à une crise cardiaque est l'accumulation progressive de dépôts lipidiques à l'intérieur de vos parois artérielles. Dans le passé, les efforts poursuivis pour éviter ces

---

* DASH signifie "Dietary Approach to Stop Hypertension".

dépôts de cholestérol ont été concentrés sur l'abaissement du cholestérol-LDL, le mauvais cholestérol qui envahit les artères. Maintenant que nos connaissances des maladies cardio-vasculaires s'améliorent, la stratégie s'affine et devient plus efficace. On a découvert que le cholestérol-LDL pénètre dans nos artères grâce à des globules blancs spécialisés appelés les macrophages. Ceux-ci ne transportent le cholestérol que s'il a subi un processus de dégradation appelé oxydation. Donc, si vous pouvez éviter que votre cholestérol-LDL s'oxyde, vous éviterez qu'il ne soit transporté par les macrophages jusqu'aux parois de vos artères.

Le **Plan Oméga** ralentit l'oxydation de votre cholestérol-LDL de plusieurs manières. Premièrement, il comporte des huiles monoinsaturées comme l'huile d'olive et l'huile de colza, naturellement résistantes à l'oxydation*.[16] Deuxièmement, il préconise d'augmenter votre consommation de fruits et de légumes, élevant ainsi votre taux d'antioxydants sanguins. Troisièmement, les acides gras oméga-3 inhibent l'activité des macrophages et donc réduisent l'accumulation de cholestérol oxydé dans l'artère. De nombreuses études montrent que plus votre taux d'antioxydants sanguins est élevé, moins vous risquez de souffrir de maladies cardio-vasculaires.[17]

ETAPE 4
L'ACCUMULATION DE PLAQUES

Nous entrons dans la quatrième étape de la genèse d'une crise cardiaque. Des quantités significatives de cholestérol oxydé ont envahi vos artères. Un nombre limité de plaques ne peut en aucun cas causer de gros problèmes. En fait, des autopsies d'enfants en bas âge (3 ans) décèlent des "stries" graisseuses, premier signe d'invasion par le cholestérol, dans leurs artères. Le vrai danger est d'avoir soit des dépôts tellement importants qu'ils réduisent et bloquent le passage du sang au niveau des artères coronaires, soit d'avoir une inflammation artérielle tellement intense que même les plaques peu sténosantes se rompent et provoquent une réaction thrombotique. Ce risque est d'autant plus grand que votre sang est riche en cholestérol-LDL sensible à l'oxydation. Un cholestérol-LDL inférieur à 200 mg/dl est considéré comme normal. Si ce taux monte à 250, votre risque de développer des maladies coronariennes est doublé. S'il grimpe à 300, ce risque est de nouveau doublé et, à partir de 350, vous avez huit fois plus de risques d'avoir des artères bouchées et malades.[18]

Heureusement, votre corps maintient votre niveau de cholestérol-LDL sous contrôle. Un de ces moyens est le cholestérol-HDL. Celui-ci a la forme d'un ballon de football dégonflé. En circulant dans vos vaisseaux sanguins, il se charge de cholestérol-LDL en remplissant cette poche et le transporte vers le foie. Là, des récepteurs spéciaux de vos cellules hépatiques s'en saisissent, le drainent vers des cellules où il est dégradé en substances moins nocives. Plus vous avez de HDL dans votre sang, moins vous avez de particules de LDL oxydées dans vos artères.

---

*   C'est-à-dire qu'elles contiennent des acides gras qui sont résistants à l'oxydation, et donc constituent une protection pour les autres constituants de huiles.

LE PLUS DE L'HUILE D'OLIVE

L'huile d'olive apporte un bonus supplémentaire : elle contient une substance, appelée squalène, qui fait diminuer votre taux de cholestérol. Dans une étude récente, les patients qui avaient pris des compléments nutritionnels de squalène pendant 5 mois présentaient des taux de cholestérol-LDL inférieurs de plus de 22% à ceux mesurés avant l'étude.[19]

Une des raisons pour lesquelles le **Plan Oméga** est tellement protecteur contre les maladies cardio-vasculaires est qu'il est basé sur les huiles monoinsaturées. Ces huiles sont efficaces pour réduire le cholestérol-LDL tout en maintenant, voire en augmentant, le cholestérol-HDL. Vous gagnez sur les deux tableaux.[20] Aucune autre graisse n'a un tel effet bénéfique. Les graisses saturées, comme on le sait depuis longtemps, augmentent votre cholestérol-LDL. Les acides gras trans élèvent votre cholestérol-LDL tout en réduisant votre (bon) cholestérol-HDL. Une équipe de chercheurs de Boston a montré que les gens qui avaient les taux d'acides gras trans les plus élevés avaient deux fois plus de risques d'avoir une crise cardiaque que ceux qui mangent le moins de ces graisses d'origine industrielle.[21] Les huiles oméga-6 diminuent votre cholestérol-LDL, mais également réduisent votre cholestérol-HDL protecteur.

De manière surprenante, vous pouvez également bouleverser l'équilibre en cholestérol de votre organisme avec une alimentation pauvre en matières grasses mais riche en hydrates de carbone, comme avec une consommation excessive de graisses oméga-6. Ceci démontre que l'actuelle phobie des graisses est un non-sens.[22] Au lieu de manger peu ou pas du tout de graisses, nous ferions mieux de manger une quantité modérée de graisses saines.

QUE VOUS DIT VOTRE TAUX DE CHOLESTÉROL À PROPOS DE VOS RISQUES CORONARIENS ?

Un moyen de prédiction fiable de votre risque de maladie cardiaque est le rapport de votre cholestérol total (CT) à votre cholestérol-HDL, abrégé en "CT/HDL". Pour trouver ce rapport, divisez la valeur de votre cholestérol total par la valeur de votre cholestérol-HDL. Plus ce nombre sera petit, meilleur il sera. Si, par exemple, votre cholestérol total est 2 g/L et votre HDL est 0,5 g/L, votre CT/HDL est de 4, ce qui est dans la moyenne. Idéalement, vous devriez atteindre le chiffre de 3,5 ou moins bien sûr.

ETAPE 5
L'ARTÈRE CORONAIRE SE BOUCHE

Supposons que tout se soit passé au plus mal et que vous ayez atteint la cinquième étape du déroulement de cette tragédie. A cause de la cigarette, de votre âge, de votre patrimoine génétique, de vos abus alimentaires et de votre style de vie trop sédentaire, vos artères coronaires sont tellement chargées de dépôts qu'elles commencent à s'obstruer, limitant le passage du sang vers votre muscle cardiaque. Un processus mortel qui a commencé il y a plusieurs dizaines d'années vient d'atteindre un point critique. La seule chose qui manque pour déclencher une vraie crise cardiaque est un petit caillot pour boucher une artère déjà rétrécie. Ce caillot peut en effet bloquer complètement le passage du sang.

Généralement, une artère se bouche parce qu'à la suite de l'inflammation chronique qu'elle présente, une plaque s'est rompue. Quand la plaque se désintègre, elle envoie des débris dans la circulation et induit la formation d'un caillot. En quelques secondes, le caillot et autres débris peuvent être projetés dans la circulation et être coincés dans une artère coronaire. Une partie significative de votre cœur est brusquement privée de sang oxygéné, ce qui cause une crise cardiaque potentiellement mortelle.

Comme vous pouvez l'imaginer, l'une des précautions primordiales dans la prévention de la crise cardiaque et de l'accident vasculaire cérébral consiste à éviter la formation de caillots susceptibles de boucher une artère. C'est la raison pour laquelle les personnes à haut risque reçoivent de l'aspirine ou des médicaments anticoagulants. Une découverte clé du début des années 1970 est que les acides gras oméga-3 retardent également la formation des caillots. Nous devons cette découverte à deux chercheurs danois, BANG et DYERBERG, intrigués par la composition du

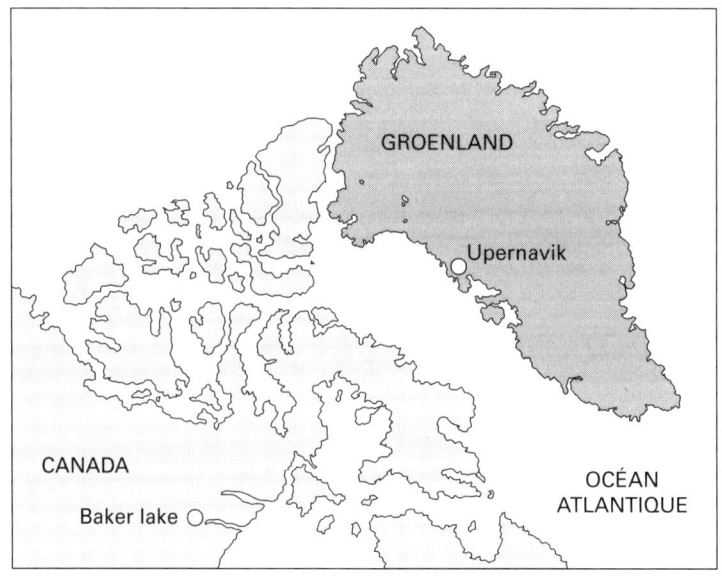

régime alimentaire traditionnel des Eskimos, assez intrigués en fait pour envoyer dans le Grand Nord au Groenland une équipe de vingt personnes tirées par des chiens. Bang et Dyerberg observèrent que les Eskimos s'alimentaient de poissons et de mammifères marins et que le taux de décès par crise cardiaque dans cette population était extrêmement faible. En fait, ils ne découvrirent aucun cas de mort par crise cardiaque lorsqu'ils consultèrent les archives des dix dernières années de l'hôpital du Groenland qui comptait 2000 patients. Bang et Dyerberg montrèrent également qu'une des raisons principales pour lesquelles les Eskimos avaient un cœur aussi solide était la richesse en oméga-3 de leur régime. Parmi toutes leurs vertus, les oméga-3 ralentissaient la formation des caillots. Lorsque Bang et Dyerberg publièrent leurs résultats, ils firent la prophétie suivante : "Nous pensons que la consommation d'acides gras oméga-3 peut, à grande échelle, être une mesure aussi efficace pour la prévention des maladies cardio-vasculaires que la consommation de médicaments."[23] Une prophétie que le **Plan Oméga** vous permet de mettre en œuvre.

De quelle manière les acides gras oméga-3 inhibent-ils la formation des caillots sanguins ?

Un caillot sanguin peut être assimilé à une boule de papier mâché. La colle est apportée par vos "plaquettes" sanguines, et les bouts de papiers journaux chiffonnés sont apportés par le "fibrinogène", ces larges brins protéiques qui circulent dans le sang. Dans certaines conditions, les fibres de fibrinogène s'entremêlent avec les plaquettes et d'autres éléments pour former un thrombus ou un caillot. Une enquête récente a montré que les gens qui ont les niveaux de fibrinogène les plus élevés ont également un risque cinq fois plus élevé de crise cardiaque et de mort prématurée. Les huiles oméga-3 évitent la formation de caillots de deux façons : premièrement, elles rendent vos plaquettes moins "collantes", réduisant ainsi leur tendance à s'agglomérer et, deuxièmement, elles diminuent la production de fibrinogène.[24] Le résultat final est une forte diminution du risque de faire une crise cardiaque.

Etape 6
Un rythme cardiaque chaotique

Les crises cardiaques sont des événements extrêmement graves, mais elles ne sont pas toujours mortelles : vous avez en fait une chance sur trois de survivre selon la manière dont votre cœur réagit au traumatisme. S'il commence à battre de manière incontrôlée, une réponse appelée "arythmie ventriculaire maligne", vos chances de survie sont faibles. Un cœur qui palpite de manière incontrôlée ne fonctionne plus comme une pompe efficace, privant ainsi non seulement votre cœur, mais tout votre corps de sang oxygéné. De tous vos organes, votre cerveau est le plus vulnérable au manque d'oxygène. Si la circulation sanguine vers votre cerveau est arrêtée pendant seulement quatre minutes, les conséquences cérébrales seront graves et peuvent conduire à la mort.

Le **Plan Oméga** aide à bloquer cette sixième étape, souvent mortelle, de la crise cardiaque en stabilisant le battement de votre cœur. Il est maintenant bien établi que les acides gras oméga-3 aident à prévenir les arythmies ventriculaires chez des animaux. Lors d'expériences, dans les années 1980, des animaux de laboratoire ont été soumis à des conditions qui simulaient une crise cardiaque. Les animaux développèrent rapidement de l'arythmie qui les aurait tués si l'expérience avait été poursuivie. Celle-ci fut ensuite répétée avec un autre groupe d'animaux qui avaient reçu une préparation d'huile de poisson une heure avant l'expérience. Les acides gras oméga-3 firent disparaître complètement l'arythmie chez sept des huit animaux et le huitième souffrait d'un traumatisme modéré sans danger de mort.[25] La même équipe a aussi montré par quels mécanismes moléculaires les acides gras oméga-3 empêchaient la fibrillation ventriculaire, c'est-à-dire le dérèglement du rythme cardiaque et l'arrêt cardiaque, entraînant la mort du patient. Alexander LEAF et ses collègues ont montré que l'incorporation des acides gras oméga-3 dans la membrane des cellules cardiaques provoquait une amélioration de la fonction des canaux ioniques (concernant notamment les flux de sodium et de calcium), ce qui rendait ces cellules plus résistantes à l'ischémie, c'est-à-dire à la privation d'oxygène du fait de l'occlusion de l'artère.[26] D'autres chercheurs, au Danemark, ont montré qu'un régime enrichi en oméga-3 avait de profondes conséquences sur l'activité des nerfs du système nerveux végétatif (système sympathique et parasympathique) qui contrôlent l'activité électrique du cœur, et notamment un paramètre appelé "variabilité sinusale".[27,28] Plus cette variabilité sinusale est élevée et moins le risque de fibrillation ventriculaire est grand.[29] Les chercheurs danois ont montré que les oméga-3 augmentent fortement la variabilité sinusale, apportant donc une deuxième explication à la protection induite par les oméga-3.

En fait, une troisième explication a parfaitement été démontrée sur des animaux de laboratoire. Nous avons appris en effet que le myocarde était capable de développer ses propres défenses pour résister aux effets de la privation d'oxygène résultant de l'occlusion de l'artère coronaire : si l'on occlut brièvement (1 ou 2 minutes) une artère coronaire à plusieurs reprises avant une occlusion plus longue (30 à 60 minutes suivant les divers modèles expérimentaux) qui va provoquer l'infarctus du myocarde (c'est-à-dire la nécrose cellulaire), la taille finale de l'infarctus (la masse du myocarde nécrosée) sera plus petite (environ 50% inférieure) que s'il n'y a pas eu d'occlusions brèves préalables. Ce phénomène est appelé "ischemic preconditioning" ou "préconditionnement ischémique" en français. Le mécanisme moléculaire nous est encore globalement inconnu mais nous savons le reproduire expérimentalement sans obligatoirement procéder à des occlusions brèves préalables. Par exemple, une faible consommation d'alcool[30] ou encore six semaines de supplémentation en oméga-3 ont les mêmes effets préconditionnants.[31] Il est probable que le mécanisme protecteur se situe au niveau d'un organite cellulaire très important, la mitochondrie, qui est la plus petite machine cellulaire à fabriquer de l'énergie à partir de l'oxygène. Les acides gras oméga-3 pourraient "aider" la mitochondrie à supporter une absence transitoire d'oxygène,[32] ce qui expliquerait le troisième mécanisme de protection myocardique induit par les acides gras oméga-3.

Les acides gras oméga-3 sont donc capables de bloquer les six étapes qui conduisent à la crise cardiaque. Ils le peuvent aussi quand surviennent les deux plus dangereuses – l'obstruction complète d'une artère coronaire et l'arythmie. Cela signifie qu'ils peuvent encore sauver la vie de gens dont les artères coronaires sont dans un état avancé de détérioration. En d'autres termes, il faut garder espoir quels que soient nos antécédents de crise cardiaque. Les preuves cliniques de cette efficacité proviennent de l'Etude Cardiologique de Lyon, décrite au premier chapitre, d'une étude anglaise connue sous l'abréviation "DART" (Diet And Reinfarction Trial),[33] d'une étude indienne[34], d'une étude italienne (GISSI),[35] et finalement d'une étude sur la diète indo-méditerranéenne[36] qui s'inspirait à la fois de l'étude de Lyon et de l'étude indienne.

Les participants à l'étude DART (comme ceux de l'étude de Lyon), publiée en 1989, étaient en convalescence d'une crise cardiaque récente. Ces patients, répartis en trois groupes, reçurent des régimes très différents : (1) un régime riche en fibres, (2) un régime pauvre en graisses saturées et riche en huiles oméga-6 (le régime standard donné aux cardiaques) et (3) un régime riche en acides gras oméga-3, soit provenant de graisses de poissons ou de compléments nutritionnels. Comparés à ceux des deux autres groupes, les patients qui avaient enrichi leur régime en acides gras oméga-3 avaient un taux de mortalité inférieur de 29%, ce qui représentait, à cette époque, la réduction la plus importante jamais obtenue par un régime alimentaire.

Outre l'étude de Lyon et DART, plusieurs autres essais cliniques sont venus corroborer de façon spectaculaire le fait qu'une nutrition comparable à celle du **Plan Oméga** était hautement protectrice contre les maladies cardio-vasculaires.[34-36]

L'étude du GISSI (groupe Italien d'investigation de la prévention secondaire de l'infarctus), publiée en 1999, a montré sur une population de 11 324 patients survivants d'un infarctus qu'une supplémentation en acides gras oméga-3 (environ 1 g par jour) permettait de réduire les complications post-infarctus de façon substantielle : 20% de réduction de la mortalité toute cause sur trois ans et demi, 30% de réduction de la mortalité cardio-vasculaire, et surtout 45% de réduction du risque de mourir subitement d'une crise cardiaque.[35] Cette étude concernait un grand nombre de patients et de médecins impliqués dans toute l'Italie et, en outre, les oméga-3 étaient apportés sous forme de capsules d'huile de poisson et non sous forme d'aliments. Ceci apporte la preuve de l'effet des oméga-3 par eux-mêmes, indépendamment de tout autre facteur nutritionnel. De fait, l'hypothèse testée dans cet essai concernait les oméga-3 spécifiquement. Toutefois, les investigateurs avaient recommandé à tous les patients (dans tous les groupes, y compris le groupe témoin) de revenir à une diète méditerranéenne traditionnelle (conforme plus ou moins au **Plan Oméga**). Ils vérifièrent ensuite si les patients qui avaient le mieux suivi ces recommandations "méditerranéennes" avaient eu un meilleur pronostic, quel que soit le type de capsules (avec ou sans oméga-3) qu'ils recevaient. Effectivement, ceux qui suivaient le mieux les recommandations voyaient le risque réduit de 50%.[37] C'était une nouvelle confirmation indirecte du bien-fondé du **Plan Oméga** (voir figure 5.2).

Dans la "Indo-Méditerranean Diet Heart Study", publiée en 2002, les investigateurs examinèrent si un régime végétarien de type asiatique, mais enrichi en oméga-3 d'origine végétale (essentiellement de l'acide alpha-linolénique), était capable de réduire les risques de complications cardio-vasculaires après un infarctus du myocarde.[36] Le grand intérêt de cet essai, en plus du type de régime testé, est qu'il s'adressait à une population dont le risque cardio-vasculaire était normalement bas (en comparaison des populations occidentales) mais qui, depuis une décennie environ, augmentait de façon exponentielle, généralement en relation avec les modifications (occidentalisation) du mode de vie. Il s'agissait de groupes de patients "nouvellement à risque" dont la maladie préfigure probablement une nouvelle vague épidémique de maladies cardio-vasculaires dans des pays dits "émergents" sur le plan économique.

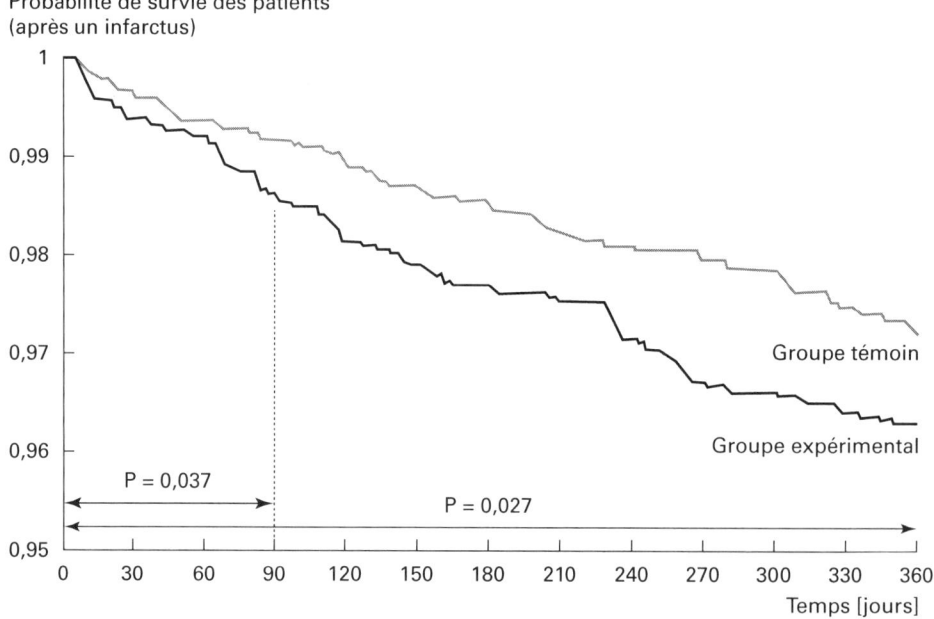

5.2 - Gain sur la mortalité, obtenu avec les oméga-3 dans l'étude GISSI

Ce graphe montre les courbes de survie (au sens propre du terme) des groupes de patients (survivants d'un infarctus) tirés au sort pour recevoir (groupe expérimental) ou non (groupe témoin) une capsule d'oméga-3 par jour. La différence entre les courbes apparaît très vite (statistiquement significative au 90ᵉ jour) au cours de l'essai. Aucun médicament de prévention utilisé en cardiologie n'a jamais eu un effet aussi spectaculaire, malgré leur coût non moins spectaculaire.

Le régime testé était qualifié "d'Indo-Méditerranéen" par les investigateurs car il comprenait certaines caractéristiques des régimes méditerranéens, avec notamment des ingrédients majeurs du régime végétarien. Toutefois, ce régime expérimental différait quelque peu du régime méditerranéen classique pour les acides gras, car il était relativement pauvre en acide oléique et trop riche en acides gras oméga-6, avec un ratio oméga-6/oméga-3 trop élevé (par rapport au Plan Oméga). Les apports en acides gras oméga-3 d'origine végétale étaient par contre conformes aux recommandations du **Plan Oméga**. Même si le régime testé n'était pas optimal, il était globalement proche du **Plan Oméga** (voir figure 5.3).

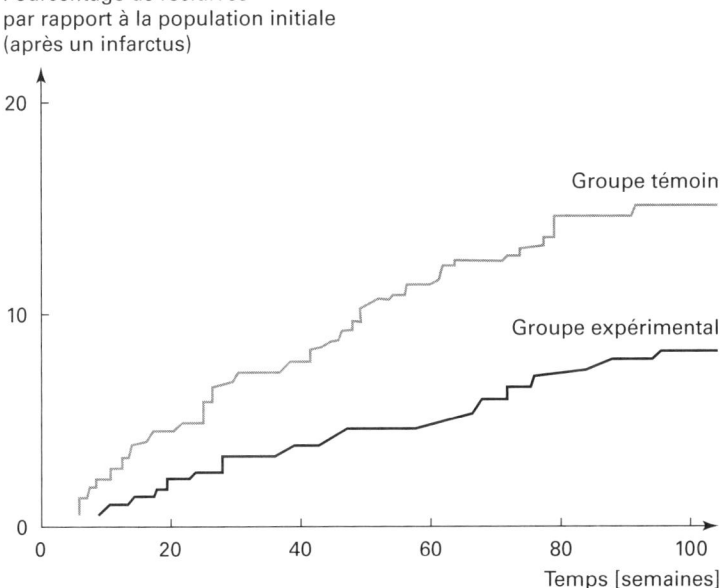

5.3 - Effet d'une diète indo-méditerranéenne (proche du Plan Oméga) sur la progression de la maladie coronarienne

Ces courbes représentent la fréquence des complications cardiaques graves chez les patients, tirés au sort, de l'Etude indo-méditerranéenne publiée dans *The Lancet* en 2002. A l'évidence, il y a plus de complications dans le groupe contrôle (ou témoin). Cet essai est caractérisé par une augmentation de la consommation d'acide alpha-linolénique (dans des proportions comparables à celles de l'Etude de Lyon, c'est-à-dire environ 2 g par jour). Il n'y a pas eu, dans cet essai, d'augmentation de la consommation des acides gras oméga-3 à très longue chaîne, présents dans les huiles de poisson.

En conséquence, les résultats cliniques de cet essai furent à la fois très encourageants (plus de 50% de réduction du risque de faire un infarctus non mortel ou de mourir subitement) mais sans effet significatif sur la mortalité totale (malgré une tendance favorable). On peut imaginer que les résultats, déjà très favorables, auraient étés encore plus probants si les investigateurs avaient suivi "à la lettre" le régime de Lyon (et donc le Plan Oméga) concernant les huiles conseillées aux patients (olive et colza), plutôt que l'huile de soja riche en acides gras oméga-6 et l'huile de moutarde qui contient trop d'acide érucique, potentiellement toxique.

Comme vous le voyez, le **Plan Oméga** – avec son important apport d'antioxydants, d'acides gras monoinsaturés et d'acides gras oméga-3, couplé à un apport limité de graisses saturées, d'acides gras oméga-6 et d'acides gras trans – représente la prescription idéale pour la santé cardiaque.

Ce tableau résume comment certaines graisses et huiles influencent votre système cardio-vasculaire. Les huiles du **Plan Oméga** apparaissent dans les deux lignes inférieures.

TYPE DE GRAISSE	TAUX DE HDL [BON CHOLESTÉROL]	TAUX DE LDL [MAUVAIS CHOLESTÉROL]	PRESSION ARTÉRIELLE	RISQUE DE CAILLOT SANGUIN	OXYDATION DU LDL CHOLESTÉROL
Graisses saturées [viandes grasses, beurre, fromage, lait entier et produits laitiers entiers]	ne diminue pas et peut augmenter	augmente	peut augmenter	peut augmenter	pas d'influence
Acides gras trans [certaines margarines, shortening, aliments frits, pâtisseries commerciales, snacks]	diminue	augmente	effet inconnu ?	pas d'influence	effet inconnu ?
Huiles oméga-6 [huiles riches en oméga-6 comme les huiles de maïs, de carthame et de tournesol]	diminue	diminue	peut augmenter	peut augmenter	augmente
Huiles mono-insaturées [huile d'olive, huile de colza]	peut augmenter	diminue	peut augmenter	pas d'influence*	diminue
Huiles oméga-3 [huile de poisson, de colza et de graines de lin]	peut augmenter	peut légèrement augmenter ou diminuer**	diminue	diminue	pas d'influence***

*   L'huile d'olive peut diminuer le risque de caillots sanguins car elle contient du squalène, une substance qui possède des propriétés anticoagulantes et qui peut aussi réduire le taux de cholestérol.

** Les acides gras oméga-3 réduisent le taux de cholestérol-LDL quand ils remplacent des graisses saturées.

*** Une certaine tendance à l'oxydation peut être éliminée si le régime est riche en antioxydants naturels. Si le régime est enrichi en huile de poisson, des suppléments d'antioxydants, de vitamine E en particulier, pourraient être cependant nécessaires.

CONCLUSIONS

▌ Pour qu'une crise cardiaque ou une thrombose artérielle survienne, de nombreuses modifications doivent avoir eu lieu dans votre système cardio-vasculaire. Certaines s'enclenchent dès la vingtaine ou la trentaine d'années. Plus vous éviterez ces changements, plus faibles seront vos risques de crise cardiaque et d'accident vasculaire cérébral.

▌ Le **Plan Oméga** protège votre système cardio-vasculaire de plusieurs façons. Concrètement, il vous aide à :

- protéger la paroi interne de vos artères en réduisant le niveau d'homocystéine et en bloquant l'inflammation ;
- maintenir une pression artérielle normale ;
- faire baisser votre cholestérol-LDL sans risque de faire chuter votre taux de cholestérol-HDL ;
- ralentir l'oxydation du cholestérol-LDL ;
- inhiber la formation de dépôts graisseux ;
- ralentir la formation des caillots ;
- stabiliser votre rythme cardiaque.

6. Réguler la prolifération des cellules cancéreuses

→ Combattre le cancer avec le Plan Oméga

Même si les maladies cardio-vasculaires constituent la première cause de mortalité dans le monde, pour la plupart des gens, le cancer reste la maladie la plus redoutée. Lorsque vous souffrez d'une maladie cardiaque, vous êtes généralement conscient que votre corps ne parvient plus à fonctionner correctement. Par exemple, vous savez que vos artères sont bouchées (parce que dans la majorité des cas vous avez des symptômes cliniques, souvent douloureux), que votre pression artérielle est trop élevée ou que votre cholestérol sanguin dépasse la norme. Mais lorsque vous avez un cancer, vous devez affronter une idée effroyable : vos propres cellules se sont retournées contre vous. Elles ont arrêté de répondre aux signaux encodés dans leurs gènes et ont commencé à utiliser toute leur énergie pour une croissance incontrôlée.

Nos efforts pour dompter ces cellules devenues folles ont été pour le moins décourageants. Depuis 1971, le gouvernement fédéral américain a dépensé près de 30 milliards de dollars dans la guerre contre le cancer. Malgré cela, l'incidence du cancer a augmenté de 18% et la mortalité due au cancer a augmenté de 6%.[1] Etant donné l'augmentation de la population, cela revient à dire que l'on diagnostique deux fois plus de cancers aujourd'hui qu'au cours des années 1970, et que deux fois plus de gens en meurent. Les hommes ont une chance sur deux d'avoir un cancer dans leur vie, en partie à cause de la fréquence élevée des cancers du poumon et de la prostate chez les hommes âgés. Les femmes américaines détiennent le record du monde de mortalité par cancer du poumon. Certains cancers sont beaucoup plus fréquents aujourd'hui qu'il y a vingt ans, notamment ceux du sein, de la prostate, du pancréas, du foie, du cerveau, de l'œsophage, les mélanomes, les myélomes multiples, le lymphome non-Hodgkinien et la leucémie chronique. La situation est à peu près comparable en Europe.

Si on observe si peu de progrès, c'est parce que peu d'efforts ont été consentis dans la prévention du cancer. On a dépensé des dizaines de milliards de dollars pour le traitement du cancer, mais une très petite partie a été consacrée à la prévention. En fait, de récentes découvertes sur les propriétés anticancéreuses des fruits, des végétaux et des acides gras oméga-3 pourraient changer la situation. Ce chapitre présente de nombreuses découvertes récentes montrant que le fait de suivre les recommandations du **Plan Oméga** peut diminuer de façon importante les risques de développer cette maladie redoutable. Et si vous avez un cancer, il pourrait même aider à vous sauver la vie.

MANGER DES FRUITS ET DES LÉGUMES

Un moyen efficace de diminuer votre risque de cancer consiste à manger plus de fruits et de légumes. Les propriétés anticancéreuses de ces aliments ont été publiées dans plus de 200 études indépendantes.[2] Ces études montrent que si vous êtes dans le quart supérieur des consommateurs de fruits et de légumes, vous avez deux fois moins de risque de développer un cancer.

Les vitamines antioxydantes des fruits et légumes ont probablement un pouvoir anti-cancéreux, mais les "phytochemicals" (ou phytomicronutriments) jouent aussi un rôle très important. Ces substances chimiques qui protègent les plantes des virus, des bactéries et des champignons, sont celles qui nous protègent également contre le cancer. Par exemple, les personnes qui boivent du thé vert, contenant un phytomi-cronutriment appelé "gallate d'épigallocatéchine", présentent un risque moindre de développer des cancers du foie, du poumon, de la peau, de l'œsophage et de la ves-sie ; celles qui consomment de grandes quantités de tomates cuites, riches en "lyco-pène" anticancéreux, risquent moins de développer des cancers de la prostate, du cerveau, du poumon et du colon. Manger des brocolis, du chou et autres légumes de la famille des choux offre une protection contre un large spectre de cancers.

Le fait que les phytomicronutriments présents dans les fruits et les légumes soient des agents anticancéreux puissants permet d'expliquer pourquoi les études qui utili-sent des suppléments vitaminiques ont eu des résultats contradictoires : les gélules contiennent seulement une fraction de ce que les plantes peuvent nous offrir. En plus, dans les comprimés ou les gélules, les industriels mettent souvent des molé-cules synthétiques, différentes des molécules naturelles et, au lieu de respecter des chaînes métaboliques naturelles, la consommation de ces molécules seules peut induire des perturbations métaboliques, probablement néfastes. En attendant que les chercheurs puissent identifier et mettre dans des gélules la myriade de sub-stances bienfaisantes contenues dans les plantes, il est bien plus sage de manger ces aliments eux-mêmes*. De cette façon, vous obtiendrez tous leurs composants anticancéreux connus, plus ceux qui restent encore à identifier.

> Avec le **Plan Oméga**, vous mangerez au moins sept portions de fruits et légumes par jour, ce qui vous aidera à construire une barrière nutritionnelle contre le cancer.

---

* Le malheur est que les produits de l'agriculture.industrielle, ainsi que ceux transformés (raffinés) par l'industrie agro-alimentaire, sont de plus en plus pauvres en phytomicronutriments ! Ceci est un vaste problème écologique qu'il n'y a pas lieu de développer ici.

Les végétaux anticancéreux

La liste suivante vous indique quels sont les fruits et les légumes présumés être les plus efficaces contre les types spécifiques de cancers.

Cancer	Type de fruits, légumes ou plantes
Cancer de l'œsophage	Fruits et légumes en général, thé vert, asperges, champignons, et noix du Brésil
Cancer de la prostate	Sauce tomate, produits à base de soja, fruits en général
Cancer du sein	Asperges, champignons, noix du Brésil, graines de lin, produits à base de soja, thé vert, et sauce tomate
Cancer du poumon	Pommes, fruits et légumes jaunes et orange, légumes crucifères (chou-fleur, brocoli, chou de Bruxelles), thé vert et noix du Brésil
Cancer du larynx	Fruits et légumes en général
Cancer de l'estomac	Légumes, thé vert, tous les légumes de couleur jaune et orange
Cancer du pancréas	Légumes et fruits en général
Cancer du colon	Pommes, cumin, safran, ail, sauce tomate et légumes secs (fèves, haricots secs …)
Cancer de la vessie	Thé vert et noir, agrumes, cumin, fruits, ail
Cancer du col de l'utérus	Sauce tomate
Cancer du foie	Thé vert et noir, asperges, champignons, noix du Brésil et fruits en général
Cancer de la peau	Thé vert

Manger des graisses saines

Même si les fruits et légumes offrent une grande protection contre le cancer, manger les bonnes graisses pourrait être encore plus efficace. Depuis des décennies, il régnait une suspicion grandissante sur l'existence d'un lien entre graisses alimentaires et cancer, mais le lien de causalité n'était pas démontré. Certaines études avaient montré qu'un régime riche en graisses augmentait le risque de cancer, mais d'autres études n'avaient montré aucune relation. La source de confusion est à présent élucidée : les différents types de graisses ont des influences différentes sur la croissance tumorale.

Généralement, les graisses riches en acides gras oméga-6 favorisent la croissance des tumeurs malignes, tandis que les graisses riches en acides gras oméga-3 la bloquent. Ainsi, pour une même quantité de graisse, le risque de cancer peut être augmenté ou diminué suivant sa composition en acides gras. En fin de compte, c'est le type d'acide gras plutôt que la quantité de graisses qui importe.

Une étude épidémiologique récente sud-africaine a démontré ce fait.[3] Les chercheurs ont comparé la fréquence des cancers du colon chez des habitants d'un village de pêcheurs avec celle d'un groupe similaire d'habitants de la ville du Cap. Ils réalisèrent que les citadins avaient six fois plus de risque de développer cette maladie mortelle. A première vue, cette observation n'avait pas de sens parce que les habitants du Cap semblaient avoir un régime alimentaire *plus sain*. Ils mangeaient deux fois plus de fruits et de légumes que les habitants du village et leur régime était plus riche en tous les éléments nutritifs (fibres, calcium et antioxydants), connus pour leur protection contre le cancer du colon. Des analyses en laboratoire apportèrent une réponse à cette énigme : les habitants des villages côtiers avaient trois fois plus d'acides gras oméga-3 sanguins (provenant principalement du contenu élevé en poisson dans leur régime) et beaucoup moins d'acides gras oméga-6, le tout leur apportant un rapport en acides gras essentiels reconnu aujourd'hui comme très protecteur vis-à-vis du cancer.

Suivre le **Plan Oméga** vous donne le même équilibre en acides gras, diminuant ainsi le risque de développer un cancer.

Comment les cellules tumorales se nourrissent-elles ?

Au cours de ces vingt dernières années, les chercheurs ont exploré le lien entre chaque acide gras particulier et le cancer.[4,5] Aujourd'hui, deux chercheurs vont encore plus loin : Léonard A. Sauce et Robert T. Dauchy, du Cancer Research Laboratory au Mary Imogene Bassett Hospital. Leurs travaux suggèrent que le régime alimentaire américain est pratiquement une prescription qui favorise la croissance tumorale.

Sauce et Dauchy ont obtenu cette information dérangeante alors qu'ils essayaient de résoudre une énigme médicale : ils avaient observé que les tumeurs croissaient beaucoup plus vite chez les rats privés de nourriture. Ce fait était troublant. Logiquement, ils s'attendaient à ce que la privation de nourriture *ralentisse* la croissance des tumeurs chez les rongeurs. Mais ils furent stupéfaits de voir que certains types de tumeurs croissaient jusqu'à *quatre fois* plus vite chez les rats privés de nourriture. L'augmentation de la vitesse de croissance tumorale était telle que les chercheurs pouvaient réellement voir des différences dans la taille de la tumeur de jour en jour.

Lorsque les rats étaient ré-alimentés, la croissance tumorale s'arrêtait. En quelques heures, la tumeur se remettait à croître lentement, à son rythme initial. Pour une raison inexplicable, les tumeurs étaient mieux nourries lorsque les rats étaient affamés.

Sauce et Dauchy réussirent à résoudre l'énigme. Ils découvrirent que lorsqu'un rat est privé de nourriture, son organisme détecte qu'un état de carence s'installe et envoie un signal d'alarme biochimique. Ce signal permet la libération des acides gras des réserves de graisse de l'animal et leur passage dans la circulation sanguine. En une demi-journée, le sang du rat contient cinq fois plus de graisses que lorsque l'animal est suffisamment nourri. Quand ce sang chargé de graisses passe à travers la tumeur, celle-ci amasse la moitié des acides gras pour son usage personnel, une abondance d'éléments nutritifs qui font quadrupler sa vitesse de croissance. En ré-alimentant le rat, le signal d'alarme s'arrête, ainsi que la libération des graisses de réserve. A nouveau, la tumeur doit se satisfaire d'une ration plus maigre apportée par le régime standard du laboratoire, ce qui diminue sa vitesse de croissance.[6]

Cependant, comme c'est souvent le cas en science, la réponse à cette question en souleva beaucoup d'autres. Sauce et Dauchy voulurent ensuite savoir si tous les acides gras avaient le même effet sur la croissance tumorale. Cette question sortait largement du cadre académique et y répondre pouvait avoir de sérieuses implications cliniques. S'il s'avérait que certains acides gras favorisent la croissance tumorale et d'autres pas, il serait alors peut-être possible d'éviter, voire même de traiter, les cancers par la consommation d'un équilibre spécifique en matières grasses. Dans ce but, ils développèrent une technique sophistiquée qui leur permettait d'injecter dans les tumeurs en croissance d'animaux vivants du sang qui avait été mélangé avec des quantités connues de tel ou tel acide gras. Ils découvrirent que les tumeurs répondaient aux différents acides gras de façon très spécifique. Lorsqu'on injectait dans les tumeurs des acides gras oméga-3, leur vitesse de croissance était fortement réduite, comme si elles avaient reçu du sang sans matière grasse. Mais lorsqu'on injectait des acides gras oméga-6, elles grossissaient à toute vitesse. Sauce et Dauchy remarquèrent que tous les acides gras de la famille oméga-6 stimulaient la croissance tumorale, mais que l'acide linoléique, l'acide gras précurseur de tous les autres, était de loin le plus puissant. Même des traces d'acide linoléique accéléraient la croissance tumorale, et la vitesse de cette croissance était proportionnelle à la quantité d'acide gras reçue.

> L'acide linoléique semble être la nourriture préférée des tumeurs malignes.

D'autres chercheurs suivaient les mêmes pistes que Sauce et Dauchy à propos des acides gras et des cancers, et les résultats furent étonnamment concordants. Dans pratiquement toutes les études conduites dans tous les centres de recherche, le fait de nourrir des animaux avec de l'acide linoléique avait accéléré la croissance des tumeurs et les avait rendues plus agressives pour le tissu sain environnant,[7] alors qu'une alimentation avec des acides gras oméga-3 avait ralenti la vitesse de croissance de ces tumeurs, ainsi que les risques de métastases.[8]

Evidemment, la question suivante est de savoir si ces acides gras ont la même influence sur les cancers humains ? Des enquêtes alimentaires et des études de tissus suggèrent que c'est le cas. En plus de l'étude sud-africaine déjà mentionnée, quatorze autres études ont montré la relation entre les acides gras oméga-6 et un risque accru de cancer, ainsi qu'entre les acides gras oméga-3 et un risque moindre.[9] Tous nos efforts, bien peu judicieux, pour ajouter des acides gras oméga-6 au régime alimentaire occidental semble donc avoir comme conséquence une augmentation du risque de cancer.

CE QUE DISENT LES ÉTUDES CLINIQUES SUR DE PETITS EFFECTIFS

Déterminer une relation statistique entre acides gras et cancer ne *prouve* pas que la consommation de certains acides gras changera la probabilité que vous succombiez à cette maladie mortelle. Cette preuve ne peut être apportée que par des essais cliniques randomisés. Il est regrettable qu'à ce jour aucune équipe n'ait encore conduit une étude de grande envergure à ce sujet. Une des raisons est probablement le manque de moyens financiers car les acides gras sont des substances naturelles et ne peuvent donc être brevetés. Ceci limite évidemment la quantité d'argent mis à disposition par l'industrie pour la recherche. On a cependant réalisé un certain nombre de petites études et les résultats ont été très prometteurs. Deux essais randomisés initialement conçus pour tester une hypothèse cardiaque méritent notre attention.

Dans l'Etude de Los Angeles,[10] les patients furent tirés au sort pour suivre un régime (destiné à diminuer leur cholestérol), consistant à tripler les apports en acide linoléique. La réduction du cholestérol fut significative (environ 15%) mais, au grand désespoir des investigateurs, non seulement la fréquence des attaques cardiaques ne fut pas diminuée mais la fréquence des cancers fut augmentée (voir figure 6.1) de façon inquiétante. Puisqu'on était dans le cadre d'un essai randomisé, aucun autre facteur que le régime expérimental ne pouvait être incriminé.

L'Etude de Lyon, également randomisée et déjà citée plus haut,[11] suggère également qu'un régime inadéquat peut favoriser les cancers. Dans cette étude comparant une diète (proche du régime dit "prudent" conseillé par l'AHA) et une diète méditerranéenne (type **Plan Oméga**), les différences des graisses pouvaient expliquer la différence observée dans la fréquence des cancers (voir figure 6.2). En effet, dans le groupe méditerranéen, non seulement les patients consommaient moins d'acide linoléique mais ils consommaient plus d'acides gras oméga-3 et plus d'acide oléique. A laquelle de ces modifications attribuer la diminution des cancers ? Il est probable que c'est l'équilibre global des trois familles d'acides gras qui est en cause. En fait, dans le groupe expérimental de l'Etude de Lyon, il y avait moins d'acide linoléique (et plus d'acide oléique et d'oméga-3), tandis que dans le groupe expérimental de Los Angeles, il y avait un triplement de l'acide linoléique (et obligatoirement, en parallèle et proportionnellement, une diminution de l'acide oléique et des oméga-3) et finalement des tendances totalement inverses pour les cancers.

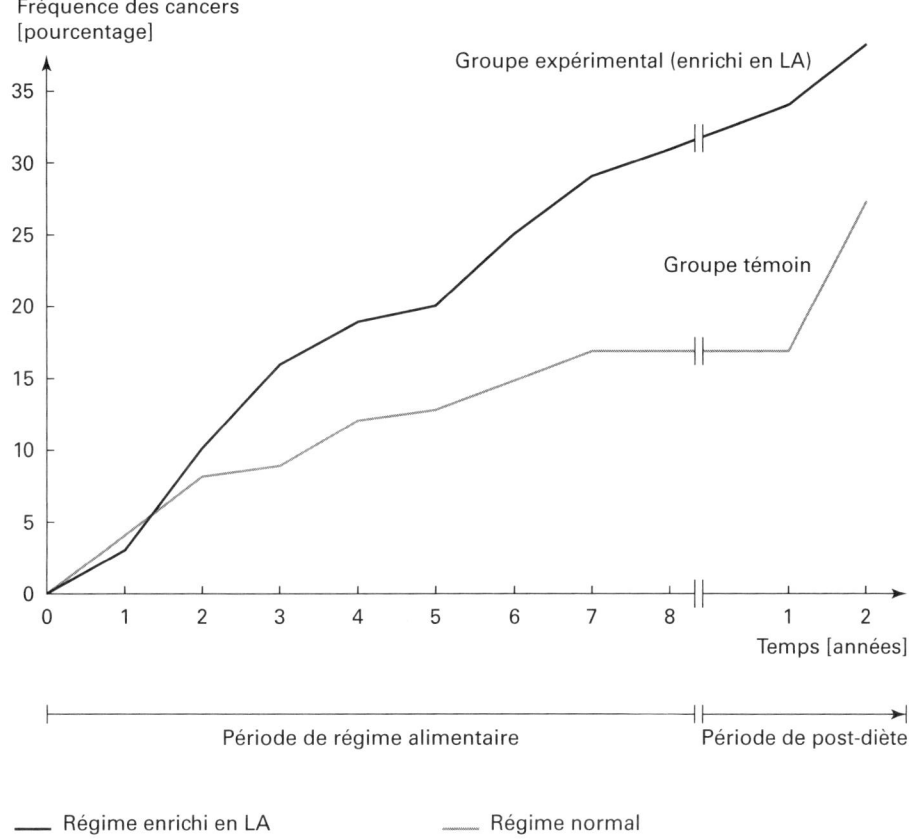

6.1 - Fréquence des décès par cancer dans l'Etude dite "de Los Angeles"[10]

Les patients du groupe expérimental (courbe du haut), suivant un régime riche en acide linoléique (LA), sont plus atteints que ceux du groupe contrôle (ou témoin, courbe infé-rieure). Cette différence apparaît très tôt après le tirage au sort et ne semble vouloir s'atténuer que la deuxième année après la fin officielle de l'essai avec, semble-t-il, un rattrapage du groupe contrôle, comme si ces patients avaient voulu eux aussi adopter le régime riche en LA du groupe expérimental, c'est-à-dire "le régime qui fait baisser le cholestérol". En effet, à ce moment-là, ni les investigateurs ni les patients, a fortiori, n'avaient pris conscience du danger d'augmenter (multipliée par trois dans cet essai) inconsidérément la consommation d'acide linoléique (LA). A noter que cette augmen-tation des décès par cancer était associée à une augmentation très importante de la fréquence des cancers non-mortels. Autre observation fondamentale : la population testée dans cet essai était une population de "vétérans" qui, sans doute, étaient plus enclins à développer des cancers cliniques, du simple fait de leur âge qui est le principal déterminant de la survenue des cancers dans nos populations.

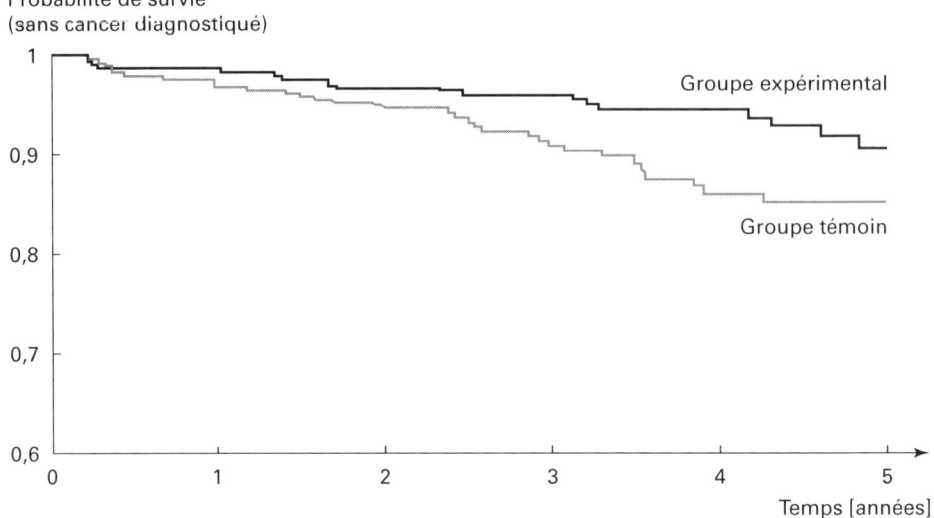

Probabilité de survie
(sans cancer diagnostiqué)

Groupe expérimental

Groupe témoin

Temps [années]

**6.2 - Courbes de survie (sans cancer diagnostiqué)
des deux groupes de l'Etude de Lyon[11]**

Alors que dans l'Etude de Los Angeles (voir figure 6.1), les patients du groupe expérimental avaient la plus forte consommation d'acide linoléique, c'est dans le groupe
contrôle (témoin) de l'Etude de Lyon que la consommation d'acide linoléique était la plus
importante, et c'est dans ce groupe qu'il y a eu le plus de cancers. Bien sûr, d'autres facteurs nutritionnels (qui étaient significativement différents dans les deux groupes tirés
au sort) peuvent être incriminés. Mais la différence en termes de cancer est survenue
tellement précocement (les courbes divergent effectivement au cours de la première
année, comme le montre la figure) qu'on peut difficilement l'expliquer par un mécanisme
autre qu'inflammatoire et péri-tumorale. C'est donc probablement à nouveau l'équilibre
entre les différentes familles d'acides gras, et surtout le ratio oméga-6/oméga-3, qui
est important.

Les deux études suggèrent donc fortement qu'un déséquilibre des principaux acides
gras alimentaires a un impact sur le risque de cancer. Plus que l'augmentation ou la
diminution d'un acide gras, en termes absolus, ce sont les déséquilibres entre les
familles d'acides gras qui semblent compter. Bien sûr, certains diront que ces études
concernent trop peu de patients, que le nombre de cancers répertoriés dans chaque
groupe est faible et que de grandes études épidémiologiques d'observation n'ont
pas encore totalement confirmées ces tendances. A ceux-là, nous répondrons simplement que la puissance d'investigation d'un essai randomisé (où tous les paramètres sont contrôlés grâce au tirage au sort) est autrement plus significative que
toutes les études d'observation négatives ou peu probantes (souvent de mauvaise
qualité technique) publiées à ce jour et que les études expérimentales citées plus
haut vont toutes dans le sens de ces essais randomisés.

Concernant les oméga-3 et les cancers, trois groupes différents de chercheurs ont montré que les suppléments d'oméga-3 pouvaient réduire le risque de cancer du colon. Dans une étude qui s'est déroulée en Italie, des patients, porteurs de polypes précancéreux au niveau du colon, ont reçu quotidiennement de faibles doses de suppléments d'oméga-3. En seulement deux semaines, la prolifération des cellules avait diminué. La thérapie fut bien tolérée et sans effets secondaires notables. Les chercheurs concluent : "L'huile de poisson semble exercer un effet rapide qui peut protéger les sujets à haut risque du cancer du colon."[12] En 1996, des chercheurs de l'Harvard Medical School conduisirent une étude similaire qui confirma les résultats précédents. Selon les scientifiques d'Harvard, les suppléments d'huile de poisson furent bien tolérés par les participants de l'étude. Aucun effet secondaire ne fut noté et aucun polype supplémentaire ne fut découvert chez les patients après 12 mois de traitement. Ces exemples suggèrent que les acides gras oméga-3 peuvent être des agents de prévention utiles.[13]

PAR QUEL MÉCANISME LES ACIDES GRAS OMÉGA-3 COMBATTENT-ILS LE CANCER ?

Il y a plusieurs théories pour expliquer la manière dont les acides gras oméga-3 combattent le cancer. Premièrement, on a montré que les acides gras oméga-3 limitent la quantité d'acide linoléique venu de la circulation dans les tumeurs, les privant d'un élément nutritif indispensable. Diminuer les effets promoteurs du cancer de l'acide linoléique par les acides gras oméga-3 s'appelle "inhibition compétitive".[14]

Deuxièmement, les acides gras oméga-3 rendent les cellules cancéreuses plus vulnérables aux attaques des radicaux libres en rendant leurs membranes plus insaturées. Une cellule cancéreuse mourra si elle subit suffisamment de dommages causés par les radicaux libres.[15]

Finalement, des recherches récentes suggèrent que l'acide linoléique pourrait contribuer à rendre les cellules cancéreuses immortelles, en activant un gène qui s'oppose à la mort cellulaire programmée. Par opposition, les acides gras oméga-3 semblent promouvoir l'autodestruction des cellules cancéreuses, augmentant leur vitesse d'agonie et réduisant ainsi la croissance tumorale.[16]

PRENDRE LES DEVANTS PAR RAPPORT AU CANCER

Les thérapies qui préviennent la dissémination des tumeurs sont essentielles au traitement des cancers parce que la plupart des gens meurent de tumeurs qui colonisent de nouvelles régions du corps et non de celles qui restent en place. Il est donc très encourageant de voir que de nouveaux résultats viennent confirmer que les acides gras oméga-3 pourraient réduire la dissémination des métastases. Récemment, un groupe de chercheurs français, dirigés par le professeur Philippe BOUGNOUX de l'Université de Tours, a suivi 120 patientes atteintes de cancer du sein pendant 3 ans. Ils notèrent que les femmes qui avaient peu de ALA dans le tissu adipeux entourant leurs seins avaient cinq fois plus de chances de développer des métastases. Ce facteur était à lui seul un meilleur indice de prédiction du risque de métastases que tout autre facteur de risque traditionnel. Les chercheurs conclurent : "Ces données soulignent le besoin d'une évaluation précise de l'apport alimentaire en chacun de ces acides gras essentiels."[17]

Dans une analyse récente de données épidémiologiques publiées sur le cancer du sein et les acides gras essentiels (9 études ayant été retenues) mesurés soit dans le sang, soit dans le tissu adipeux (parfois au niveau des seins des femmes), il apparaît clairement que l'effet protecteur des acides gras oméga-3 et l'effet délétère des acides gras oméga-6 (l'acide linoléique) dépendent en grande partie, non pas seulement de leurs propres concentrations, mais surtout de la concentration d'une des séries par rapport à l'autre, une idée qui pourrait être exprimée sous la forme d'un ratio oméga-6/oméga-3.[18] Ce concept semble être confirmé par de nombreuses études expérimentales. Par exemple, l'équipe de Philippe BOUGNOUX a montré que les tumeurs mammaires de rates (induites par l'injection d'un agent carcinogène au moment de la maturation de la glande) étaient beaucoup plus sensibles à la radiothérapie quand les animaux avaient été nourris avec un régime riche en oméga-3.[19]

Un autre facteur très important pourrait être le statut oxydatif (notamment les concentrations de vitamine E) dans l'effet protecteur des oméga-3.[18] Ces informations indiquent que la relation entre nutrition et cancer est beaucoup plus complexe que celle envisagée antérieurement. D'autres nutriments, notamment d'autres acides gras (l'acide oléique) ou des pro-oxydants (le mercure, en quantité importante dans la chair de certains poissons), pourraient jouer un rôle essentiel. En l'absence de données franches (c'est-à-dire en l'absence d'essais randomisés), une bonne tactique consiste à suivre un régime proche des populations spontanément protégées, par exemple les populations méditerranéennes et asiatiques ce qui, pour simplifier, revient à suivre le **Plan Oméga**.

Lillian THOMPSON, une cancérologue de l'Université de Toronto, est allée encore plus loin et a mis au point une étude pilote pour traiter des patientes atteintes d'un cancer du sein avec de l'ALA. Dans cette étude, elle donne des graines de lin à des femmes chez lesquelles on a récemment diagnostiqué la maladie (les graines de lin sont l'une des sources alimentaires les plus riches en ALA). Elle espère voir à court terme une réduction mesurable de la taille des tumeurs pendant la courte période entre le diagnostic et le traitement chirurgical.[20] THOMPSON souligne toutefois que pour le moment il n'y a aucune preuve clinique d'un effet des graines de lin contre le cancer du sein. "Nous n'avons à présent aucune donnée humaine indubitable. Tout ce que nous savons, c'est que les graines de lin réduisent le développement des cancers chez les animaux."[21] Cette même équipe a récemment démontré une réduction considérable du risque de dissémination métastatique (notamment pulmonaire) sous l'effet des graines de lin dans un modèle expérimental utilisant des cellules humaines.[22]

Comment les acides gras oméga-3 empêchent-ils le cancer de se disséminer ?

Pour qu'une cellule tumorale puisse migrer de la tumeur originale et aller former une colonie distante, elle doit adhérer à des membranes résistantes appelées "membranes basales" qui entourent les vaisseaux sanguins et les organes, et y pénétrer.

Les acides gras oméga-3 rendent la chose plus difficile pour ces cellules cancéreuses en inhibant la synthèse de molécules de la surface cellulaire (molécules adhésives) qui représentent les points d'ancrage indispensables.[23]

Si les cellules cancéreuses réussissent à s'attacher à la membrane, les acides gras oméga-3 peuvent encore interférer durant l'étape suivante, en inhibant la production d'une enzyme appelée "collagénase", nécessaire pour dissoudre les membranes basales et permettre à la cellule cancéreuse de pénétrer cette barrière.[24]

Utiliser les acides gras oméga-3 pour prévenir le cancer et soutenir les thérapies traditionnelles de traitement

Comme vous pouvez le voir, il y a de plus en plus de preuves que l'enrichissement du régime alimentaire en acides gras oméga-3 pourrait être une des clés de la prévention du cancer. Le docteur S. Roy Mackintosh, un oncologiste et professeur de médecine interne à l'Université du Nevada, croit que ces acides gras peuvent réduire le risque de cancer de la prostate chez les hommes qui présentent les premiers signes de la maladie – à savoir un score élevé au test des "antigènes spécifiques à la prostate" ou PSA. Selon Mackintosh, "un nombre important d'hommes ont un PSA élevé sans aucun autre symptôme et il n'existe aucun traitement reconnu". Leur donner des suppléments d'oméga-3 serait une approche inoffensive et peu coûteuse, et pourrait bien réduire les risques de maladie.[25]

Il est peu vraisemblable cependant que l'ingestion d'acides gras oméga-3 puisse guérir une forme avancée d'un cancer. Lorsqu'un cancer est déclaré, des thérapies plus agressives sont nécessaires. Il est toutefois possible que même dans ces cas, les acides gras oméga-3 augmentent l'efficacité des thérapies traditionnelles (comme le montre le travail de P. Bougnoux sur le rat[19]). Selon les termes de Wayne B. Jonas, directeur du Bureau des Médecines Alternatives au NIH, "Bien que la médecine conventionnelle et les patients cherchent souvent des moyens simples de traitement des affections chroniques, il n'y a généralement pas de potion magique et c'est une combinaison d'approches qui apporte les solutions les plus adéquates".[26]

Une stratégie séduisante consisterait à donner des acides gras oméga-3 aux patients cancéreux qui ont subi une intervention chirurgicale, une thérapie combinée qui a été couronnée de succès chez les rats. Dans une étude de 1996, David P. Rose et Jeanne M. Connolly, de la Fondation américaine de la Santé à Valhalla (New York), implantèrent des cellules cancéreuses du sein humain chez des rats (ces conditions sont les plus proches de celles d'une expérience humaine réelle). Ils trouvèrent que le fait de nourrir les animaux avec un régime riche en acides gras oméga-3 (EPA ou DHA) avant l'opération chirurgicale avait ralenti la dissémination éventuelle des tumeurs. Plus le régime était riche en acides gras oméga-3, plus le volume des métastases tumorales était faible.[27]

On peut raisonnablement penser que les patients cancéreux qui enrichissent leur régime alimentaire avec de l'EPA et du DHA avant une intervention chirurgicale profiteront des mêmes avantages. Pendant l'acte chirurgical, des cellules cancéreuses peuvent être déplacées et mobilisées de la tumeur principale, et disséminées à travers la circulation sanguine. Si ces cellules sont nourries avec de l'EPA/DHA, elles pourraient se diviser plus lentement et être moins aptes à s'installer et à coloniser d'autres endroits du corps.

Il y a déjà des preuves sérieuses que les acides gras oméga-3 peuvent aider les patients cancéreux à se rétablir après une intervention chirurgicale. Dans une étude de 1996, certains patients cancéreux, qui avaient subi une chirurgie gastro-intestinale, reçurent des suppléments d'acides gras oméga-3 en période de convalescence. Ceux qui reçurent les suppléments se rétablirent beaucoup mieux que ceux recevant le traitement postopératoire classique. Ils avaient moins de problèmes de digestion, leur foie et leurs reins fonctionnaient mieux, leur taux de triglycérides sanguins était moindre et leur taux d'infection postopératoire était réduit de 50%. Un membre de l'équipe de recherche conclut que "tous les paramètres d'une évolution plus favorable étaient clairement réunis dans le groupe oméga-3".[28]

De tous les mécanismes possibles de complémentarité entre les thérapies traditionnelles et les acides gras oméga-3, le plus encourageant est sans doute leur capacité à augmenter l'efficacité des chimiothérapies et des radiothérapies. Ronald S. Pardini et ses collaborateurs du laboratoire de recherche sur le cancer, Allie M. Lee de l'Université du Nevada, ont montré que lorsque des souris, soumises à un régime alimentaire à base d'huile de poisson, étaient traitées avec la "mitomycine C", une chimiothérapie classique, l'efficacité du traitement était dix fois supérieure. Par ailleurs, des implants de tissus cancéreux du sein humain sur des souris croissaient beaucoup plus rapidement lorsque celles-ci étaient nourries seulement à l'huile de maïs, une huile riche en acides gras oméga-6 (voir figure 6-3). Des souris recevant les mêmes quantités d'huile de maïs, mais avec des suppléments d'huile de poisson, avaient des tumeurs significativement plus petites. Lorsque les animaux furent traités avec la mitomycine C, ceux recevant le régime riche en huile de poisson y répondirent dix fois mieux. Leurs tumeurs étaient réduites à un niveau presque indétectable.[29]

Le graphe montre que les acides gras oméga-3 (présents dans l'huile de poisson) peuvent rendre les chimiothérapies plus efficaces. La colonne la plus à gauche représente la taille moyenne des tumeurs mammaires (d'origine humaine mais greffées sur l'animal) d'animaux soumis à un régime enrichi en huile de maïs. La colonne de droite montre la taille des tumeurs quand les animaux sont soumis à un régime enrichi en huile de poisson. Les deux colonnes suivantes (sur la droite) montrent l'effet de l'association de la chimiothérapie avec chacun des régimes.[30] La chimiothérapie et l'huile de poisson rendent les tumeurs presque indétectables.

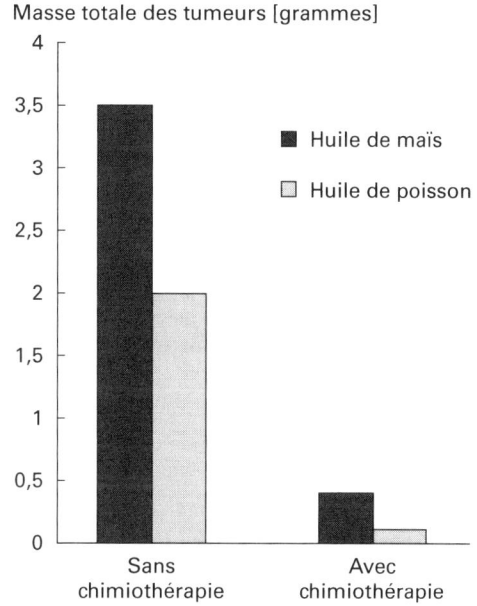

6.3 - L'huile de poisson ralentit la croissance tumorale et rend la chimiothérapie plus efficace

Dans ces expériences animales, les acides gras oméga-3 font plus que rendre la chimiothérapie plus efficace ; ils réduisent aussi sa toxicité. Lorsque Pardini et ses collègues virent les résultats spectaculaires des expériences précédentes, ils décidèrent de tester ces nutriments anticancéreux comme régulateur des effets toxiques de la chimiothérapie. Pour ce faire, ils administrèrent à des souris un médicament classique utilisé en chimiothérapie (la cyclophosphamide), à une dose équivalente à celle administrée aux patients cancéreux. Dans les 60 jours, 50% des souris soumises au régime à 5% d'huile de maïs étaient mortes d'empoisonnement par la drogue, tandis qu'aucun décès n'était relevé dans le groupe recevant de l'huile de poisson.[31] "Si vous commencez à additionner tout ce que les acides gras oméga-3 peuvent apporter aux patients cancéreux", prétend Pardini, "c'est à en couper le souffle". Et pourtant, le protocole actuel utilisé par les médecins est de soumettre leurs patients cancéreux à un régime pauvre en matières grasses. Et personne ne se soucie du *type* de graisses.[32]

Entre-temps, Pardini et Mackintosh (tous les deux de l'Université du Nevada) mettent au point des plans de traitements du cancer de la prostate à base de chimiothérapie et d'huile de poisson. Selon Mackintosh, "A l'heure actuelle, seulement 25% des hommes souffrant du cancer de la prostate bénéficient d'une chimiothérapie. Nous espérons qu'un protocole combinant chimiothérapie et huile de poisson va améliorer ces chiffres. Il ne semble pas que les thérapies combinées comportent de risques accrus, et ce serait réellement une excellente nouvelle si elles renforçaient l'efficacité du traitement".[32]

> ## PAR QUEL MÉCANISME LES ACIDES GRAS OMÉGA-3 RENDENT-ILS PLUS EFFICACES LES RAYONS ET LA CHIMIOTHÉRAPIE ?
>
> Les rayons et certains types de chimiothérapies tuent les cellules cancéreuses en générant de grandes quantités de radicaux libres (molécules très réactives) qui attaquent les membranes cellulaires. Lorsqu'une membrane subit suffisamment de dommages, la cellule se détruit d'elle-même. Les acides gras oméga-3 rendent les membranes cellulaires plus vulnérables aux attaques de radicaux libres, augmentant ainsi les effets de la chimiothérapie et des rayons.[33]

LES ACIDES GRAS OMÉGA-3 BLOQUENT LE SYNDROME DE PERTE PONDÉRALE

Dans le même temps, des chercheurs de l'Université Aston à Birmingham (Angleterre) ont commencé à utiliser les acides gras oméga-3 dans le traitement de la "cachexie", la perte rapide de poids ou "syndrome de perte pondérale", qui afflige la moitié des patients cancéreux. Un chercheur reconnu, Michael TISDALE, écrit que la cachexie est responsable d'environ 10 à 25% de toutes les morts par cancer. Quand deux patients souffrent d'une même tumeur, celui qui souffre de cachexie vit moitié moins longtemps que celui qui n'en souffre pas.[34] TISDALE croit que la découverte d'un traitement de cette maladie débilitante améliorerait les conditions d'existence de nombreux patients cancéreux et augmenterait leurs chances de survie. Son groupe pourrait bien avoir découvert un traitement efficace. Un de ses collègues a donné de l'EPA à un petit nombre de patients souffrant de cachexie. Avant de commencer l'étude, les patients perdaient en moyenne 3,2 kg par mois. Trois mois plus tard, ils *gagnaient* plus de 200 g par mois.[35] Des études complémentaires sont en cours. Mais dès à présent, il semble qu'un critère important de réussite soit que les patients atteignent des doses suffisantes d'oméga-3 pour stopper leur perte de poids.[36]

> Des années, voire des décennies, peuvent encore passer avant que la "thérapie oméga-3" ne devienne une pratique reconnue de prévention et de traitement du cancer, mais vous pouvez dès à présent tirer avantage des résultats des recherches récentes en suivant tout simplement le **Plan Oméga**. Grâce aux Sept Points Principaux Diététiques, vous
>
> ✓ réduisez votre consommation d'acides gras oméga-6 promoteurs du cancer ;
> ✓ augmentez votre consommation d'acides gras oméga-3 inhibiteurs du cancer ;
> ✓ profitez de la protection supplémentaire des antioxydants et des phytomicronutriments présents dans les fruits et les légumes.

Le fait que ces changements alimentaires vous offrent également la meilleure des protections contre des maladies cardiaques est une autre raison pour adopter définitivement ce nouveau programme.

Une étude épidémiologique publiée dans le *New England Journal of Medicine*, en 2003, par une équipe américano-grecque, confirme également cette façon de voir les choses. Ils étudièrent sur près de quatre ans les causes de décès d'une population adulte de plus de 20 000 sujets en apparente bonne santé, après avoir enregistré leurs habitudes alimentaires à l'aide d'un questionnaire. Ils classèrent les sujets en fonction de critères nutritionnels avec, aux extrêmes, ceux qui respectèrent **très bien** ou **très peu** les principaux critères d'une diète méditerranéenne proche du **Plan Oméga**. Ceux qui suivaient très bien la diète méditerranéenne ont effectivement vu leur risque de mourir d'un cancer ou d'un infarctus réduit de plus de 30% par rapport à ceux qui suivaient très peu cette diète.[37]

Frank Hu, l'éditorialiste de Harvard qui commentait les résultats de cette étude dans le même numéro du *New England Journal of Medicine*,[38] écrivait un véritable plaidoyer en faveur d'une approche globale de la nutrition pour une santé optimale telle que proposée par le **Plan Oméga**.

Effets sur cancer	Acides gras oméga-6 [huile de maïs, carthame, tournesol, soja]	Acides gras oméga-3 [poisson, huile de colza, graines et huiles de lin, noix et huiles de noix, légumes à feuilles vertes]
Vitesse de croissance des cellules pré-cancéreuses	↗ ☹	↘ ☺
Initiation de nouvelles tumeurs	↗ ☹	↘ ☺
Vitesse de croissance tumorale	↗ ☹	↘ ☺
Migration de la tumeur	↗ ☹	↘ ☺
Cachexie [perte de poids]	?	↘ ☺
Chimiothérapie	?	↗ ☺
Récupération du traumatisme chirurgical	?	↗ ☺

CONCLUSIONS

|| Plus de deux cents études ont montré que manger des grandes quantités de fruits et légumes diminuent le risque de cancer.

|| Des études animales montrent que les huiles riches en acides gras oméga-6, surtout l'acide linoléique, augmentent la vitesse de croissance des tumeurs malignes et les rendent plus agressives.

|| A l'opposé, les acides gras oméga-3 (ALA, EPA et DHA) retardent l'apparition des tumeurs chez les animaux, ralentissent leur croissance et réduisent les risques de métastases.

|| Quinze études au moins démontrent qu'un régime alimentaire tel que le **Plan Oméga**, qui est plus pauvre en acides gras oméga-6 et relativement plus riche en acides gras oméga-3 que le régime américain prudent ou moyen, réduit le risque de cancer.

|| Plusieurs études pilotes ont montré que les suppléments d'acides gras oméga-3 peuvent réduire la croissance cellulaire excessive chez les patients souffrant d'un cancer du colon ou au moins des premiers signes de la maladie.

|| Les graines de lin, une source importante d'acides gras oméga-3 (ALA), sont actuellement testées comme adjuvant des thérapies pour le traitement du cancer du sein.

|| Des études animales montrent que les acides gras oméga-3 augmentent l'efficacité de nombreuses thérapies traditionnelles contre le cancer, y compris les opérations chirurgicales, la radiothérapie et la chimiothérapie.

7. Mettre en échec le syndrome-X, l'obésité et les diabètes

→ Comment le Plan Oméga normalise-t-il votre métabolisme ?

Dans les pays occidentaux, des millions de gens ont lutté pour perdre du poids en adoptant un régime pauvre en graisses et riche en hydrates de carbone. Nous commençons à réaliser qu'une stratégie bien plus efficace consiste à adopter un régime modéré en graisses, à base d'huiles monoinsaturées et d'oméga-3. Un tel régime diminue votre risque d'obésité, tout en vous protégeant contre d'autres désordres métaboliques tels que le diabète, et surtout contre l'infarctus.

Pour comprendre pourquoi il en est ainsi, vous devez connaître le concept médical "d'insulino-résistance". La principale fonction de l'insuline est de réguler le taux de glucose sanguin, ou "sucre sanguin". Cette fonction est essentielle. Si votre taux de glucose sanguin monte trop haut, vous risquez la déshydratation, le coma, et – dans certains cas extrêmes – la mort. S'il descend trop bas, c'est votre cerveau qui est privé de son nutriment favori et, une fois de plus, vous frôlez le coma et la mort. Si votre système métabolique fonctionne normalement, vos niveaux de glucose sanguin restent dans des limites normales très strictes. Comment cela se passe-t-il ? Lorsque vous ingérez votre repas, votre glucose sanguin augmente, ce qui pousse votre pancréas à sécréter de l'insuline dans la circulation sanguine. L'insuline envoie alors un signal aux cellules musculaires pour que celles-ci absorbent l'excès de glucose. Le glucose est alors utilisé comme source d'énergie par vos cellules musculaires ou est stocké sous une forme légèrement modifiée, et appelée "glycogène".

Lorsque vous n'avez pas mangé depuis quelques heures, votre glucose sanguin commence à diminuer. Pour rétablir l'équilibre, votre pancréas sécrète une hormone appelée "glucagon", hormone qui re-convertit le glycogène en glucose (ou synthétise du nouveau glucose à partir de protéines), et renvoie celui-ci dans la circulation sanguine. Normalement, votre pancréas produit exactement la quantité nécessaire d'hormones au moment opportun pour que votre glucose sanguin soit maintenu à un niveau optimal. Ce système devrait fonctionner même si vous sautez un repas, ou si vous mangez un déjeuner très sucré avec trois pâtisseries et une canette de soda sucré.

Malheureusement, ce système fonctionne mal chez beaucoup d'entre nous. Le problème le plus commun est "l'insulino-résistance", qui apparaît lorsque les cellules musculaires ne répondent plus à l'insuline de manière adéquate. Par conséquent, des quantités normales de cette hormone ne suffisent plus à engendrer la réduction souhaitée du glucose sanguin. En d'autres termes, les choses se passent comme si les cellules musculaires "résistaient" à la demande hormonale. Il s'en suit que le pancréas continue à détecter un niveau élevé de glucose et qu'il continue à sécréter de l'insuline. Finalement, les cellules musculaires répondent au message, mais une quantité excessive d'hormones est nécessaire pour ce travail. Le résultat est un taux sanguin d'insuline anormalement élevé, même à jeun.

Un grand nombre d'Américains (et de plus en plus de Français), en particulier les obèses, les diabétiques ou ceux qui souffrent d'une pression artérielle trop élevée, sont considérés comme insulino-résistants. Ce désordre métabolique (aussi appelé syndrome-X ou syndrome métabolique) touche aussi environ 25% de la population qui ne présente aucun de ces symptômes. Donc presque la moitié de la population adulte des Etats-Unis pourrait souffrir, à des degrés variables, d'insulino-résistance.

LE SYNDROME-X (OU SYNDROME MÉTABOLIQUE)

Un des problèmes de l'insulino-résistance est qu'elle est souvent associée à beaucoup d'autres problèmes de santé, comme une pression artérielle élevée, un cholestérol-LDL (le mauvais) élevé, un cholestérol-HDL (le bon) bas et aussi des triglycérides élevés. Une personne présentant l'ensemble de ces symptômes souffre du "syndrome-X", un terme proposé par Gerald REAVEN, un chercheur de Stanford, pour décrire ce phénomène qui est finalement assez fréquent.

LES COMPOSANTES DU SYNDROME-X OU SYNDROME MÉTABOLIQUE*

✓ Insulino-résistance,

✓ hyperinsulinémie (taux d'insuline élevé à jeun),

✓ pression artérielle élevée,

✓ intolérance au glucose (taux de glucose élevé à jeun),

✓ cholestérol-HDL bas,

✓ triglycérides élevés.

* Depuis un an ou deux, à la suite de plusieurs réunions spécialisées suivies de publications dans des revues internationales, le syndrome-X est appelé maintenant "syndrome métabolique"[2,3] et répond à des critères diagnostics extrêmement précis, c'est-à-dire la présence d'au moins trois des signes suivants chez le même patient :

  – glucose à jeun > 6,1 mmol/L
  – triglycérides ≥ 1,7 mmol/L
  – cholestérol-HDL
       hommes < 1 mmol/L
       femmes < 1,3 mmol/L
  – pression artérielle ≥ 13/8,5 cm Hg
  – obésité abdominale : circonférence ombilicale
       hommes > 102 cm
       femmes > 88 cm

Il est probable qu'avec l'évolution des recherches sur ce syndrome, sa définition évoluera également.

Personne ne peut encore dire avec certitude que l'insulino-résistance est la cause du syndrome, mais il existe de solides indices pour affirmer que l'insulino-résistance précède le syndrome. Par exemple, une étude conduite sur plus de mille personnes pendant huit ans a démontré que celles qui entraient dans l'étude avec des signes d'insulino-résistance (mis en évidence par leur taux élevé d'insuline à jeun) étaient les personnes qui, à la fin de l'étude, avaient le risque le plus élevé de développer le syndrome.[1] Une autre étude révéla que les enfants de parents dont la pression artérielle était élevée montraient des signes d'insulino-résistance plusieurs années avant d'avoir des problèmes de poids ou d'avoir eux-mêmes une pression élevée, suggérant à nouveau que l'insulino-résistance peut être une cause de cette pathologie.

Les individus qui présentent le syndrome ont plus de risques de développer un certain nombre de maladies mortelles. Par exemple, une personne qui a une pression élevée, un HDL bas, un LDL et des triglycérides élevés, a beaucoup plus de risques de développer une maladie coronarienne. Une personne souffrant d'hyperinsulinémie développera plus facilement un "diabète tardif" (Diabète Non-Insulino-Dépendant ou DNID, appelé aussi diabète de "Type-II").[4,5] Ainsi, l'incapacité des cellules musculaires à répondre normalement à l'insuline est associée à un ensemble complexe de maladies métaboliques qui, à leur tour, augmentent le risque d'être atteint de maladies extrêmement dangereuses comme l'infarctus.

Les aliments qui peuvent déclencher l'insulino-résistance

Comme c'est le cas avec beaucoup de maladies, votre risque de devenir insulino-résistant dépend en grande partie de vos gènes. Si dans votre famille proche, il y a des obèses ou des hypertendus, des personnes atteintes de problèmes cardiaques ou des diabétiques, vous avez plus de chances de contracter ces maladies. Mais vous pouvez augmenter ou diminuer vos risques par votre alimentation.

Vous avez trois moyens reconnus *d'augmenter* vos risques de développer ce désordre métabolique : (1) suivre un régime riche en hydrates de carbone raffinés, (2) suivre un régime pauvre en acides gras oméga-3 et riche en acides gras oméga-6 et (3) manger des aliments riches en acides gras saturés et en acides gras trans. En vivant dans un pays occidental, il n'est pas difficile d'être menacé par ces trois facteurs. Aux Etats-Unis, dix millions de personnes consomment de grandes quantités d'hydrates de carbone raffinés comme les sucreries, pâtisseries, doughnuts, soda, riz blanc et farine blanche. Puisqu'ils mangent peu de poissons gras et de végétaux à feuilles vertes et utilisent des huiles riches en oméga-6 pour la cuisson et les vinaigrettes, leur régime est caractérisé par un rapport oméga-6/oméga-3 élevé. Finalement, ils absorbent de grandes quantités d'acides gras saturés et trans à cause de leur dépendance aux plats cuisinés du commerce et aux fast-foods. Les aliments courants à l'heure actuelle constitue un environnement parfait pour favoriser l'insulino-résistance, particulièrement si vous y êtes génétiquement prédisposé.

LES HYDRATES DE CARBONE RAFFINÉS ET L'INSULINO-RÉSISTANCE

Si un régime riche en sucres simples et hydrates de carbone raffinés peut conduire à l'insulino-résistance, c'est en partie parce que ces aliments ont un "index glycémique" élevé. Ceci veut dire qu'ils entraînent des pics de concentration de glucose dans votre sang, forçant ainsi votre pancréas à contre-attaquer avec des productions importantes d'insuline. Si vous conservez de telles habitudes alimentaires, votre pancréas doit produire de plus en plus d'insuline. Avec le temps, la demande continue en cette hormone régulatrice peut finir par épuiser la glande, conduisant au diabète tardif – tout spécialement chez ceux qui y sont génétiquement prédisposés. Une enquête menée en 1997 a montré que les femmes qui suivent un régime riche en sucres mais pauvre en fibres ont deux fois plus de chances de devenir diabétiques que celles qui consomment des aliments moins raffinés.[6]

INDEX GLYCÉMIQUE D'ALIMENTS COURANTS

Les aliments à "index glycémique élevé" induisent **une augmentation rapide** du glucose sanguin. Ces aliments sont en général pauvres en fibres et rapidement digérés. Les aliments à "index glycémique faible" libèrent le sucre de manière progressive dans votre tube digestif, ce qui entraîne **une augmentation lente** de votre niveau de glucose sanguin.

QUELQUES ALIMENTS À INDEX GLYCÉMIQUES ÉLEVÉ	QUELQUES ALIMENTS À INDEX GLYCÉMIQUES FAIBLES
Boissons sucrées	Pain au levain
Riz blanc, surtout les variétés [à cuisson rapide]	Légumineuses, particulièrement les lentilles, les pois chiches, les pois cassés, haricots blancs et autres haricots secs, le soja
Pain blanc	Avoine
Glucose, miel	Pain complet
Pommes-frites	Céréales complètes riches en fibres
Pommes de terre cuites	Pâtes riches en protéines
Confiture	Oranges
Céréales sucrées à faible teneur en fibres	Cacahuète
Crackers	Lait, lait écrémé, yaourt
Millet	Fructose, lactose
Maïs	Pommes
Corn flakes	Abricots
Pétales de riz et blé soufflés	Riz complet, boulghour
Raisins secs	
Jus d'orange	
Chips de maïs	
Bananes	

Déséquilibre en acides gras essentiels et insulino-résistance

Suivre un régime pauvre en acides gras oméga-3 et riche en acides gras oméga-6 peut également contribuer à l'insulino-résistance. Lorsque des animaux de laboratoire suivent un régime riche en acides gras saturés et en acides gras oméga-6, ils deviennent insulino-résistants. Lorsqu'on améliore leur régime avec des acides gras oméga-3, leur métabolisme se normalise – même s'ils continuent à manger d'autres graisses.[7] Cette même recette peut aussi prévenir l'obésité des animaux. Par exemple, lorsque des souris prédisposées au diabète et à l'obésité sont élevées avec divers régimes riches en graisses, les souris plus obèses sont celles nourries aux oméga-6 et aux acides gras saturés, les plus maigres sont celles nourries aux oméga-3. Dans l'étude illustrée dans la figure suivante, la différence de poids entre les souris nourries avec un régime à base d'huile de soja et un régime à base d'huile de poisson est comparable à la différence de poids entre deux hommes pesant l'un 100 kilos et l'autre 70 kilos, pourtant les deux régimes contiennent le même nombre de calories et le même pourcentage de graisses.[8]

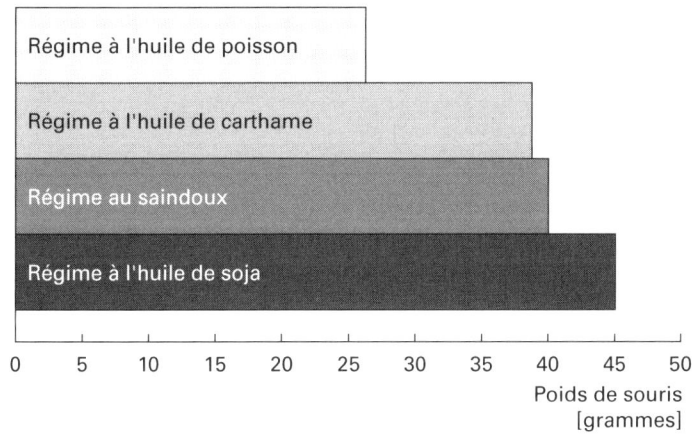

7.1 - Type de graisses et masse pondérale des souris

Ce graphique illustre comment, sur l'animal d'expérience, le type de graisses de l'alimentation peut influencer l'évolution du poids pour des apports caloriques identiques. La conclusion évidente est que les acides gras oméga-3, ou un ratio adéquat des oméga-3 et des oméga-6, peuvent contribuer à diminuer le risque de développer un surpoids ou l'obésité.

Sans le vouloir, les Américains sont, en ce domaine, des sujets d'expérience. Le régime occidental typique est pauvre en acides gras oméga-3 et riche en acides gras oméga-6 – recette idéale pour initier diabète et obésité chez les rongeurs. L'effet semble identique chez l'homme. Un chercheur australien, Leonard A. Storlien, a mis en évidence une plus grande sensibilité au développement de l'obésité et de l'insulino-résistance chez les hommes dont les cellules musculaires contiennent de faibles concentrations d'acides gras oméga-3 (spécialement le DHA) et des taux élevés d'acides gras oméga-6.[10] Plus ce rapport est déséquilibré, plus les gens sont obèses et plus leurs problèmes métaboliques sont sévères.

Signes avant-coureurs et facteurs de risque des diabètes

On estime que 16 millions de gens souffrent de diabète aux Etats-Unis ; la moitié de ceux-ci l'ignore. Voici les symptômes et les facteurs de risque les plus courants :

✓ soif anormale,

✓ mictions (besoin d'uriner) fréquentes,

✓ fatigue,

✓ perte de poids inexpliquée,

✓ indice de masse corporelle* supérieur à 27,

✓ rapport tour de taille/tour de hanche supérieur à 0,8,

✓ crampes musculaires, surtout dans les mollets,

✓ engourdissement, picotement ou sensation de brûlures dans les doigts et les orteils,

✓ infections fréquentes du système urinaire, du vagin, de la peau, de la bouche ou des voies respiratoires,

✓ glycémie à jeun supérieur à 126 mg/dl (1,26 g/L),

✓ des antécédents familiaux de diabètes,

✓ âge avancé.

* Plutôt que le poids, les médecins et les chercheurs utilisent de plus en plus des indices intégrant le poids et la taille des individus. Par exemple, le Body Mass Index (ou indice de masse corporelle) est égal au poids (en kilo) divisé par la taille (en mètre) élevée au carré.

Les Américains ne sont pas les seuls cobayes de cette véritable expérience non-contrôlée. Selon un rapport récent, les Juifs israéliens ont une fréquence d'obésité et de diabètes plus élevée que les Américains, alors que les Israéliens consomment moins de calories et de graisses, un phénomène nommé "Le Paradoxe Israélien". On soupçonne de plus en plus que leur grande consommation d'huiles riches en oméga-6 est en partie responsable du paradoxe. Cette population utilise plus d'acide linoléique que toutes les autres populations du monde – 8% de plus que les Américains et 10 à 12% de plus que la plupart des Européens.[11] Cette prépondérance des acides gras oméga-6 pourrait bien être au cœur de leurs problèmes de santé.

Comme cela a déjà été mentionné, la génétique peut avoir un effet non-négligeable sur votre risque de développer l'insulino-résistance. C'est parfaitement mis en évidence chez les Indiens Pima. Ces Amérindiens ont captivé l'attention de la communauté médicale parce qu'ils développent dix à vingt fois plus d'insulino-résistance, d'obésité et de diabète que les habitants d'origine européenne. Comme leur régime diffère peu de celui des gens qui ne souffrent pas de ces maladies, des facteurs génétiques plutôt qu'alimentaires semblent en cause. Storlien a développé une théorie pour expliquer le rôle déterminant des facteurs génétiques. Il a trouvé que les cellules musculaires des Indiens Pima contenaient 40% de DHA de moins que le taux prévu.[10] Cette population pourrait donc avoir hérité d'un désordre métabolique qui empêche le DHA de prendre sa place dans les membranes cellulaires.

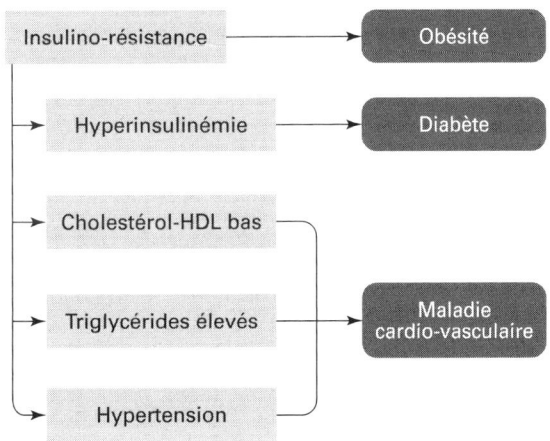

7.2 - Syndrome d'insulino-résistance

Le tableau montre que le syndrome d'insulino-résistance est intriqué (cause et effet confondus) dans un complexe réseau de pathologies. En particulier, le diabète, l'hypertension artérielle et les maladies cardio-vasculaires sont de véritables tragédies sanitaires dans nos sociétés développées.

Comment le DHA pourrait-il influencer l'insulino-résistance ?

Plus la concentration en acides gras insaturés (ceux caractérisés par un nombre important de doubles liaisons) est importante dans vos membranes cellulaires, plus fluides sont ces membranes. Le DHA, avec ses six doubles liaisons, est l'acide gras le plus insaturé de tous les acides gras et donne les membranes cellulaires les plus fluides. Les membranes fluides ont un plus grand nombre de récepteurs spécifiques à l'insuline et ceux-ci sont plus actifs, ce qui augmente votre sensibilité à l'insuline.

Les acides gras trans favorisent l'insulino-résistance et l'obésité

L'ingestion de grandes quantités d'acides gras trans est le troisième facteur alimentaire déterminant pour le développement de l'insulino-résistance. Comme vous le savez, certaines margarines (surtout les margarines les plus solides) sont riches en acides gras trans. En effet, plus une margarine est solide, plus élevé est son pourcentage en acides gras trans. Une étude a montré que les femmes qui mangeaient de la margarine au moins quatre fois par semaine avaient un risque plus élevé que la moyenne de développer trois des symptômes du syndrome-X : cholestérol-HDL bas, cholestérol total élevé et triglycérides élevés. De plus, elles pesaient en moyenne 2 kg de plus que les femmes qui utilisaient d'autres types de graisses, alors que rien ne permettait de penser qu'elles mangeaient plus de nourriture ou étaient moins actives physiquement.[12] On a observé des phénomènes similaires chez les rats. Lorsque des rats sont alimentés avec un régime riche en acides gras trans, leurs cellules graisseuses deviennent plus volumineuses.[13] Les cellules graisseuses volumineuses ont moins de récepteurs spécifiques à l'insuline et peuvent ainsi stocker de plus grandes quantités de graisses et augmenter ainsi la propension à l'obésité.

Le lien entre les acides gras trans et l'insulino-résistance

Les acides gras trans interfèrent avec le métabolisme normal des acides gras en se substituant aux acides gras essentiels dans les membranes cellulaires, et en interférant avec la conversion des acides gras à chaîne plus courte (comme le ALA) en acides gras à chaîne plus longue (comme le DHA), avec comme résultat une diminution des acides gras à longue chaîne dans les membranes cellulaires. Les membranes sont alors moins fluides, ce qui réduit le nombre et la sensibilité des récepteurs à insuline.[13]

Le Plan Oméga augmente votre sensibilité à l'insuline

Nous savons maintenant qu'un régime riche en acides gras oméga-3 peut aider à prévenir l'insulino-résistance chez l'être humain, comme sur l'animal de laboratoire. Dans une étude menée en 1997, 55 personnes souffrant du syndrome-X suivirent un régime pauvre en "mauvaises" graisses et riche en poisson. Une année plus tard, les tests de laboratoire montrèrent qu'elles étaient devenues moins insulino-résistantes. Elles avaient aussi perdu du poids et leur pression artérielle, ainsi que leurs triglycérides sanguins, avaient diminué.[14]

Un régime encore plus efficace – pratiquement identique au **Plan Oméga** – fut récemment testé par Storlien et ses collègues (à l'instar du programme diététique décrit dans ce livre, le régime expérimental contenait 35% de graisses pauvres en acides gras saturés, acides gras trans et acides gras oméga-6, et était relativement riche en acides gras monoinsaturés et acides gras oméga-3. Le rapport oméga-6/oméga-3 était de 4 à 1). 48 personnes souffrant de diabète furent soumises soit à ce régime expérimental, soit à un autre régime qui était pauvre en graisses et riche en hydrates de carbone. Une année plus tard, on observait une différence remarquable entre les deux groupes en termes de santé. Les patients ayant reçu le régime pauvre en graisses et riche en hydrates de carbone se portaient encore moins bien : leur taux de glucose sanguin à jeun était plus élevé et leur sensibilité à l'insuline avait diminué. Dans le même temps, les patients qui avaient suivi le régime expérimental avaient amélioré leur état de santé sur plusieurs points : leur sensibilité à l'insuline avait augmenté, leur bon cholesterol-HDL avait augmenté et ils avaient une pression artérielle, des taux de glucose et des triglycérides sanguins moins élevés, c'est-à-dire des éléments tous très positifs.[15] Le nouveau régime avait réussi à faire régresser tous les problèmes métaboliques liés au syndrome-X.

L'étude de Storlien est une preuve supplémentaire de l'efficacité du **Plan Oméga** contre certaines maladies. Lorsque votre alimentation se caractérise par un bon rapport en acides gras, votre métabolisme se normalise et vos risques de développer le syndrome-X, l'obésité et les diabètes diminuent.

Une nouvelle explication potentielle concernant l'efficacité du **Plan Oméga** pour lutter contre l'insulino-résistance nous ramène au chapitre sur l'inflammation. En effet, contrairement à ce qui fut admis pendant longtemps, la résistance à l'insuline semble être la conséquence de l'inflammation chronique (et non l'inverse).[16,17] Les médiateurs de cet effet de l'inflammation (elle-même induite puis entretenue par une nutrition inadéquate) sur la sensibilité à l'insuline seraient certaines cytokines*, notamment le TNF-alpha[17,18] qui interfère aussi avec l'endothélium vasculaire[16] et le métabolisme des lipides.[17]

L'insulino-résistance conduit à une augmentation des dépôts lipidiques adipeux et au surpoids, qui eux-mêmes entraînent la sécrétion de TNF-alpha et de leptine**, une hormone qui contrôle notre appétit (aussi appelée "facteur de satiété"). Un régime riche en oméga-3 est, on pouvait s'y attendre, associé à une diminution de la leptine pour un poids et une masse grasse identique.[19] Cela ne veut pas dire que la consommation de poisson gras ou d'oméga-3 peut constituer un régime amaigrissant, évidemment. Mais le **Plan Oméga** va contribuer à rompre le cercle vicieux "inflammation – insulino-résistance – prise de poids" (qui caractérise le syndrome métabolique), et permettre de réduire les risques vasculaires résultants de ces trois facteurs réunis.

---

* Les cytokines sont des peptides produits par certaines cellules (essentiellement du système immunitaire), et qui servent de messagers entre les cellules et entre les organes.

** La leptine est une des molécules vedettes de la recherche médicale de la fin du XXe siècle. Produite et sécrétée par les cellules du tissu adipeux, elle semble jouer un rôle dans la régulation, au niveau cérébral, de la sensation de satiété.

COMPOSANT DU SYNDROME-X	RÉGIME PAUVRE EN GRAISSE ET RICHE EN HYDRATES DE CARBONE	RÉGIME CONTENANT UNE QUANTITÉ MODÉRÉE DE GRAISSE À BASE D'HUILE DE COLZA AVEC UN RAPPORT OMÉGA-6/OMÉGA-3 DE 4 À 1
Hypertension	Pas de changement	Diminue
Sensibilité à l'insuline	Diminue	Augmente
Taux de glucose à jeun	Augmente	Diminue
Triglycérides	Augmente	Diminue
Cholestérol-HDL [bon]	Diminue	Augmente

Conclusions

▌ La fonction première de l'insuline est d'aider à réguler la concentration du glucose sanguin.

▌ Lorsqu'une quantité normale d'insuline ne permet pas la diminution prévue du taux de glucose sanguin, la personne est dite "insulino-résistante". Les gens obèses, hypertendus ou diabétiques présentent un risque élevé de souffrir de ce désordre métabolique, affectant également 25% de la population qui ne sont ni obèses, ni hypertendus, ni diabétiques.

▌ L'hérédité a une influence significative sur le risque de devenir insulino-résistant.

▌ La résistance à l'insuline est généralement associée à d'autres problèmes de santé, y compris l'hyperinsulinémie, un taux de glucose sanguin élevé, une pression artérielle élevée, un cholestérol-HDL bas et des triglycérides élevés. Une personne qui présente l'ensemble de ces symptômes est dite souffrir du "syndrome-X", appelé aussi "syndrome métabolique". On ne sait pas si la résistance à l'insuline est la cause du syndrome-X, mais elle le précède souvent.

▌ Une personne souffrant du syndrome-X a un risque accru de devenir obèse, diabétique et de développer des maladies cardio-vasculaires.

▌ Ce que vous mangez peut diminuer ou augmenter vos risques d'insulino-résistance. Vous augmentez vos risques si votre régime est : (1) riche en sucres et hydrates de carbone raffinés, (2) est caractérisé par un rapport élevé entre acides gras oméga-6 et oméga-3 et/ou (3) contient de relativement grandes quantités d'acides gras trans. Le régime occidental typique cumule ces trois caractéristiques.

▌ Le **Plan Oméga** contient les types et les rapports en acides gras qui, preuves à l'appui, augmentent la sensibilité à l'insuline et diminue la sévérité du syndrome-X.

8. DES ALIMENTS POUR PENSER

→ LA SURPRENANTE RELATION ENTRE LES GRAISSES ALIMENTAIRES, L'INTELLIGENCE, LES MALADIES MENTALES ET L'HUMEUR

Parmi les découvertes récentes à propos des graisses, une des plus étonnantes est leurs liens étroits avec l'humeur. Le type de mayonnaise que vous mettez sur votre sandwich ou le type de vinaigrette que vous versez sur vos salades pourrait avoir une influence sur votre humeur, votre stress, votre impulsivité, votre comportement vis-à-vis des autres et même vos capacités d'apprentissage.

Si les graisses ont une influence aussi considérable sur votre état d'esprit et votre humeur, c'est parce que votre cerveau est en grande partie formé de graisses. 50 à 60% de sa matière solide est constituée de graisses (c'est-à-dire de lipides). Ainsi, du point de vue de la physiologie humaine, l'expression "tête de lard" peut être prise au sens littéral. De plus, les lipides présents dans votre cerveau ne sont pas une réserve graisseuse (le type de graisse que vous amassez autour de vos hanches et de vos cuisses pour les temps de disette), mais une graisse "structurelle" (c'est-à-dire qu'elle forme les membranes cellulaires qui jouent un rôle crucial dans le fonctionnement de vos cellules).

Une autre caractéristique unique du cerveau est le fait que les neurones, c'est-à-dire les cellules qui transmettent les messages chimiques, sont très riches en acides gras oméga-3. *Il y a beaucoup plus de DHA dans vos neurones que dans vos globules rouges.*[1] Si vous avez une alimentation occidentale typique, c'est-à-dire relativement carencée en acides gras oméga-3 et en DHA, vous privez votre cerveau d'un composant essentiel et provoquez une diminution de votre capacité à apprendre et à mémoriser. Une des premières études animales montrant un lien entre les graisses alimentaires et l'intelligence fut publiée en 1975. Dans cette expérience, un groupe de rats reçut un régime riche en huile de carthame, une huile très riche en acides gras oméga-6 et ne contenant que des traces d'acides gras oméga-3. Un autre groupe reçut un régime riche en ALA, c'est-à-dire l'acide alpha-linolénique (l'acide gras oméga-3 précurseur de tous les autres oméga-3). Lorsqu'on soumit les rats au test du labyrinthe, ceux qui avaient été nourris avec de l'huile de carthame choisirent le bon chemin dans seulement 60% des cas, alors que ceux qui avaient été nourris avec un régime contenant des quantités adéquates d'oméga-3 obtenaient 90% de réussite.[2]

Un second groupe de chercheurs procéda à des tests qui mettaient cette fois des rongeurs en situation extrême. Une colonie de souris fut divisée en groupes nourris avec des régimes riches ou pauvres en acides gras oméga-3. Lors de cette expérience, ils placèrent les souris dans un bassin d'eau dans lequel ne se trouvait qu'un seul refuge (une petite plate-forme submergée, juste en dessous de la surface de l'eau). Les chercheurs chronométrèrent le temps mis par chaque souris pour rejoindre la plate-forme ; ils refirent les mêmes mesures les jours suivants. Sans exception, toutes les souris qui recevaient le régime enrichi en oméga-3 rejoignaient la plate-forme plus rapidement que les souris dont le régime était pauvre en oméga-3. Le second jour, par exemple, les souris enrichies en oméga-3 atteignaient le refuge en une moyenne de 42 secondes, tandis que les souris carencées en oméga-3 y parvenaient en 81 secondes.[3]

L'ALIMENTATION CÉRÉBRALE

Les acides gras oméga-3 nous aident-ils à apprendre et à mémoriser ? Des nouvelles en provenance des maternités semblent démontrer qu'il pourrait bien en être ainsi. Le lait maternel contient du DHA, mais les laits maternisés n'en contiennent pas (on n'exige pas encore l'addition de DHA aux aliments pour bébé aux Etats-Unis et en France, le DHA est totalement absent des formules pour nourrissons à l'exception de l'une d'entre elles). Ainsi, les bébés alimentés au sein accumulent plus de DHA dans leur cerveau et leurs rétines que les enfants nourris au biberon.[4] Les enfants allaités ont également une meilleure acuité visuelle que les enfants nourris au biberon et, des années plus tard, obtiennent de meilleurs scores aux tests standards de lecture, d'interprétation visuelle, de formation de phrases, d'aptitudes non-verbales et en mathématique.[5] Toutefois, les performances supérieures des enfants nourris au sein pourraient bien être liées à d'autres facteurs que la richesse du lait maternel en DHA, car les femmes qui allaitent leur enfant appartiennent plus souvent aux classes socio-économiques favorisées. Cependant, des études ont montré que le DHA est effectivement un élément clé du développement cognitif. Le chercheur Ricardo UAUY a comparé le cerveau et les aptitudes visuelles de trois groupes de bébés : des bébés allaités, des bébés nourris à partir d'une formule infantile standard (déficiente en oméga-3) et des bébés alimentés à partir de la même formule enrichie en huile de poisson. Un des tests qu'il utilisa est le "potentiel d'évocation visuelle", qui mesure la manière dont le cerveau réagit à des changements de séquences alternant figures noires et figures blanches projetées sur un écran vidéo. Il a trouvé que les bébés allaités au sein et ceux nourris avec des suppléments d'huile de poisson obtenaient des scores identiques, tandis que ceux recevant une formule standard affichaient des scores significativement inférieurs.[6]

Des enfants prématurés qui ont reçu des suppléments d'oméga-3 pendant quelques mois seulement ont mieux réussi des tests d'intelligence l'année suivante. Dans une étude menée au Département de Pédiatrie de l'Université du Tennessee, des enfants prématurés reçurent soit une formule infantile standard, soit une formule enrichie en DHA. Deux mois après le terme normal, tous les enfants furent nourris avec la formule standard (déficiente en DHA). Un an plus tard, les enfants des deux groupes furent confrontés au Test Fagan de l'Intelligence Infantile. Les résultats montrèrent que les bébés qui avaient reçu le DHA pendant deux mois traitaient les informations plus rapidement que ceux nourris avec la formule standard. Les chercheurs écrivirent : "Puisque nous avons arrêté d'administrer des compléments à l'âge de deux mois et que les effets ont été observés après l'âge de douze mois, cette étude démontre pour la première fois qu'un complément de DHA pendant une période relativement brève peut produire des effets significatifs sur l'attention visuelle future."[7]

Allaitement et intelligence

Plus longtemps un enfant est allaité, plus il accumule du DHA dans son cerveau. En fait, des études montrent que les enfants nourris au sein pendant au moins quatre mois ont d'aussi bons scores d'acuité visuelle que les enfants qui ont été allaités pendant toute l'enfance. Les bébés allaités moins de quatre mois affichent des scores inférieurs. Selon un groupe de chercheurs, "ces données mettent en évidence un besoin continu en acides gras oméga-3 ou en lait maternel pendant au moins les premiers quatre mois de la vie".[8]

Il existe aussi de nouvelles données étonnantes sur ce sujet avec des enfants en âge scolaire. Récemment, des chercheurs de l'Université de Purdue (USA) ont mesuré les taux d'acides gras essentiels chez 100 garçons âgés de six à douze ans. Ils découvrirent que les enfants avec les taux d'oméga-3 les plus élevés étaient aussi ceux qui avaient le moins de problèmes d'apprentissage.[9]

Relation entre acides gras oméga-3 et apprentissage

Une nouvelle théorie a été proposée pour expliquer comment les acides gras oméga-3 pourraient augmenter les capacités d'apprentissage. Le procédé d'apprentissage et de mémorisation implique la transmission de molécules diverses d'une extrémité nerveuse vers une autre. Ces molécules sont stockées dans de petits paquets appelés "vésicules synaptiques". Plus le nombre de vésicules synaptiques aux extrémités nerveuses est important et plus un grand nombre de molécules peut être transmis.

Dans une étude sur la capacité d'apprentissage, des rats furent nourris soit avec un régime carencé en acides gras oméga-3, soit avec un régime nutritionnellement équilibré. Initialement, les deux groupes de rats comptaient un nombre identique de vésicules synaptiques. Après un mois, les rats enrichis en oméga-3 avaient un nombre considérablement plus élevé de vésicules synaptiques à leurs extrémités nerveuses et réussissaient également beaucoup mieux les tests que les rats carencés en oméga-3.[11] Cette étude suggère qu'il y a probablement un lien direct entre la quantité d'acides gras oméga-3 dans votre régime, le nombre de vésicules synaptiques dans vos neurones, et votre capacité d'apprentissage.

D'après de nouveaux résultats scientifiques, on sait aussi que la prise de complé
ments d'oméga-3 peut augmenter les capacités mentales des adultes. Un certain
type d'onde cérébrale appelée "p300" est associée à l'apprentissage et à la mémoire.
Plus la vitesse de transmission est rapide, mieux le cerveau fonctionne. Cette
vitesse diminue avec l'âge et est notablement plus lente chez les gens qui souffrent de démence. Dans le but de vérifier si les oméga-3 influencent cette fonction
cérébrale particulière, 26 volontaires sains subirent un test permettant de mesurer
leur vitesse p300, grâce à des électrodes placées sur la boîte crânienne. Immédiatement après ce test, ils reçurent des compléments soit de DHA, soit d'EPA.
Deux heures plus tard, on mesura de nouveau leurs ondes cérébrales. Cette fois, la
vitesse p300 était significativement plus élevée chez les volontaires qui avaient
reçu les compléments de DHA. Pour paraphraser les chercheurs, "le DHA se comporte comme un médicament stimulant qui peut améliorer les fonctions cérébrales…
chez les personnes en bonne santé".[10]

En ajoutant du DHA (un des constituants principaux de l'huile de poisson) à votre
régime, vous réduisez probablement aussi les risques de démence. Ernst SCHAEFER
de l'Université de Tufts (USA) a montré que la quantité de DHA dans le sang à l'âge
de 65 ans est un paramètre prédictif possible pour évaluer les risques de devenir
sénile à un âge avancé. SCHAEFER détermina la quantité de DHA dans le plasma de
1137 vieillards sains.

Dans les neuf années qui suivirent, 64 sujets du groupe présentèrent une démence.
Ceux qui avaient le taux de DHA le plus bas au début de l'étude avaient un risque
supérieur de 160% de devenir sénile.[12] Cette constatation de SCHAEFER étaye les
résultats d'une autre enquête néerlandaise menée sur 51 personnes âgées. Dans
cette étude, les chercheurs constatèrent que les hommes qui mangeaient le plus de
poisson étaient ceux qui avaient le moins de chances de devenir sénile et que ceux
dont le régime était riche en acides gras oméga-6 avaient le plus de risques de souffrir de démence.[13]

Proposer des compléments d'acides gras oméga-3 à des patients atteints de
démence peut-il améliorer leurs conditions mentales ? Peut-être que oui. Dans une
étude pilote menée au Japon, 18 patients (âgés de 57 à 94 ans), présentant des
signes objectifs de démence, reçurent de 700 à 1400 mg de DHA chaque jour pendant 6 mois. 70% de ceux souffrant de démence à cause d'une insuffisance vasculaire cérébrale (démence cérébro-vasculaire) montrèrent des signes incontesta-
bles d'amélioration. Dans la même période, tous les patients "Alzheimer" virent leurs
conditions s'améliorer légèrement. Bien que l'influence du DHA sur les patients
souffrant de la maladie d'Alzheimer fut beaucoup plus modeste, les chercheurs
notèrent qu'un grand nombre de symptômes dont l'humeur, la démarche et la capacité à tenir une conversation s'améliorèrent. La conclusion des chercheurs fut : "les
résultats suggèrent qu'une huile riche en DHA est utile pour l'amélioration et la prévention des démences cardio-vasculaire et de type Alzheimer."[14]

Est-ce que l'alimentation peut influencer la dépression ?

Deux chercheurs de l'Institut National pour la Santé des USA, Joseph Hibbeln et Norman Salem, ont passé des années à étudier la relation entre les acides gras essentiels (AGE) et la dépression. Une découverte donna un coup d'accélérateur à leurs recherches : les gens qui mangent beaucoup de poisson souffrent peu de dépression. Au Japon, à Taiwan et à Hong Kong par exemple, la consommation de poisson est élevée et le taux de dépression est faible. Les Japonais constituent un exemple frappant. Le régime traditionnel japonais contient à peu près quinze fois plus d'acides gras oméga-3 que le régime américain.[15] Des études minutieuses montrent que les Japonais souffrent dix fois moins de dépression que les Américains.[16] La différence est encore plus prononcée chez les personnes âgées. Environ 44% des Américains âgés présentent des symptômes de dépression contre seulement 2% des vieillards japonais. Les taux de dépression les plus faibles au Japon sont enregistrés dans les villages de pêcheurs. En 1995, une équipe de psychiatres alla interviewer les vieux habitants d'une communauté de pêcheurs japonais et ne décelèrent aucun cas de dépression clinique.[17]

L'équilibre en AGE dans le régime semble influencer également la sévérité des dépressions. Des malades mentaux australiens, dont le sang contenait des taux élevés en acides gras oméga-6 et faibles en acides gras oméga-3, avaient plus de risques d'être atteints de dépression sévère que ceux dont le sang présentait des rapports en acides gras plus équilibrés.[18]

Hibbeln et Salem suggèrent que l'épidémie de dépression aux Etats-Unis pourrait être liée aux déséquilibres alimentaires. Ces 50 dernières années, les Américains ont mangé de plus en plus d'acides gras oméga-6 et de moins en moins d'acides gras oméga-3. Pendant la même période, nous avons pu constater une augmentation régulière de la fréquence de la dépression. Les gens nés après 1945 ont au moins vingt fois plus de risques de souffrir d'épisodes de dépression que ceux nés avant 1934.[19] De plus, la dépression frappe de plus en plus tôt dans la vie. On estime qu'aux Etats-Unis, 500 000 enfants de l'enseignement primaire prennent maintenant des antidépresseurs. Chez les adolescents, le taux élevé de dépression se traduit par un nombre élevé de suicides et de tentatives de suicide. Le taux de suicide chez les adolescents a triplé depuis 1960 et devient la troisième cause de mortalité parmi les adolescents aux USA.[20]

Mangez du poisson, soyez heureux

Hibbeln et ses collègues conduisent actuellement une étude pour savoir si des compléments d'oméga-3 peuvent atténuer les symptômes de la dépression. Un groupe de patients dépressifs reçoit soit des placebos, soit 2 g de DHA par jour. Les changements de l'humeur et les taux de sérotonine des patients sont soigneusement enregistrés pendant toute la durée de l'étude. La sérotonine est le neurotransmetteur du "bien-être", dont on peut stimuler aussi la sécrétion avec des antidépresseurs tels que le Prozac et le Zoloft.

En attendant les résultats de cette étude et d'autres du même type, nous pouvons déjà examiner quelques indices recueillis par des médecins qui ont déjà traité leurs patients avec des acides gras oméga-3, comme par exemple le docteur Robert BURDON, un médecin qui exerçait il y a plus de 300 ans. Pour traiter la dépression, BURDON donnait régulièrement à ses patients un régime riche en huile de poisson et pauvre en tout autre type de graisses. Si un patient était atteint de dépression sévère, il recommandait un régime de deux semaines à base de cervelle de bœuf. La cervelle de bœuf, nous le savons aujourd'hui, est une excellente source de DHA.[21]

En Italie, des médecins perpétuent une longue tradition consistant à traiter les patients dépressifs avec des extraits de cerveaux de vache, appelés "phosphatidylsérine". Dans une étude pilote, 10 femmes âgées dépressives ont reçu cet extrait pendant 30 jours. A la fin de l'étude, ces femmes étaient moins déprimées, plus sociables, moins anxieuses, moins irritables et avaient de meilleurs résultats aux tests de mémoire à long terme.[22] SALEM suggère que l'ingrédient actif dans ces substances antidépressives est le DHA. "Le DHA représente 40% en poids de la phosphatidylsérine", dit-il. "Il est possible que les études italiennes testent en réalité l'effet bénéfique des acides gras oméga-3 sur l'humeur."

Un des premiers médecins américains à traiter des patients avec des acides gras oméga-3 est Donald O. RUDIN, l'ancien directeur du Département de biologie moléculaire de l'Institut psychiatrique de Pennsylvanie. Au début des années 1980, il mit au point une étude sans groupe contrôle, dans laquelle il donna de l'huile de graines de lin à 44 personnes souffrant de problèmes mentaux. L'huile de graines de lin est une excellente source d'ALA. La dose variait de 2 à 6 cuillères à soupe par jour. Il fut étonné de constater que chez certains patients, l'humeur s'était améliorée et les signes de dépression avaient disparu, et ceci dans les deux heures qui suivaient l'ingestion de l'huile.[23] Après quelques jours, il observa un changement d'humeur remarquable chez une de ses patientes, dépressive chronique. "Trois jours après le début du traitement consistant en une prise quotidienne de 6 cuillères à soupe d'huile de graines de lin, cette patiente montrait des signes d'augmentation d'énergie physique et une exubérance inattendue. Cette femme prétendit que l'huile de graines de lin lui procurait la seule sensation de réel bonheur qu'elle n'ait jamais connu dans sa vie."[23] Après 6 à 8 semaines, la majorité de ses patients dormaient mieux, avaient plus d'énergie et se sentaient moins dépressifs et moins anxieux. Lorsqu'il utilisait des compléments d'oméga-6 à la place des oméga-3 ou supprimait totalement tout type de compléments, les symptômes des patients réapparaissaient. RUDIN se rendit compte que l'huile de graines de lin, prise à très forte dose, avait un tel effet sur l'humeur de certaines personnes qu'elle pouvait même les rendre maniaques, leur donner des idées de compétition, des insomnies et parfois des sensations d'euphorie. "Des doses plus raisonnables leur donnaient une vision plus rationnelle de la réalité", commenta-t-il.[24]

Des cas historiques comme celui-ci sont très intéressants, mais ne sont pas à proprement parler des preuves scientifiques. HIBBELN croit que les acides gras oméga-3 peuvent effectivement soulager la dépression, mais évite des conclusions trop hâtives. "En temps que médecin, je ne peux recommander à personne de prendre des acides gras oméga-3 pour traiter un désordre mental, quel qu'il soit. Les essais qui prouvent leur efficacité ne sont pas assez nombreux. Les observations faites jusqu'à présent sont étonnantes et encourageantes, mais ne sont en aucun cas concluantes. La consommation de compléments d'oméga-3 semble certes tout à fait inoffensive, mais on ne peut pas encore affirmer qu'elle soit réellement utile. Tout le monde 'saute dans le train' sans réelle certitude ! Dans quel-ques années, nous aurons plus d'informations à ce sujet." '

Ceci dit, comme pratiquement tous les chercheurs dans ce secteur, Hibbeln a décidé d'enrichir son propre régime en acides gras oméga-3. Il déclare qu'actuelle-ment, il mange beaucoup de poisson.

Et Hibbeln avait raison, probablement plus qu'il ne le croyait, quand il prononçait ses mots en 1997. En effet, depuis, plusieurs essais randomisés (comportant un groupe témoin recevant un placebo) ont été publiés et confirment de façon exceptionnelle ce que Hibbeln et quelques autres soupçonnaient depuis une ou deux décades. C'est le Docteur Stoll de Harvard qui, le premier, a démontré l'efficacité des oméga-3 dans la dépression et la psychose maniaco-dépressive.[25] D'autres investi-gateurs, le Docteur Puri à Londres,[26] le Docteur Nemets en Israël[27] et le Docteur Peet en Angleterre[28] ont retrouvé les mêmes tendances. Ces résultats ouvrent des perspectives extraordinaires pour le traitement de divers syndromes dépressifs et pour comprendre les mécanismes qui les font naître. Déjà, ces théories se diffusent dans nos sociétés grâce à des ouvrages qui, bien que destinés au grand public,[29,30] instruisent aussi un corps médical encore timide.

L'ALCOOLISME

L'alcoolisme et la dépression vont souvent de pair. 16 à 50% des alcooliques souf-frent de dépression et ce taux peut grimper jusqu'à 70% dans les cas d'alcoolisme les plus graves. La relation entre la consommation d'alcool et les états dépressifs est bien connue ; il faut savoir que l'alcool à fortes doses est une des rares sub-stances capables d'entraîner une fuite du DHA du cerveau. Selon le docteur Salem du National Institute of Health des USA, "le cerveau empêche le DHA de se mobi-liser. [...] Il est capté dans le cerveau avec fermeté, même lorsqu'il est totalement absent de l'alimentation. Nous pouvons donner à des rats des régimes pauvres en matières grasses pendant au moins un an – ce qui représente la moitié de leur espérance de vie – sans observer de changement dans les taux de DHA de leur cer-veau". Mais il a également démontré qu'une seule consommation d'alcool par ces rats entraîne une diminution du taux de DHA dans le cerveau en quelques heures. On observe le même phénomène avec des chats. "Nous avons donné à des chats une petite dose d'alcool chaque jour et nous avons pu mettre en évidence une perte de DHA au niveau de leur cerveau et de leurs rétines. [...] Dans une autre expérience, on a laissé des singes Rhésus consommer librement de l'alcool pen-dant 3 ans. Bien que les singes soient moins attirés par l'alcool que beaucoup d'êtres humains, leur cerveau présentait aussi des pertes de DHA."

SALEM est un autre chercheur dont le travail dans le domaine des AGE a complètement changé ses habitudes alimentaires. "J'ai augmenté ma consommation d'acides gras oméga-3, je choisis du poisson et du poulet à chaque fois que c'est possible. J'évite également les huiles oméga-6. Je n'utiliserai pas les huiles de maïs, de carthame ou de tournesol, par exemple." Tous ces changements sont au centre du **Plan Oméga**.

LA DÉPRESSION DU POST-PARTUM

Immédiatement après une naissance, les femmes ont un risque important (six fois plus élevé que dans une période normale) de souffrir de sérieux désordres mentaux, un risque qui d'ailleurs demeure assez haut pendant les deux années suivantes.[31] Les changements hormonaux et le stress parental sont deux des causes possibles ; une troisième pourrait être un déficit en acides gras oméga-3.

Les acides gras oméga-3 sont essentiels pour le développement normal du cerveau de l'embryon, tout spécialement pendant les trois derniers mois de gestation, lorsque le volume du cerveau triple. Si la future mère ne peut pas recevoir suffisamment d'acides gras oméga-3 par son alimentation, le fœtus va littéralement piller ses réserves – y compris celles de son cerveau. Des analyses biologiques montrent que *les jeunes mamans ont la moitié du taux normal sanguin d'acides gras oméga-3*.[32] D'ailleurs, il y a quelques dizaines d'années, il était courant de prendre de l'huile de foie de morue au cours de la grossesse. Les femmes qui allaitent ont des taux sanguins en DHA encore plus faibles parce qu'elles continuent à subvenir aux besoins de leur bébé en acides oméga-3. Si une femme ne reconstitue pas ses réserves en ces nutriments essentiels après chaque naissance, ses taux d'oméga-3 deviendront de plus en plus faibles à chaque nouvelle grossesse.[33] Certaines personnes prétendent que c'est la raison pour laquelle les premiers-nés obtiennent de meilleurs scores aux tests d'intelligence. Jusqu'à présent, on attribuait cette supériorité mentale bien connue des premiers-nés au fait qu'ils passaient plus de temps en tête-à-tête avec leurs parents du fait de leur unicité. On suggère maintenant qu'un apport plus généreux en DHA maternel pourrait être la cause de leurs capacités cognitives supérieures.

Jusqu'à présent, personne n'a conduit d'étude pour vérifier si les acides gras oméga-3 pouvaient réduire le risque de dépression postnatale. Cependant, le fait que ces nutriments soient essentiels au développement de l'embryon constitue un argument valable pour en recommander un apport suffisant chez la femme enceinte. Un groupe de *chercheurs de la Clinique Mayo* va plus loin et conseille aux femmes d'équilibrer leur alimentation avant la conception : "le système nerveux des générations à venir se développe pendant la grossesse et *il convient d'introduire les compléments chez toutes les femmes en âge de procréer*. Un cerveau ne peut pas se construire normalement sans un apport adéquat en acides gras oméga-3 et il est bien possible qu'il n'y ait pas de possibilités de réparer les effets d'une carence en acides gras oméga-3 après la formation du système nerveux."[32]

Eviter l'hyperactivité et les troubles de l'attention

Une des conséquences d'un déficit en acides gras oméga-3 pendant la croissance pourrait être un risque accru de développer des troubles de l'attention, un dysfonctionnement aussi appelé "syndrome de l'enfant hyperactif" c'est-à-dire, en anglais, "attention-deficit hyperactivity disorder" ou ADHD. On considère que cinq enfants sur cent en âge scolaire souffrent d'ADHD qui devient, en fait, le problème comportemental infantile le plus répandu. Ces dernières années, on a également diagnostiqué ce trouble chez des centaines de milliers d'adultes. Les symptômes incluent, outre l'hyperactivité, des réactions impulsives, des difficultés à se concentrer et à planifier quoi que ce soit. Quand un enfant souffre d'ADHD, il faut continuellement lui rappeler : "Calme-toi et sois attentif !" et "Réfléchis avant d'agir !". En attendant qu'on leur prescrive de manger du poisson au souper, le traitement de base consiste à leur donner des médicaments psychotropes.

Des chercheurs découvrirent un lien entre les acides gras et l'ADHD lorsqu'ils se rendirent compte que les enfants présentant les symptômes de cette maladie avaient significativement moins d'EPA et de DHA que les autres. Les garçons dont le comportement était le plus déviant avaient également les niveaux les plus bas en DHA.[34] En particulier, ils étaient les plus hyperactifs, les plus impulsifs et les plus anxieux. Ils étaient sujets à des crises de colère et souffraient de troubles du sommeil (difficultés à s'endormir et à se lever le matin).[35] Une étude pilote est en cours à l'Université Purdue dans le but de vérifier si des suppléments d'acides gras oméga-3 peuvent faire disparaître ces symptômes.

Les comportements violents et impulsifs

On a également associé un déficit en acides gras oméga-3 à des comportements anormaux chez les adultes, y compris des comportements impulsifs et agressifs. Lors de tests sanguins dans un groupe de criminels violents, on a trouvé qu'ils avaient des taux de DHA inférieurs à ceux normalement mesurés chez des personnes sans antécédents violents.[36] Un phénomène similaire a été observé chez les primates. Lorsqu'on nourrit des singes mâles avec un régime caractérisé par un rapport acides gras oméga-6/oméga-3 élevé (33 à 1), ils deviennent plus combatifs, bagarreurs, prompts à bousculer les autres et à mordre.[37]

Il est maintenant prouvé que le niveau de base d'agressivité résultant du stress quotidien chez des gens normaux peut être diminué par l'ingestion d'acides gras oméga-3. Ainsi, une équipe de chercheurs japonais donna soit des placebos, soit des compléments d'oméga-3 à un groupe de collégiens. L'étude commença au milieu des vacances scolaires d'été, dans des conditions de stress minimum, et fut poursuivie jusqu'à la semaine pénible des examens finaux. Pendant cette semaine d'examen, les étudiants qui avaient reçu le placebo marquaient les scores les plus élevés aux tests d'agressivité, tandis que ceux qui avaient reçu les compléments d'oméga-3 parvinrent à conserver des relations interpersonnelles normales.[38]

Les compléments d'oméga-3 peuvent également atténuer certaines manifesta-
tions physiques du stress mental. A l'aide d'un appareil adapté, des chercheurs
ont mesuré en continu la pression artérielle d'un groupe d'hommes hypertendus,
soit au repos, soit soumis à un test stressant de mathématiques et d'expression ver-
bale. Comme prévu, on observa chez tous une brusque augmentation de la tension artérielle lors de l'exercice mental. Pendant les deux semaines suivantes, ces
hommes reçurent un placebo ou un complément à base d'huile de graines de lin
(60 mL, soit 4 cuillères à soupe). A la fin de cette période, on répéta le test. Cette
fois, on remarqua chez ceux qui avaient reçu les compléments d'oméga-3 une augmentation notablement inférieure de la tension artérielle au cours du test. Un autre
effet positif inattendu fut la diminution de leurs triglycérides, de leur cholestérol total
et de leur mauvais cholestérol-LDL, tandis que leur bon cholestérol-HDL augmenta.[39]

Finalement, récemment, HIBBELN rapporta dans une étude écologique internationale
qu'il y avait une relation inverse entre la consommation moyenne de poisson dans
une population et la mortalité par homicide dans cette même population.[40]

LA PERSONNALITÉ ET LE RISQUE DE MALADIE CARDIAQUE

Il y a quelques années, on considérait que les maladies cardiaques étaient plus fréquentes chez les personnes au comportement dit de "type-A" – esprit de compétition,
perfectionnisme, impatience, personne pressée et agressive. A l'heure actuelle,
seule l'agressivité, comportement dit de "type-H", est considérée comme le facteur
de personnalité pouvant avoir une influence sur le risque cardiaque. Une enquête
récente a montré que les étudiants en médecine qui marquent les points les plus
élevés sur l'échelle d'agressivité ont sept fois plus de risques de mourir à la cin-
quantaine que leurs compagnons de cours plus dociles,[41] la différence de longévité
étant largement due à une augmentation de l'incidence des crises cardiaques.

Les gens déprimés ont également plus de risques d'être atteints de maladies cardiaques. En fait, une personne qui a déjà subi un épisode de dépression sévère risque
un problème cardiaque quatre fois plus que la moyenne. Pour expliquer la relation
entre agressivité, dépression et maladies coronariennes, certains chercheurs ont suggéré que les hormones du stress produites pendant les dépressions ou périodes
d'angoisse étaient la réelle cause du problème. D'autres se sont demandés si les
gens agressifs et dépressifs n'étaient pas plus vulnérables aux comportements autodestructeurs liés à la consommation d'alcool et de cigarettes, et n'étaient pas plus
négligents vis-à-vis de leurs traitements cardiaques. Aujourd'hui, on a émis une troisième hypothèse. Dans un article récent, HIBBELN et SALEM ont suggéré qu'un déficit
en acides gras oméga-3 pourrait bien être la cause des trois problèmes – maladies
coronariennes, agressivité et dépression.[17] En d'autres termes, il est bien possible
que les sautes d'humeur ne soient pas la cause des maladies cardiaques, mais elles
pourraient résulter d'un déficit sous-jacent en acides gras oméga-3, également responsable des problèmes cardiaques.

Rendre une vie plus supportable aux patients schizophrènes

La schizophrénie est une maladie mentale dévastatrice qui se déclare généralement au début de l'âge adulte. De nouveaux médicaments antipsychotiques ont permis à de nombreux schizophrènes de fonctionner de manière minimale en société, mais ils n'ont pas réussi à atténuer tous les symptômes gênants. Récemment, trois groupes indépendants de chercheurs ont trouvé que les schizophrènes ont des taux anormalement bas de DHA. Stimulé par ces découvertes, un quatrième groupe se mit à traiter vingt patients schizophrènes avec de l'huile de poisson. La thérapie fut bien tolérée et atténua les deux types de symptômes communément rencontrés chez les schizophrènes : les "symptômes positifs", tels que psychose paranoïaque et hallucinations, et les "symptômes négatifs", tels que isolement social et perte d'émotivité. Chez certains patients, il y eut également une atténuation des mouvements anormaux involontaires appelés "dyskinésies", un effet secondaire commun des traitements psychiatriques prolongés. Les chercheurs conclurent que les acides gras oméga-3 présentaient "de nouvelles possibilités thérapeutiques innovantes."[42]

Que conclure ?

Ces découvertes à propos d'un lien entre les AGE et le cerveau ont ouvert un nouveau domaine de recherche très prometteur. *A ce stade, il s'agit plus de promesses que de faits établis.* Cependant, les données actuelles sont plus que suffisantes pour que tous ceux qui désirent profiter au maximum de leurs facultés mentales et jouir au mieux de la vie essaient de suivre les Points Principaux du **Plan Oméga**. Selon les paroles prophétiques d'Hippocrate, "une alimentation bonne pour le cœur est probablement également bonne pour l'esprit".

CONCLUSIONS

❚ Le type de graisses présent dans votre régime alimentaire peut influencer votre mémoire, votre humeur, votre réaction au stress et votre capacité d'apprentissage.

❚ Votre cerveau contient une grande proportion de graisses. Ces graisses sont dites "structurelles". Elles participent à la formation des membranes cellulaires et jouent un rôle vital dans le fonctionnement des cellules cérébrales. Votre cerveau est particulièrement riche en acide gras oméga-3 DHA.

❚ Le lait maternel contient du DHA, mais les laits maternisés dans certains pays comme les Etats-Unis n'en contiennent pas. Les bébés allaités aux sein obtiennent des scores plus élevés dans un grand nombre de tests standardisés par rapport aux enfants nourris au biberon. Le DHA améliore le fonctionnement du cerveau chez l'enfant, l'adulte et la personne âgée.

❚ La dépression est en relation avec un taux sanguin de DHA bas.

❚ Les fortes consommations d'alcool provoquent la fuite du DHA du cerveau chez l'animal. De 16 à 50% des alcooliques et jusqu'à 70% des très grands buveurs chroniques souffrent de dépression.

❚ Lorsqu'une femme enceinte ne reçoit pas suffisamment d'acides gras oméga-3 à partir de son alimentation, le fœtus "vole" ces acides gras aux tissus maternels. Si une femme a plusieurs enfants et ne reconstitue pas ses réserves en AGE, le niveau de DHA va diminuer lors de chaque grossesse successive. Il y a une corrélation entre un manque de DHA et la dépression postnatale.

❚ Les tests sanguins chez les enfants hyperactifs souffrant de troubles de l'attention, ou ADHD, montrent des taux anormalement bas en acides gras oméga-3. Ceci est associé aux crises de colère, à l'impulsivité, aux troubles du sommeil et à l'incapacité à se concentrer.

❚ De nombreuses études ont montré que les adultes délinquants violents ont des taux d'acides gras oméga-3 anormalement bas.

❚ Les personnes déprimées, agressives et colériques sont plus sujettes aux crises cardiaques. Une carence en acides gras oméga-3 pourrait bien être à l'origine à la fois des troubles de l'humeur et des problèmes cardiaques.

❚ Statistiquement, les schizophrènes ont des taux de DHA anormalement bas. Une petite étude a montré que des compléments d'oméga-3 soulagent certains de leurs symptômes.

9. Le Plan Oméga
et le contrôle de votre système immunitaire

➜ Créer un système immunitaire intelligent

Les consommateurs consacrent chaque année des millions de dollars à l'achat de vitamines, d'herbes et d'hormones dans l'intention de stimuler leur système immunitaire. Ce qu'ils ne réalisent probablement pas, c'est que bien des problèmes de santé – aussi divers que les allergies, l'asthme, le diabète, l'athérosclérose, l'arthrite, les rhumatismes, la maladie de Crohn, le lupus, les scléroses multiples, les maladies de Parkinson et d'Alzheimer, le zona, le psoriasis, les bronchites et les colites – ne sont pas le résultat d'un système immunitaire affaibli, mais plutôt "hyperactif", ou dont l'activité est mal orientée. Clairement, la solution réside dans le maintien d'un système immunitaire intelligent, qui sait quand et quoi attaquer et quand arrêter son attaque. L'équilibre des acides gras essentiels décrit dans le **Plan Oméga** vous aide à conserver un système immunitaire intelligent.

Que nous enseignent les Eskimos et les Méditerranéens ?

Les chercheurs en médecine savent depuis un certain temps que les acides gras oméga-6 sont pro-inflammatoires. La consommation d'huiles oméga-6 stimule la production en plus grande quantité, par votre corps, d'un certain nombre de substances qui peuvent provoquer fièvre, irritation et œdèmes.[1] Ces substances jouent un rôle clé dans l'étiologie de nombreuses maladies inflammatoires, telles que l'arthrite rhumatoïde, les arthrites inflammatoires, les colites, certaines dermatites, les gingivites et les bronchites. Dans l'espoir de bloquer ces symptômes, beaucoup de patients s'orientent vers des médicaments anti-inflammatoires non-stéroïdiens (appelés NSAID c'est-à-dire, en anglais, Non Steroidal Anti-Inflammatory Drugs) comme l'aspirine, l'ibuprofène ou les drogues stéroïdiennes, plus fortes, mais aussi plus dangereuses.

Il pourrait être possible d'améliorer cette situation avec les acides gras oméga-3 qui constituent un remède plus sain et plus naturel. Jusqu'aux années 1970, avant que les chercheurs commencent à s'intéresser à la santé des Eskimos du Groenland, on était peu conscient du fait que les acides gras oméga-3 puissent "calmer" un système immunitaire hyperactif. Une des observations clés fut que les Inuits étaient très rarement affectés par des maladies immunitaires comme le diabète et l'asthme. Les chercheurs soupçonnaient que leur régime alimentaire à base de produits de la mer, et donc très riche en acides gras oméga-3, était à la base de ce phénomène.

Cette théorie déclencha de nombreuses enquêtes qui révélèrent que les individus se nourrissant principalement de poissons présentaient des risques bien moindres de souffrir d'arthrite, d'asthme, d'emphysème, de bronchite, de maladie de Crohn, de scléroses multiples et de psoriasis.

L'importance des habitudes alimentaires dans le maintien d'un système immunitaire calme et équilibré (ne se mobilisant que dans des circonstances appropriées) se retrouve dans une étude récente où des investigateurs grecs ont étudié les habitudes alimentaires d'une population de 2300 sujets en bonne santé, et ont examiné si ceux qui se nourrissaient de la façon la plus traditionnellement méditerranéenne avaient un système immunitaire différent de ceux qui étaient peu "méditerranéens" dans leur façon de s'alimenter. Les paramètres "immunitaires" étudiés étaient certes un peu grossiers mais les différences pour certains furent importantes. Ainsi, les "plus méditerranéens" avaient une protéine C réactive et des concentrations d'inter-leukine-6, de fibrinogène et de TNF-alpha (ainsi qu'une numération leucocytaire) signi-ficativement plus basses que les "moins méditerranéens". Ces résultats indiquent que le système immunitaire est contrôlé en partie par notre alimentation.

Aujourd'hui, les chercheurs en médecine vont encore plus loin et commencent à traiter les maladies immunes avec des suppléments d'acides gras oméga-3. Les résultats sont encourageants et, dans certains cas, extrêmement bénéfiques. La nouvelle est d'autant plus intéressante que les médicaments destinés au traitement des maladies immunes peuvent avoir de sérieux effets secondaires. Par exemple, les substances stéroïdiennes peuvent augmenter vos risques d'infection, votre pression artérielle, votre glucose sanguin, influencer votre humeur, perturber votre sommeil et favoriser la rétention d'eau. Les grands consommateurs de médica-ments anti-inflammatoires non-stéroïdiens ont trois fois plus de risques d'avoir des troubles gastro-intestinaux sévères comme des ulcérations, des perforations et d'autres problèmes qui peuvent entraîner une hospitalisation et parfois la mort. Les thérapies au moyen de rayonnements UVB, une pratique fréquente pour le traite-ment du psoriasis, rendent les patients plus vulnérables aux mélanomes, un type mortel de cancer de la peau. En lisant ce chapitre, vous découvrirez qu'un apport équilibré en acides gras essentiels permet au moins de réduire les doses de NSAID quand l'usage de ces médicaments reste indispensable.

ETEINDRE LE FEU DE L'INFLAMMATION CHRONIQUE

L'inflammation fut décrite pour la première fois par HIPPOCRATE comme un état carac-térisé par des rougeurs (rubor), de la chaleur (calor), de la douleur (dolor) et des gon-flements (tumor). C'est à cause de ces phénomènes de rubor, calor, dolor et tumor que les gens considèrent l'inflammation comme un phénomène indésirable. Mais, en réalité, il s'agit d'une composante essentielle de la guérison. Supposons que vous ayez une écharde de bois dans le doigt et que celui-ci soit infecté. Sans que vous n'en soyez réellement conscient, des cellules de votre système immunitaire ont détecté la présence de bactéries et ont sécrété des substances, appelées histamines, qui augmentent le flux sanguin vers votre doigt en dilatant les micro-vaisseaux sanguins qui l'irriguent. Vous constatez que votre doigt devient chaud. Au fur et à mesure du gonflement des vaisseaux sanguins, ceux-ci deviennent plus perméables et laissent ainsi passer et migrer des globules blancs vers le site d'infection. Les globules blancs baignent dans un liquide transparent (sérosité) qui inonde le site infecté et dilue les substances nocives. Dès que les globules blancs entrent en scène, ils ingèrent et détruisent les bactéries incriminées en les bombardant de substances nocives appelées "radicaux libres". Dans leur zèle, les globules blancs absorbent de plus en plus de bactéries jusqu'à ce qu'ils deviennent tellement distendus qu'ils explosent. Les résidus cellulaires se mélangent alors au fluide transparent pour produire cette substance visqueuse appelée "pus". Lorsque l'invasion bactérienne est maîtrisée, le gonflement disparaît, votre doigt refroidit et la vie reprend son cours normal. Grâce à la réponse inflammatoire, une infection qui aurait pu se répandre dans tout votre corps a été isolée et vaincue.

Chez certaines personnes et dans certaines circonstances cependant, l'inflammation peut devenir plus dangereuse qu'utile. Par exemple, lorsque trop de globules blancs se rassemblent autour d'un site d'infection, générant tellement de radicaux libres que les tissus sains aux alentours en sont altérés. Ou lorsque les globules blancs restent actifs bien après que l'ennemi soit vaincu, causant une inflammation chronique. Ou encore, lorsque votre système immunitaire se met à réagir à des substances peu nocives comme les mites, le pollen d'ambroisie, les poils de chat, vous causant tous les désagréments caractéristiques de l'inflammation sans le moindre bénéfice.

Jusqu'à un certain point, la vulnérabilité aux maladies inflammatoires est héréditaire. Les Afro-Américains, par exemple, sont plus sujets aux allergies et inflammations chroniques. L'hypothèse la plus répandue est que leur système immunitaire devient hyperactif parce qu'ils sont génétiquement prédisposés à combattre les bactéries et les autres parasites omniprésents en Afrique.

COMMENT LES ACIDES GRAS OMÉGA-3 LIMITENT-ILS LA MOBILISATION DES GLOBULES BLANCS ?

Une substance clé utilisée par le corps pour la mobilisation des globules blancs s'appelle "leucotriène B_4" ou LTB_4. Celle-ci est produite à partir d'acide arachidonique (AA), le plus important des acides gras oméga-6 sur le plan hormonal. Plus votre corps contient d'AA, plus importante est la production de LTB_4. La plupart des maladies inflammatoires chroniques sont caractérisées par une surproduction de LTB_4.

Les acides gras oméga-3 sont transformés quant à eux en une substance apparentée, appelée "leucotriène B_5" ou LTB_5. Celle-ci mobilise également les globules blancs, mais avec une efficacité trente fois moindre. Si vous mangez plus d'acides gras oméga-3 et moins d'acides gras oméga-6, vous remplacez un puissant recruteur de globules blancs par un autre, plus raisonnable, réduisant ainsi votre risque d'inflammation chronique et inappropriée.

Nous savons maintenant que les acides gras oméga-3 peuvent freiner un système immunitaire incontrôlable,[2] en partie, en ralentissant la mobilisation des globules blancs. En effet, lorsqu'une partie de votre corps est infectée, les globules blancs chasseurs de bactéries doivent être dirigés vers le site d'infection. Pour leur montrer le chemin, votre organisme produit une sorte de piste chimique attractive. Les acides gras oméga-3 peuvent rendre cette voie moins attractive, limitant ainsi le nombre de globules blancs qui entrent en scène.

Les acides gras oméga-3 peuvent bloquer l'inflammation d'une autre façon – en envoyant à vos gènes un message qui demande de réduire la production d'une importante protéine signal appelée interleukine-1 ou IL-1. Une surproduction d'IL-1 est impliquée dans un grand nombre de maladies, incluant toutes celles mentionnées dans l'illustration ci-jointe. Enrichir votre régime en acides gras oméga-3 peut diminuer de 50% votre taux de production d'IL-1, un effet semblable à celui obtenu avec certains médicaments stéroïdiens.[3]

Depuis la première rédaction de ce volume, on a découvert que la production d'autres substances pro-inflammatoires (TNF, IL-6 notamment) était diminuée par les acides gras oméga-3, confirmant la théorie brièvement exposée ci-dessus.

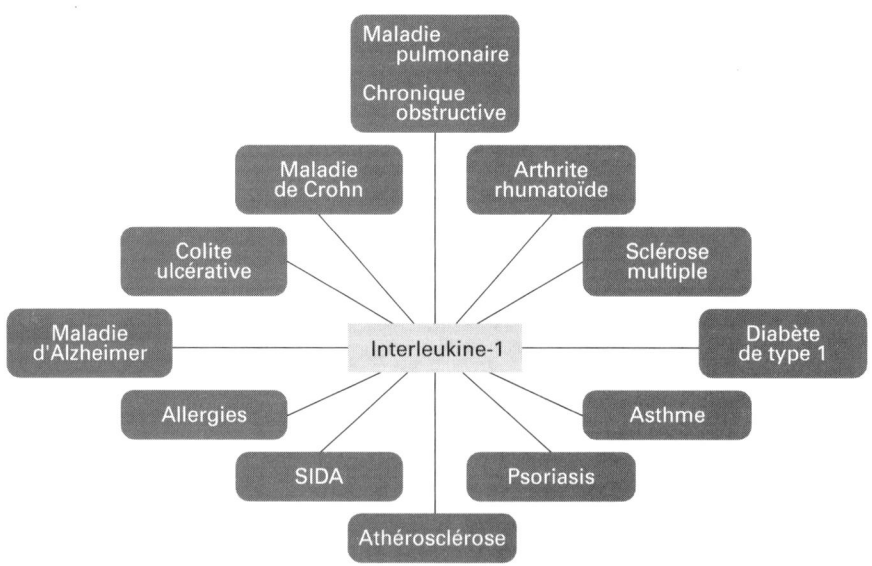

9.1 - L'interleukine-1 est associée à de nombreuses maladies inflammatoires

L'interleukine-1 apparaît au centre de pathologies inflammatoires multiples. Cela illustre le rôle de l'inflammation chronique (même de bas niveau) dans le développement de ces maladies. Les acides gras oméga-3 tendent à diminuer la production d'interleukine-1 et le niveau d'inflammation dans les organes et tissus considérés.

MALADIES AUTO-IMMUNES

Souffrir d'une maladie auto-immune est un peu comme être atteint par un missile mal guidé. Au lieu d'attaquer l'ennemi, votre système immunitaire se détourne de sa mission et s'attaque à vos propres cellules saines. Le type de maladie qui se développe alors dépend du type de cellules attaquées. Si votre système immunitaire s'attaque à la paroi de vos neurones par exemple, vous souffrez de sclérose multiple. S'il détruit les cellules productrices d'insuline de votre pancréas, vous développez un diabète de type 1. S'il s'attaque au cartilage de vos os et de vos articulations, vous souffrez d'arthrite.

Un type particulier de globules blancs appelés cellules T auto-réactives est responsable de nombreuses maladies immunes. Les cellules T normales font partie des plus importantes cellules de votre système immunitaire parce qu'elles sont programmées pour déclencher une attaque instantanée sur une cible très spécifique. Une cellule T peut avoir été fabriquée sur mesure pour s'attaquer au virus de la polio, une autre à celui de l'hépatite B, une troisième au virus du SIDA, etc. Chacune des milliards de cellules T de votre corps a sa propre cible. Dès qu'une de ces cellules reconnaît sa "proie", une réaction en chaîne complexe conduisant à la multiplication de cette cellule en plusieurs centaines de milliers de clones est déclenchée. En quelques heures, on assiste à la formation d'un bataillon de cellules T spécifiques, prêtes à attaquer l'ennemi.

Malheureusement, il arrive que certaines de vos cellules T soient programmées pour attaquer les cellules saines de votre corps. Ceci est vrai pour chacun d'entre nous, même pour les très jeunes enfants en parfaite santé. Si ces cellules indésirables ne sont pas détruites, elles deviennent la cause de maladies auto-immunes. Votre thymus est responsable du tri de ces cellules. Il filtre constamment les cellules T, et celles qui représentent un danger potentiel pour votre organisme reçoivent un ordre d'autodestruction. Ce garde du corps essentiel est déficient chez les personnes qui souffrent de maladies auto-immunes : des cellules T auto-réactives rentrent et sortent intactes du thymus. On a découvert récemment que les acides gras oméga-3 pourraient accélérer la destruction des cellules T mal orientées.[4]

Dans les pages suivantes, sont décrites un certain nombre de maladies qui peuvent être évitées, ou dont les symptômes peuvent être atténués, grâce à un équilibre en acides gras conforme au besoin de votre corps. Il est probable que cette information vous sera personnellement utile ou sera utile à l'un de vos proches.

RHUMATISME ARTHRITIQUE

Il existe deux types d'arthrite : l'arthrose et l'arthrite inflammatoire. L'arthrose est causée par l'usure des articulations avec l'âge. L'arthrite inflammatoire (AI) est une maladie inflammatoire chronique qui s'attaque aux tissus conjonctifs et aux os, en particulier au niveau des articulations.

Plus de six millions d'Américains souffrent d'AI, dont trois fois plus de femmes que d'hommes. Les premiers signes de la maladie apparaissent en général à l'âge mûr. La cause sous-jacente de cette maladie est la production par votre corps d'anticorps qui s'attaquent à une protéine particulière, appelée IgG. Lorsque les anticorps attaquent cette protéine, de larges complexes protéiques se forment, causant une réaction d'hypersensibilité qui se transforme en inflammation chronique. Pour toutes sortes de raisons, l'inflammation se concentre sur les articulations.

L'aspirine et d'autres médicaments similaires sont les principaux traitements de l'AI, parce qu'ils éliminent à la fois la douleur et l'inflammation. Dans les cas graves, des médicaments immunodépresseurs sont aussi nécessaires.

Durant ces dix dernières années, plus d'une douzaine d'études cliniques ont montré que les acides gras oméga-3 peuvent éliminer certains symptômes de l'arthrite, incluant raideurs matinales, fatigues et douleurs, et réduire le nombre d'articulations enflammées.[5,6]

Certaines personnes ayant pris des suppléments d'acides gras oméga-3 ont pu se passer des médicaments traditionnels. Dans une étude clinique, réalisée en 1995, des patients souffrant d'arthrite et traités avec des anti-inflammatoires classiques ont reçu des suppléments d'acides gras oméga-3. Après quelques mois, les anti-inflammatoires ont été remplacés par des placebos de même aspect. Un nombre significatif de patients a pu se passer des médicaments habituellement prescrits sans réapparition de la maladie.[7]

On peut également utiliser les acides gras oméga-3 dans le traitement local de l'inflammation. Dans l'élevage animal, l'huile de lin a servi d'anti-inflammatoire pendant des centaines, voire des milliers d'années. Cette huile a également été un remède de base en médecine traditionnelle. Durant l'Antiquité, on confectionnait des compresses avec des graines et de l'huile de lin, on les chauffait et on les appliquait sur les entorses. Les graines gardaient la chaleur et l'huile permettait la diminution de l'inflammation.

Récemment, des chercheurs australiens ont rapporté d'excellents résultats dans le traitement de patients souffrant d'arthrite, à partir d'un "liniment" fait de quatre parts d'huile de lin et d'une part d'alcool à 90°.[8]

ASTHME

Quatorze millions d'enfants américains, soit deux fois plus qu'en 1980, souffrent d'une respiration difficile et sifflante, d'une sensation d'oppression de la poitrine et d'essoufflements, symptômes caractéristiques de l'asthme. L'asthme peut se présenter à divers degrés de sévérité – allant du léger sifflement à l'arrêt respiratoire. Cinq mille personnes meurent chaque année aux USA de crise d'asthme.

Une récente enquête a montré que les enfants qui mangent du poisson gras ont moins de risques de souffrir d'asthme que ceux qui n'en mangent pas ou qui consomment uniquement du poisson maigre.[9] Une étude sur un grand nombre d'adultes a montré que ceux qui mangeaient du poisson au moins une fois par semaine présentaient de meilleures fonctions respiratoires que ceux qui n'en mangeaient pas.[10]

Le fait que les suppléments d'acides gras oméga-3 puissent diminuer les symptômes de l'asthme chez certaines personnes est lui aussi très encourageant. Après un an d'étude, on a observé une plus grande amélioration de la capacité pulmonaire chez les patients asthmatiques qui avaient pris 1 g d'acides gras oméga-3 par jour (3 à 4 gélules commerciales d'huile de poisson) que chez ceux qui avaient reçu un placebo.[11] Cependant, lors d'études menées sur des temps plus courts, on n'a observé que peu ou pas d'effets, ce qui suggère que ces graisses doivent être prises pendant un certain temps avant de devenir efficaces.

COMMENT LES ACIDES GRAS OMÉGA-3 PEUVENT-ILS AIDER À COMBATTRE L'ASTHME ?

Quand une personne fait une crise d'asthme, son corps produit jusqu'à trois fois plus d'une substance inflammatoire appelée "leucotriène B_4" ou LTB_4. Les médicaments stéroïdiens bloquent la production de LTB_4. Les acides gras oméga-3 la bloquent aussi, mais par un mécanisme différent. Ces acides gras limitent la production de LTB_4 par le système immunitaire et stimulent la production d'un autre leucotriène appelé "LTB_5". Plus la production de LTB_5 est importante, moins la crise asthmatique est sévère.[12]

Note de précaution – Certaines indications montrent que les capacités pulmonaires chez certains asthmatiques pourraient être sensiblement réduites par des doses importantes de suppléments d'acides gras oméga-3.[12] Consultez votre médecin avant de les prendre.

MALADIE D'ALZHEIMER

Bien que peu de gens le réalisent, la maladie d'Alzheimer est en partie une maladie inflammatoire. L'autopsie du cerveau des patients atteints de cette maladie met en évidence des quantités anormalement importantes de substances pro-inflammatoires, appelées "interleukine-1B" (IL-1B), particulièrement dans les régions du cerveau les plus gravement atteintes. Le fait que les médicaments anti-inflammatoires améliorent les performances mentales et l'état d'esprit des patients souffrant de la maladie d'Alzheimer constitue une autre preuve de l'implication de l'inflammation dans cette maladie.[13] D'autres résultats montrent que les anti-inflammatoires peuvent également prévenir ou retarder la maladie d'Alzheimer : une étude réalisée sur des jumeaux âgés a montré que le risque de développer la maladie d'Alzheimer était plus faible chez le jumeau qui avait pris le plus d'anti-inflammatoire.

Assurer un apport équilibré en acides gras peut vous apporter une protection comparable. Des chercheurs hollandais ont montré, au cours d'une enquête réalisée sur 900 personnes âgées, que celles dont le régime était le plus riche en acide linoléique (oméga-6) étaient celles qui avaient le plus de risques de devenir séniles. Par ailleurs, les personnes qui avaient les meilleures facultés mentales étaient celles qui mangeaient le plus de poisson.[14] En suivant le **Plan Oméga**, vous diminuerez votre consommation d'acide linoléique et enrichirez votre alimentation avec du poisson et autres sources d'acides gras oméga-3, ce qui vous aidera probablement à mieux conserver vos facultés cognitives avec l'âge.

OBSTRUCTION PULMONAIRE CHRONIQUE (OPC)

L'OPC est un terme qui englobe trois graves troubles respiratoires : l'emphysème, la bronchite chronique et l'asthme. Dix-sept millions d'Américains souffrent d'OPC, ce qui est en fait la plus répandue des maladies pulmonaires. Des enquêtes montrent que vous avez plus de risques de souffrir d'OPC si vous fumez, si vous avez des allergies ou si vous souffrez d'infections respiratoires fréquentes. Fumer est de loin le facteur de risque le plus important. L'inhalation de la fumée de cigarette, qu'elle soit due à un tabagisme actif ou passif, endommage les voies respiratoires de plusieurs façons, notamment en gênant le mouvement des cils qui recouvrent les parois des passages aériens, en favorisant l'inflammation et en augmentant la production de mucus. Les symptômes de l'OPC apparaissent généralement à un âge moyen. Les signes avant-coureurs habituels sont une tolérance réduite à l'exercice, une toux grasse et une voie rauque. Les symptômes s'aggravent avec la progression de la maladie et peuvent conduire à un handicap réel, à un arrêt respiratoire et même à la mort.

Pour étudier un lien éventuel entre les acides gras essentiels et l'OPC, un groupe international de chercheurs a étudié le régime alimentaire de 8960 fumeurs ou anciens fumeurs. Ils ont trouvé que l'OPC était inversement corrélée à la consommation de poisson. Les sujets qui consommaient le plus de poisson avaient 40% de risques en moins de souffrir d'une bronchite chronique et 60% de risques en moins d'être atteint d'emphysème. Les chercheurs notèrent que "bien que la plupart des effets anti-inflammatoires bénéfiques des acides gras oméga-3 aient été démontrés avec des suppléments apportant des doses d'oméga-3 bien supérieures à celles utilisées dans cette étude, des apports alimentaires plus faibles peuvent également avoir des effets bénéfiques, vraisemblablement à cause d'effets cumulatifs".[15] En d'autres termes, si vous mangez du poisson deux à trois fois par semaine, vous serez moins susceptibles d'avoir de graves problèmes pulmonaires – même si vous fumez. Un des chercheurs alla même jusqu'à prétendre que "les suppléments d'huiles de poisson et/ou la consommation massive de poisson pouvaient être bien plus efficaces contre l'OPC que n'importe quelle autre mesure thérapeuthique.[16]

MALADIE DE CROHN

La maladie de Crohn, une inflammation douloureuse du système gastro-intestinal, apparaît généralement chez les individus de 20 à 40 ans. Les symptômes incluent douleurs abdominales (principalement dans le bas-ventre, du côté droit, ce qui explique que l'on peut confondre cette maladie avec l'appendicite), crampes, perte de poids, asthénie, fatigue, dépression, nausée, fièvre, saignement et diarrhée. Dans les cas sévères, des sections entières de l'intestin doivent être retirées par le chirurgien.

Comme beaucoup de maladies immunes, la maladie de Crohn est caractérisée par des périodes de flambées et des périodes de rémission. Dans une étude clinique randomisée, des patients, en période de rémission mais avec un risque élevé de récidive, reçurent des suppléments d'acides gras oméga-3. On n'administra aucun autre médicament. Après un an, 59% des patients prenant les suppléments d'huiles de poisson étaient toujours en rémission contre seulement 26% de ceux qui reçurent des placebos.[17]

Les médicaments habituellement utilisés pour le traitement de la maladie de Crohn peuvent avoir de sérieux effets secondaires, y compris une asphyxie de la moelle osseuse (qui produit les cellules sanguines), une maladie métabolique des os, un retard de croissance et un risque accru de cancer. Ceci est particulièrement ennuyeux car cette maladie frappe surtout des jeunes adultes ou des personnes d'âge moyen, et le traitement peut s'avérer utile pendant plusieurs décennies. Il est donc très encourageant de constater que le simple fait d'augmenter sa consommation de poisson gras ou de prendre des capsules d'acides gras oméga-3 permet de réduire les doses de médicament, voire même d'en éliminer le besoin dans certains cas.

COLITE ULCÉRATIVE

Beaucoup de gens confondent colite ulcérative et maladie de Crohn, mais il s'agit bien de deux affections différentes. Les colites ulcératives sont une inflammation chronique du gros intestin. La sévérité de cette affection peut varier entre une légère inflammation locale et la perforation du colon. Elle peut même aller jusqu'à une infection fatale des tissus de la cavité abdominale. Cette maladie touche surtout les jeunes femmes et elle est plus fréquente dans certaines communautés juives du Proche Orient.

Lors d'une étude conduite par des chercheurs de l'Hôpital Saint-Louis à Paris, dix-huit patients souffrant de colites ulcératives furent soignés soit avec des suppléments d'acides gras oméga-3, soit avec des placebos. Les acides gras oméga-3 permirent aux patients de réduire de moitié les doses de médicaments stéroïdiens, alors que pendant la période où ils recevaient le placebo ils durent *augmenter* les doses.[18]

GINGIVITE

La gingivite est une inflammation des gencives caractérisée par des rougeurs, des gonflements, des saignements et un déchaussement des dents. Si l'inflammation s'intensifie, elle peut conduire à la périodondite, une affection plus sérieuse qui conduit éventuellement à la perte des dents et à la détérioration des os de la machoire.

Des chercheurs français ont montré que les acides gras oméga-3 peuvent réduire l'inflammation et la sévérité de la gingivite. Dans une étude peu commune (et qui a peu de chances d'être répétée), trente-sept volontaires sains furent répartis en deux groupes. La moitié des volontaires reçurent des suppléments d'huile d'olive et l'autre moitié des acides gras oméga-3 (1,8 g d'EPA + DHA par jour). Chacun des groupes reçut l'instruction de pratiquer une hygiène buccale intensive pendant deux semaines, puis d'abandonner pendant trois semaines toute pratique de brossage et de rinçage des dents, assurant ainsi un terrain favorable pour la gingivite. Les signes de gingivite furent nettement moins évidents dans le groupe qui prenait des suppléments d'acides gras oméga-3, démontrant à nouveau que ces nutriments peuvent avoir un rôle protecteur vis-à-vis de l'inflammation, quel que soit l'endroit où celle-ci se passe.[19]

NÉPHROPATHIE IgA

Cette pathologie rénale lourde touche principalement les personnes de 40 ans et plus, particulièrement si elles ont une tension artérielle élevée. La néphropathie IgA est une maladie des principaux éléments filtrants des reins, les glomérules. La maladie peut être mortelle. Cinq ans ou plus après le diagnostic, 20 à 40% des patients en meurent.

A l'heure actuelle, il n'existe aucun traitement efficace de la néphropathie IgA bien que de nombreux médicaments aient été testés, y compris les stéroïdes, les anticoagulants et les médicaments réduisant le nombre de plaquettes. Ces données montrent l'importance des suppléments en acides gras oméga-3 pour réduire la gravité de la maladie et même sauver des vies. Dans une étude récente conduite en double aveugle par des chercheurs de la Clinique Mayo, 110 patients avec une néphropathie IgA ont reçu soit des placebos, soit de fortes doses d'acides gras oméga-3 (12 g d'huile de poisson par jour). Quatre ans plus tard, des mesures précises ont montré que les patients qui avaient pris de l'huile de poisson avaient conservé une bien meilleure fonction rénale que les autres. Bien plus important, seulement 10% de ceux-ci étaient décédés ou se trouvaient en phase terminale de la maladie contre 40% des patients du groupe placebo. Cette différence remarquable des chances de survie incita les chercheurs à émettre l'hypothèse que les suppléments d'acides gras oméga-3 devaient vraisemblablement agir à d'autres niveaux que l'inflammation. Ils suspectèrent, par exemple, que ceux-ci permettaient également d'augmenter le flux sanguin à travers les reins, de réduire les risques de coagulation et de diminuer les risques de crise cardiaque et d'accident vasculaire cérébral.[20]

Lupus

Le lupus érythémateux systémique (LES), ou lupus, est une maladie immune dont la gravité peut varier d'une simple éruption cutanée à une atteinte mortelle du cerveau, des reins et d'autres organes. L'alimentation occidentale typique, caractérisée par une forte consommation d'acides gras oméga-6, peut *aggraver* le lupus. Pour étudier l'effet d'une diminution de la prise de ce type d'acides gras, un groupe de chercheurs suédois conseilla à 19 patients atteints de lupus d'arrêter de consommer des acides gras oméga-6 et de les remplacer par des acides gras saturés. Après une année, le nombre de patients souffrant des symptômes du lupus était passé de 11 à 3. Tout aussi important, la plupart des patients avaient pu réduire leur consommation de médicaments stéroïdiens.[21]

Le premier indice suggérant que l'addition d'acides gras oméga-3 au régime pouvait permettre de mieux contrôler le lupus est venu d'études animales. Ainsi, lors d'une étude, des suppléments d'huile de poisson ou de graisses de bœuf furent administrés à des souris qui souffraient de troubles semblables au lupus. 80% des souris nourries à l'huile de poisson étaient toujours en vie à l'âge de 19 mois, contre 2% seulement des souris nourries à la graisse de bœuf.

Deux études pilotes montrent que les suppléments d'huiles de poisson peuvent également se révéler utiles chez l'être humain. Dans l'une d'elle, des patients souffrant d'un lupus actif étaient traités soit avec un placebo, soit avec 20 g d'huile de poisson par jour. Pendant la prise de suppléments d'acides gras oméga-3, on jugea que la santé de 82% des patients s'était améliorée. Par contre, avec la prise du placebo, on n'observa des signes d'amélioration que chez 28% des patients.[22] Dans une étude menée en Inde, une dose journalière bien plus faible (300 mg d'EPA + DHA) fut administrée à 10 patients souffrant d'un LES récemment diagnostiqué. Les 10 patients entrèrent en phase de rémission et celle-ci persista chez certains pendant plus de trois ans. Ils étaient d'ailleurs toujours en rémission lors de la publication de cette étude. Il est important de souligner que ces patients purent arrêter tous les autres médicaments et n'observèrent aucun effet secondaire négatif dû à l'ingestion des acides gras oméga-3.[23]

Douleurs menstruelles (dysménorrhée)

Les douleurs dont certaines femmes souffrent avant et pendant leurs règles sont liées à une production excessive d'une substance inflammatoire, appelée prostaglandine E_2 ou PGE_2. Un des mécanismes grâce auquel l'aspirine et d'autres médicaments anti-inflammatoires apparentés (ibuprofène) éliminent la douleur consiste à diminuer la production de PGE_2. L'huile de poisson bloque également la synthèse de PGE_2 ; il n'est donc pas surprenant que les femmes qui consomment régulièrement du poisson souffrent moins de ces symptômes.[24] On a également montré que l'addition d'acides gras oméga-3 au régime alimentaire peut constituer une thérapie efficace. Quarante-huit jeunes femmes souffrant de douleurs menstruelles reçurent quotidiennement soit des placebos, soit de petites doses d'EPA + DHA (1,8 g). Après deux mois de ce traitement, celles qui avaient reçu les capsules d'huile de poisson se plaignaient nettement moins de douleurs que celles qui avaient reçu les placebos.[25]

PSORIASIS

Le psoriasis est une inflammation chronique de la peau caractérisée par des rougeurs cutanées, ainsi que par une peau gonflée et squameuse. Ces symptômes provoquent des douleurs, des démangeaisons et de l'irritabilité. A l'instar d'autres maladies auto-immunes et inflammatoires, le psoriasis apparaît et disparaît selon l'état de stress, les changements hormonaux et climatiques (particulièrement les chutes de températures) et selon d'autres facteurs non-identifiés.

La cause sous-jacente du psoriasis est une croissance cellulaire incontrôlée au niveau de la peau. La durée de vie normale d'une cellule saine de la peau est de 28 jours. Il faut 14 jours pour que la cellule se développe complètement et passe des couches inférieures aux couches superficielles de la peau. Il faut encore une période de 14 jours pour que la cellule meurt et disparaisse. La cellule de la peau d'un patient atteint de psoriasis a un cycle de vie beaucoup plus rapide. Elle migre à la surface en seulement 4 jours, un temps trop court pour atteindre sa pleine maturité, ce qui lui donne un aspect anormal. Cette croissance accélérée provoque l'accumulation de cellules à la surface, et la couche superficielle de la peau devient épaisse et s'effrite (on parle de desquamation).

Il n'existe pas de traitement définitif du psoriasis. Pour soigner la douleur et les démangeaisons, et rendre les croûtes plus molles, la peau est généralement soumise à l'action du soleil ou de rayons UVB artificiels et est traitée avec des crèmes à base de pétrole et de goudron. Mais on peut se poser de nombreuses questions quant à l'exposition aux UVB, car les patients soumis à ce genre de traitement intensif ont neuf fois plus de risques de développer un mélanome, un cancer mortel de la peau.[26] Plusieurs études ont montré que les suppléments d'acides gras oméga-3 peuvent apporter un soulagement aux patients souffrant de psoriasis. Dans une étude conduite en double aveugle, des doses journalières d'EPA ou de placebos furent administrées à des personnes atteintes de psoriasis. L'examen réalisé après deux mois de traitement montra que les patients qui recevaient les suppléments d'acides gras oméga-3 avaient moins de démangeaisons, moins de croûtes et de rougeurs, et que la surface de la zone atteinte avait diminué.[27] L'application directe d'acides gras oméga-3 sur la peau pourrait bien être tout aussi efficace. Dans une petite étude, de l'huile de poisson fut incorporée à un gel à base de pétrole (l'onguent obtenu contenait 10% d'huile de poisson) et appliqué sur la peau. On nota une nette amélioration de la peau chez huit des onze patients.[28]

OSTÉOPOROSE

Tout au long de la vie, nos os sont soumis à l'action de deux types de cellules – les ostéoblastes qui construisent le tissu osseux, et les ostéoclastes qui le détruisent. Avec l'âge, les ostéoclastes tendent à supplanter les ostéoblastes, rendant les os moins denses et plus friables. L'ostéoporose – littéralement "l'os poreux" – affecte des dizaines de millions d'Américains, ce qui conduit à des handicaps de courte et de longue durée et à des coûts médicaux de plusieurs milliards de dollars.

Des études animales apportent de plus en plus de preuves concernant l'effet béné-fique d'un régime riche en antioxydants et en acides gras oméga-3, tel que le **Plan Oméga**, pour aider à conserver la densité osseuse. Les antioxydants permettent de protéger les os et le cartilage contre l'action dévastatrice des radicaux libres, tandis que les acides gras oméga-3 diminuent la production de PGE_2, LTB_4 et autres inter-leukines pro-inflammatoires, facteurs qui déclenchent la perte de densité osseuse ou "résorption".[29] Il y a encore beaucoup de travail à faire dans ce domaine, mais les premiers résultats montrent une faible incidence de l'ostéoporose chez les per-sonnes dont le régime alimentaire est riche en acides gras oméga-3 et pauvre en acides gras oméga-6, même s'ils consomment des quantités de calcium considé-rées comme inférieures aux apports optimum recommandés.

Acides gras essentiels et inflammation

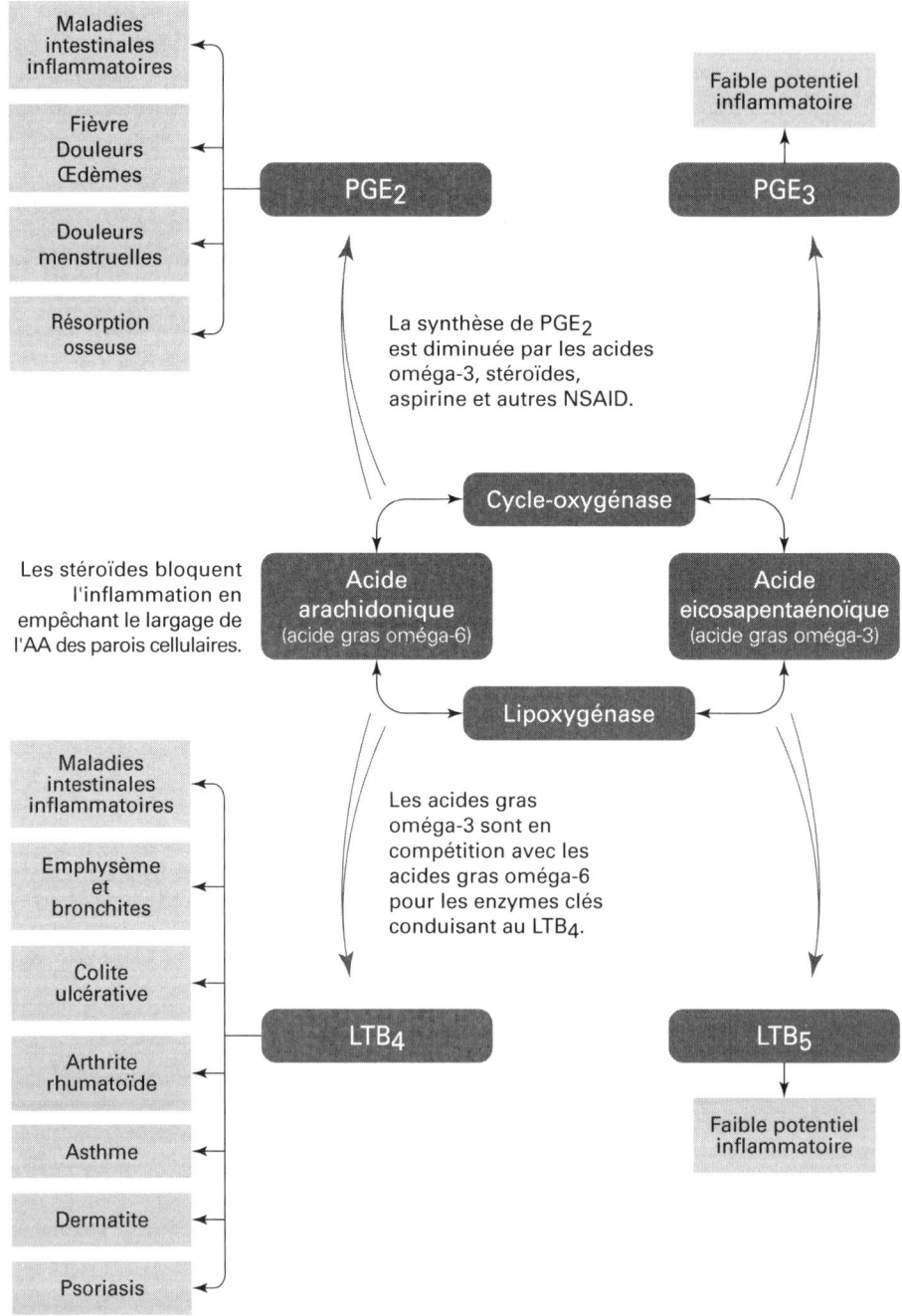

*9.2 - Comment les acides gras polyinsaturés
sont-ils impliqués dans les maladies inflammatoires ?*

Au centre du graphe, se trouvent les deux acides gras majeurs de cette relation : l'acide arachidonique (l'acide gras oméga-6 dérivé de l'acide linoléique) et l'acide eicosapentaénoïque (l'acide gras oméga-3 dérivé de l'acide alpha-linolénique). Le métabolisme de ces deux acides gras est sous la dépendance de deux systèmes enzymatiques qu'ils ont en commun (et qu'ils empruntent de façon compétitive) : le système des lipoxygénases et le système des cyclo-oxygénases.

L'importance de ces systèmes enzymatiques dans le développement des lésions artérielles a été récemment (2004) confirmée dans un article du *New England Journal of Medicine*. James Dwyer et ses collègues de l'Université de Californie ont montré que des variants du gène de la 5-lipoxygénase étaient associés à une épaisseur plus importante de la couche intima-média de l'artère carotide (considérée comme un marqueur précoce de l'athérosclérose), et comparable à celle de patients diabétiques qui sont connus pour développer des lésions artérielles de façon accélérée.[30]

Lorsque ces systèmes métabolisent l'acide arachidonique, cela conduit à la formation de dérivés très inflammatoires, en particulier les prostaglandines E (PGE_2) et les leukotriènes (LTB_4). Ces substances (assimilables à des hormones) sont impliquées dans de nombreux syndromes immunitaires et inflammatoires (à gauche de la figure).

Lorsque c'est l'acide eicosapentaénoïque qui est métabolisé par ces enzymes, cela donne lieu à la formation de dérivés très proches structurellement de ceux issus du métabolisme de l'acide arachidonique (PGE_3 et LTB_5), sauf que ces derniers sont beaucoup moins inflammatoires.

Et, effectivement, dans l'étude de James Dwyer citée ci-dessus,[30] une forte consommation d'oméga-6 augmentait l'effet athérogène des gènes variants de la 5-lipoxygénase (au moins au niveau de l'artère carotide), tandis que la consommation d'oméga-3 tendait à neutraliser cet effet athérogène. Certes, comme le souligne l'éditorialiste du journal, ces données demandent confirmation, mais elles s'inscrivent dans une logique biologique (le rôle de l'inflammation chronique dans la pathologie artérielle) qui ne cesse de trouver des arguments dans les laboratoires de recherche.[31]

Il est donc clair que l'adoption du **Plan Oméga** (pauvre en oméga-6 et enrichi en oméga-3) va avoir pour conséquence de remplacer des substances très inflammatoires par d'autres qui le sont beaucoup moins lorsque ces systèmes enzymatiques (indispensables à notre survie) seront stimulés. Cela entraînera une diminution du risque (mais évidemment n'empêchera pas totalement) de ces maladies inflammatoires chroniques, tout en préservant nos capacités de défense anti-infectieuse.

CONCLUSIONS

▐ Les maladies inflammatoires et auto-immunes sont une conséquence d'un système immunitaire hyperactif.

▐ Les traitements actuels de l'inflammation comprennent les médicaments stéroïdiens, l'aspirine, l'ibuprofène et d'autres médicaments non-stéroïdiens. Tous ces médicaments peuvent avoir de graves effets secondaires.

▐ L'enrichissement de votre régime alimentaire en acides gras oméga-3 peut réduire la production de substances pro-inflammatoires par votre corps, incluant IL-1 et LTB_4, qui sont à la base d'un nombre impressionnant de maladies auto-immunes et inflammatoires.

▐ La diminution de votre consommation d'acides gras oméga-6 et l'augmentation de celle d'acides gras oméga-3 peut diminuer votre risque et/ou réduire la gravité de nombreuses maladies inflammatoires et auto-immunes, incluant :

- l'arthrite inflammatoire,
- l'asthme,
- la maladie d'Alzheimer,
- l'obstruction pulmonaire chronique,
- la maladie de Crohn,
- la colite ulcérante,
- la néphropathie IgA,
- le lupus érythémateux systémique (LES) ou lupus,
- la dysménorrhée (douleurs menstruelles),
- le psoriasis,
- l'ostéoporose,
- la gingivite.

. 3 .

APPLIQUER LE PLAN OMÉGA-3

10. Votre santé est une question d'équilibre

→ Mettre en action les Sept Points Principaux du Plan Oméga

Dans la troisième partie de ce livre, nous allons apprendre à restaurer un équilibre naturel en acides gras essentiels et en d'autres nutriments primordiaux de l'alimentation. L'objectif consiste à fournir à votre corps les aliments qu'il "s'attend à recevoir" – des aliments qui sont en accord avec des millions d'années de programmation génétique, et dont on a cliniquement démontré qu'ils augmentaient vos chances de vivre longtemps et en excellente santé.

Ainsi, que "s'attend à recevoir" votre corps en terme d'alimentation ?

Pour vous rafraîchir la mémoire, répétons les Sept Points principaux du **Plan Oméga** :

1 Enrichissez votre régime en acides gras oméga-3.

2 Utilisez des huiles monoinsaturées, telles que *l'huile d'olive* et *l'huile de colza*, comme matières grasses de base.

3 Mangez au moins sept rations de fruits et légumes par jour.

4 Mangez plus de protéines végétales, comme les pois, les légumineuses et les noix.

5 Evitez les graisses saturées en préférant les viandes maigres aux viandes grasses et les produits laitiers écrémés aux produits non écrémés.

6 Evitez les huiles riches en acides gras oméga-6.

7 Réduisez votre consommation d'acides gras trans.

Ces recommandations sont très différentes de celles défendues par le Département de la Santé et des Services Humains du Ministère de l'Agriculture des USA (ou d'autres institutions nationales et internationales, y compris en France). La Pyramide Alimentaire du Ministère de la Santé des USA, reprise dans l'illustration ci-dessous, privilégie un régime pauvre en matières grasses et riche en hydrates de carbone. La base de la pyramide est réservée aux hydrates de carbone et on vous conseille de consommer six à onze portions de pains, céréales, riz et pâtes chaque jour. Les graisses sont reléguées au sommet de la pyramide – avec les sucreries, suggérant ainsi que les graisses et les sucreries sont des aliments interdits. Il est surprenant de voir qu'aucune distinction n'est faite entre les différents types de graisses que vous devriez consommer. *Il n'y a aucune mention concernant les effets bénéfiques sur la santé des acides gras monoinsaturés et des acides gras oméga-3*, et on ne vous conseille à aucun moment de surveiller attentivement et de réduire votre consommation d'acides gras saturés, de trans et d'oméga-6.

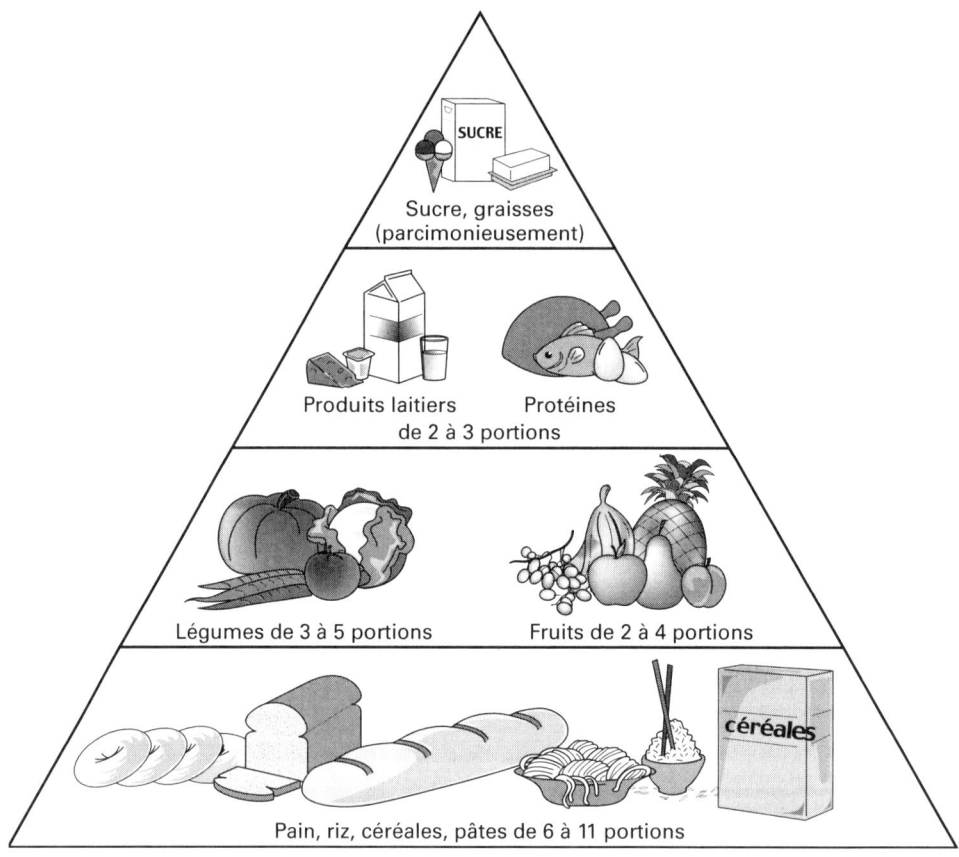

SUCRE

Sucre, graisses
(parcimonieusement)

Produits laitiers   Protéines
de 2 à 3 portions

Légumes de 3 à 5 portions   Fruits de 2 à 4 portions

céréales

Pain, riz, céréales, pâtes de 6 à 11 portions

***10.1 - Représentation simplifiée de la "pyramide alimentaire",
recommandée par le Ministère de la Santé des USA
(et bien d'autres institutions, y compris en Europe et en France)***

L'erreur majeure, bien sûr, est de reléguer les graisses au sommet de la pyramide (utilisation parcimonieuse) et de les placer au même niveau que les sucres rapides. Aucune distinction n'est faite entre les différentes graisses ! Les mêmes erreurs sont reproduites par les autorités françaises dites compétentes (voir, par exemple, le "bateau alimentaire" de la nouvelle présentation pédagogique et dynamique, dans l'annexe 5 des Apports nutritionnels conseillés pour la population française [Editions TEC-DOC] ou les recommandations nutritionnelles du Programme National Nutrition-Santé [PNNS].

La pyramide alimentaire dévie également très fortement du régime paléolithique décrit au chapitre 3. L'homme a commencé à manger des céréales et des graines en grande quantité il y a seulement 10 000 ans, ce qui est relativement récent si l'on considère toute la période de l'évolution.

Ceci étant dit, on ne pourrait pas aujourd'hui revenir au régime des chasseurs-cueilleurs qui étaient *excessivement riches en protéines* et très pauvre en glucides et lipides. Il nous faut trouver un nouvel équilibre à mi-chemin des régimes excessivement pauvres en lipides proposés de nos jours (pour maigrir ou protéger son cœur) et celui des chasseurs-cueilleurs. Il paraît toutefois essentiel d'essayer de respecter le rapport en oméga-6 et oméga-3 tel qu'il est proposé dans le **Plan Oméga**.

> *Un régime très riche en hydrates de carbone constitue une aberration du point de vue génétique et nous rend plus sensible à l'obésité, à l'insulino-résistance, à des taux de glycémie, d'insuline et de triglycérides élevés, à un taux bas de cholestérol-HDL.*
>
> *Tout ceci prédispose aux différents diabètes !*

Graphiquement, le **Plan Oméga** peut aussi être représenté sous la forme d'une colonne grecque,[1] par référence au pays, la Crète, dont le régime alimentaire est le plus proche de celui préconisé.

> *Contrairement à la "pyramide alimentaire" classique du Ministère de la Santé américain ou au "bateau alimentaire" défendu en France par l'AFSSA et le Conseil National de l'Alimentation, le* **Plan Oméga** *respecte votre héritage génétique.*

Les aliments dans la moitié supérieure de la colonne peuvent faire partie de n'importe quel repas parce qu'ils sont riches en antioxydants et minéraux, et contribuent au rapport équilibré entre acides gras oméga-3 et oméga-6. La seule restriction, bien entendu, est que l'apport énergétique ne doit pas dépasser l'énergie dépensée. De même que vous équilibrez les ingrédients de votre régime, vous devez également équilibrer la balance énergétique. On devrait consommer de la salade et des fruits deux à trois fois par jour.

Dans la partie inférieure de la colonne, différentes sources de protéines sont présentées pour les repas du midi et du soir, avec une insistance particulière sur les légumineuses, le poisson, la volaille et la viande maigre. Comme vous pouvez le voir, le poisson gras est consommé au moins trois fois par semaine. Si vous n'aimez pas le poisson, rappelez-vous que vous pouvez prendre des compléments d'acides gras oméga-3 ou enrichir votre régime en ALA avec des graines ou de l'huile de lin. Les margarines riches en acides gras trans, les huiles et les graisses végétales riches en oméga-6 doivent être absentes du plan alimentaire. Les sucreries, les boissons sucrées et les liqueurs fortes ne doivent être consommées qu'occasionnellement. Par contre, vous pouvez déguster tous les jours un peu de vin au repas du midi et du soir, avec modération. Ce dernier aspect mérite d'être considéré de façon très critique en fonction de vos activités, notamment après les repas. On devra s'abstenir totalement si l'on doit conduire une voiture ou exercer une activité délicate ou dangereuse !

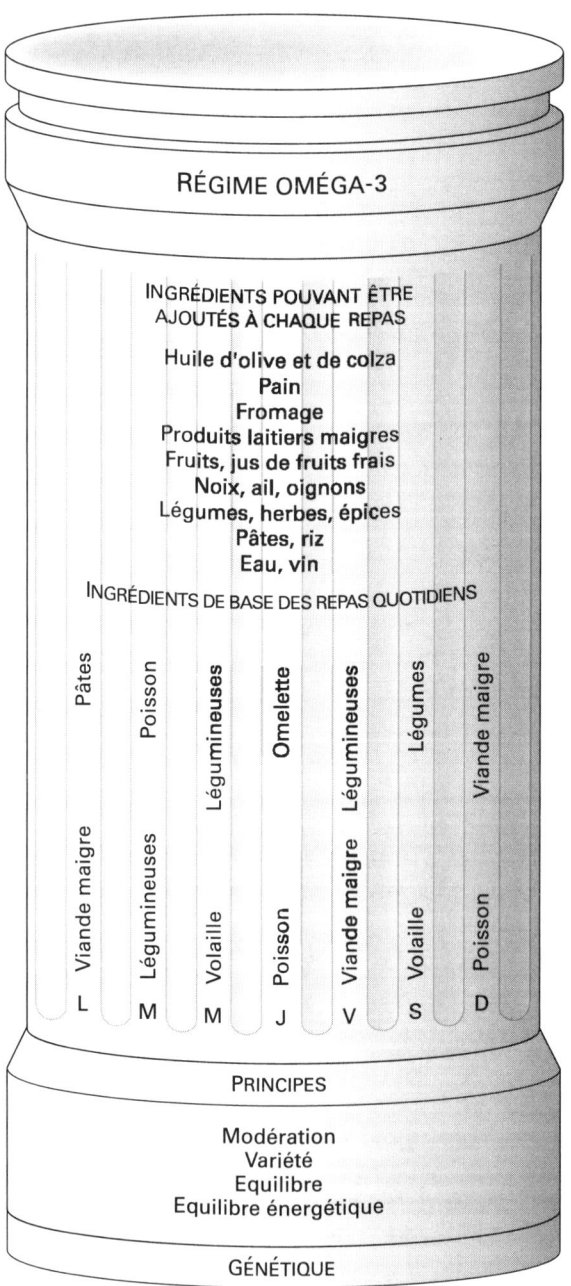

10.2 - Illustration de la colonne grecque du Plan Oméga,
surtout conçue pour "blaguer" à propos des pyramides égyptiennes
et des "bâteaux alimentaires" à la française !

Plutôt qu'une pyramide égyptienne, une colonne grecque a été proposée dans la première édition du **Plan Oméga**. La variété et la diversité alimentaires doivent rester la base de toute nutrition-santé et le contrôle des apports caloriques une deuxième règle incontournable. Enfin, les apports protéiques doivent être suffisants, même dans le contexte d'un régime destiné à perdre du poids ; ce qui est illustré par la partie basse de la colonne grecque "Ingrédients de base des repas quotidiens". La partie haute de la colonne indique les ingrédients pour lesquels il n'existe pas de restriction, sauf quantitative. C'est-à-dire qu'ils peuvent être consommés à tous les repas, mais dans la limite des apports caloriques adéquats pour une personne donnée, en fonction de son niveau d'activité physique et de ses éventuels objectifs de perte de poids.

Les sept points principaux alimentaires

Dans la suite de ce chapitre, des conseils pratiques vous sont donnés quant à la mise en place des sept points principaux alimentaires du **Plan Oméga**.

> Chacun des sept points a son importance, mais si nous n'avions qu'une seule recommandation à vous faire, ce serait celle de consommer plus d'acides gras oméga-3 et moins d'acides gras oméga-6.

A lui seul, ce changement compenserait un déséquilibre flagrant du régime occidental. Moyennant ces changements, il y a beaucoup de chances que vous réduisiez vos risques de maladies cardiaques, d'accidents vasculaires cérébraux, de cancers, d'obésité, de diabètes, de dépression et de bien d'autres maladies peu réjouissantes. A l'heure actuelle, les gouvernements et l'industrie agroalimentaire étudient des moyens d'augmenter les taux d'acides gras oméga-3 dans les produits d'origine animale et dans les autres aliments. En attendant qu'ils atteignent leurs objectifs, *vous devrez vous prendre en main.*

Si vous désirez vraiment vivre en parfaite santé et échapper aux maladies, nous vous conseillons vivement de suivre l'ensemble des sept points principaux alimentaires. Si vous ignorez un seul des conseils, vous vous privez de l'intégralité des avantages du **Plan Oméga**. Par exemple, supposons que vous ajoutiez des acides gras oméga-3 à votre régime, mais que vous continuiez à consommer des produits riches en acides gras trans. Dans ce cas, les oméga-3 seraient en compétition avec ces graisses artificielles pour la synthèse de certains enzymes vitaux et pour la formation des membranes cellulaires, ce qui diminuerait le potentiel santé du **Plan Oméga**. D'autre part, supposons que vous ne mangiez que des bonnes huiles (olive et colza), mais que vous mangiez peu de fruits et légumes. Dans ce cas, votre régime serait carencé en vitamines, minéraux, fibres, antioxydants et phyto-micronutriments. La seule omission des humbles légumineuses compromettrait une santé optimale. Ces aliments sont riches en protéines et contiennent certains acides gras oméga-3, tout en étant très pauvres en acides gras saturés et en cholestérol. Ils sont aussi riches en fibres et vous apportent deux ingrédients supplémentaires – la L-glutamine et la L-arginine – qui participent à la régulation de votre tension artérielle. En plus de toutes ces qualités, les légumineuses sont riches en acide folique qui fait baisser le taux sanguin d'homocystéine et réduit d'autant plus vos risques de maladies cardio-vasculaires.

Etant donné l'importance de suivre toutes ces recommandations, nous allons consacrer le reste de ce chapitre à essayer d'obtenir un "Plan Sept Points" parfait.

Même si nous vous conseillons vivement de suivre le **Plan Oméga** dans son intégralité, vous devez comprendre que ces règles ne sont pas rigides. Contrairement à ce qui se passe dans d'autres programmes, vous n'êtes pas obligés de disséquer chaque repas ou collation pour être certain de respecter le régime. Une bonne façon de faire est de penser à ce programme en terme d'objectifs à atteindre et de faire un effort pour vous en approcher chaque semaine un peu plus.

Si vous appréciez les programmes structurés, vous pouvez alors suivre un des **Plans Oméga de 3 semaines** présentés aux chapitres 12 et 13. Ceux-ci vous donnent des instructions précises quant aux repas et collations pour une période de 3 semaines. Vous ne devrez pas prendre de décisions, compter de calories ou penser à équilibrer les différents nutriments – le travail a déjà été fait pour vous. A la fin de ces 3 semaines, vous aurez mis en action les changements nécessaires pour obtenir tous les bienfaits de ce nouveau régime : vous aurez rempli vos placards des ingrédients essentiels, vous vous serez familiarisé avec un certain nombre de nouveaux aliments et ingrédients, vous aurez expérimenté de nouvelles recettes et vous aurez pris des habitudes alimentaires saines qui sont les fondements d'une santé optimale. Certains lecteurs, notamment français, pourraient trouver fastidieux de suivre scrupuleusement un plan de 3 semaines. Ils trouveront dans ce chapitre, ainsi que dans les chapitres suivants, toutes les informations nécessaires pour composer leurs repas en fonction des grands principes du **Plan Oméga**.

> Le mot "snack" est souvent utilisé dans ce livre (et dans d'autres ouvrages anglo-saxons). Il signifie "goûter", "collation", "en-cas" ou "repas rapide". En fait, le plus souvent, il s'agit d'aliments industriels, consommés entre les repas, comme "coupe-faim". Cela inclut les biscuits apéritifs, les biscuits sucrés et barres céréalières, frites, confiseries, chips, etc.

1. Enrichissez votre régime en oméga-3

Seulement 40% des Américains mangent suffisamment d'acides gras oméga-3 pour couvrir les recommandations alimentaires. En France, selon un rapport récent de l'AFSSA, les apports moyens actuels en oméga-3 représentent au mieux le tiers des apports recommandés. Les Américains et les Français ont donc en commun d'être déficitaires en acides gras oméga-3. Chez 20% des Américains, les taux sanguins sont tellement bas qu'ils sont difficilement détectables. Comment pouvez-vous savoir si vous consommez suffisamment de ces nutriments ? Votre consommation hebdomadaire de poisson est un premier indicateur. A moins que vous ne mangiez au moins deux fois par semaine du poisson gras (ou que vous preniez des compléments d'oméga-3), vous avez probablement une carence en DHA et en EPA. Notez bien le terme "*poisson gras*". Les produits de la mer maigres, tels que la morue, la sole, le carrelet, le crabe et la crevette, ne contiennent qu'un dixième environ de la quantité d'acides gras oméga-3 contenue dans un poisson gras. Les sticks de poisson et les poissons frits en contiennent encore moins. Habituellement, ces produits sont préparés à partir de poissons maigres tels que le flétan, la morue, le colin, et le peu d'huile qu'ils contiennent est extraite au cours du procédé de fabrication (A. Simopoulos a analysé les acides gras présents dans les préparations commerciales de poissons, et n'a trouvé *aucune* trace d'acides gras oméga-3). Le poisson est pané avec de la chapelure à base de maïs et frit dans des huiles végétales partiellement hydrogénées qui contiennent plus d'acides gras oméga-6 et d'acides gras trans que d'acides gras oméga-3.

Ne soyez pas effrayé par le terme "poisson gras" !

Le poisson est toujours relativement maigre, même si certains d'entre eux contiennent dix fois plus de graisses que d'autres. Les poissons "les plus gras" ont à peu près le même taux de matières grasses que les morceaux de bœuf les plus maigres.

Comme mentionné au chapitre 3, *"Pourquoi mangeons-nous des mauvaises graisses"*, même si vous mangez du thon régulièrement, vous pouvez avoir une carence en acides gras oméga-3, pour la simple raison que la plus grande partie du thon sur le marché actuellement est **du thon tropical qui est un produit maigre**. Dans un magasin, prenez la peine de comparer les étiquettes des boîtes de thon au naturel et vous verrez que la teneur en graisses est très variable. Assurez-vous que le thon que vous choisissez est bien au naturel et pas à l'huile. S'il est conservé dans de l'huile, la quantité de matière grasse indiquée sur l'étiquette inclut les graisses provenant de l'huile végétale ; il devient impossible de déterminer la quantité de graisses provenant du thon lui-même. De plus, cette huile est probablement de l'huile de soja aux Etats-Unis et souvent de l'huile de tournesol en France, toutes deux caractérisées par un rapport oméga-6 sur oméga-3 élevé, provoquant ainsi un déséquilibre nutritionnel en faveur des acides gras oméga-6, ce qui n'est pas souhaitable.

Toutefois, si vous choisissez de consommer des conserves de poissons à l'huile, il faudra privilégier systématiquement les conserves à l'huile d'olive ou à l'huile de colza. En France, il est possible de trouver du thon à l'huile d'olive, des rillettes de thon à l'huile de colza, des sardines à l'huile d'olive, des filets de maquereaux au muscadet ou à la moutarde à l'huile de colza, des filets d'anchois à l'huile d'olive.

Le tableau suivant donne le contenu moyen en oméga-3 de plusieurs variétés de poissons. Idéalement, vous devriez recevoir 7 g d'EPA + DHA par semaine. Etant donné les énormes différences de teneurs en graisses, vous pourriez satisfaire ce besoin en mangeant deux généreuses portions de saumon ou vingt portions de soles ! Vous trouverez une liste plus complète de la composition en acides gras des différents aliments dans l'annexe 4.

POISSON GRAS	EPA + DHA [pour 100 grammes]	POISSON MAIGRES	EPA + DHA [pour 100 grammes]
Thon blanc	1,3 gramme	Thon maigre	0,2 gramme
Saumon atlantique*	2,6 grammes	Perche	0,3 gramme
Hareng*	4,1 grammes	Flétan pacifique	0,4 gramme
Anchois	1,4 gramme	Carrelet	0,2 gramme
Truite de lac	1,6 gramme	Morue atlantique	0,3 gramme
Maquereau*	4,7 grammes	Merlan	0,1 gramme
Roussette	1,9 gramme	Sole	0,1 gramme
Morue charbonnière	1,4 gramme	Sébaste	0,2 gramme
Lavaret	1,3 gramme	Barbue	0,3 gramme
Tassergal	1,2 gramme	Crabe	0,3 gramme
Sardine	3,7 grammes	Crevette	0,4 gramme

Note - Le tableau ci-dessus donne la quantité totale EPA + DHA par 100 grammes. (100 grammes de poisson correspondent à une petite portion)

*   Dosage effectué au laboratoire des acides gras dépendant de l'unité NVMCV de l'université Joseph Fourier de Grenoble et du département de Biologie Intégré du CHU de Grenoble (Directeur Alain FAVIER)

Il est important de comprendre que la teneur en graisses et donc en EPA et DHA des poissons (y compris les poissons gras) peut varier considérablement en fonction de nombreux paramètres, notamment la saison et la zone de pêche, et aussi s'il s'agit de poisson sauvage ou de ferme. Dans ce dernier cas, le type d'aliments apportés lors de l'élevage déterminera les concentrations en EPA et DHA des chairs de poissons.[2]

POUVEZ-VOUS MANGER DES CREVETTES ET DES CRUSTACÉS MÊME SI VOUS AVEZ DES PROBLÈMES DE CHOLESTÉROL ?

Le conseil traditionnellement donné aux personnes présentant un taux de cholestérol élevé ou des antécédents familiaux d'hypercholestérolémie est d'éviter les crevettes, les huîtres, le homard et autres crustacés prétendument riches en cholestérol – un conseil qui est considéré maintenant comme inutile. Dans une étude récente, des volontaires ont mangé jusqu'à 300 g de crevettes par jour pendant trois semaines. Même si ce régime avait augmenté de 7% leur (mauvais) cholestérol-LDL, il avait également réussi à augmenter de 12% leur (bon) cholestérol-HDL, annulant ainsi l'effet de l'augmentation du LDL. Le régime aux crevettes diminua aussi les triglycérides de 13%.[3]

✓ Utiliser des compléments de DHA et d'EPA

Une autre manière d'équilibrer les acides gras essentiels de son régime consiste à prendre des compléments alimentaires d'acides gras oméga-3. Ces produits sont disponibles dans les pharmacies, dans les catalogues de vente par correspondance et dans les magasins de produits naturels, éventuellement par Internet.

Ces compléments peuvent porter des noms bizarres ou déroutants, notamment aux USA. Afin de simplifier les choses, disons que ce qui vous intéresse ce sont trois acides gras oméga-3 particuliers : l'acide eicosapentaénoïque (EPA), l'acide docosahexaénoïque (DHA) et l'acide alpha-linolénique (ALA).

Rappelez-vous que le DHA et la DHEA sont des substances fondamentalement différentes. La DHEA est une hormone, précurseur d'hormones sexuelles, et pas un acide gras essentiel.

La quantité d'EPA + DHA par capsule de 1000 mg varie beaucoup d'un produit à l'autre. Certaines étiquettes mentionnent la quantité d'EPA + DHA contenues dans plusieurs capsules. Ne soyez pas dupe ! En règle générale, les capsules à haute concentration sont plus chères mais l'avantage est que vous devez en avaler moins.

COMMENT FAIRE LE MEILLEUR CHOIX DE CAPSULES D'HUILE DE POISSON ?

Aux Etats-Unis, afin de trouver le complément oméga-3 le plus rentable, utilisez cette formule : calculez les quantités de EPA et de DHA par capsule, multipliez par le nombre de capsules par boîte, et divisez le prix par ce nombre. Ceci vous donnera le coût par milligramme.

Pour trouver le coût par gramme, qui est la dose journalière recommandée, multipliez par 1000 (ou déplacez la virgule des décimales de trois chiffres vers la droite).

En France, le problème est différent car le prix des capsules d'oméga-3 dépend aussi de la qualité de l'huile utilisée. Le plus souvent, lorsque l'huile utilisée est de haute qualité, le produit est cher. Mais tous les produits chers ne sont pas forcément de très haute qualité.

Nous avons sélectionné pour vous quelques produits qui nous ont semblé intéressants (voir le chapitre "Informations pratiques").

Certains industriels ont eu l'excellente idée de proposer des capsules contenant non seulement de l'EPA et du DHA, mais aussi de l'ALA. Cette approche "équilibrée" des apports en oméga-3 est sans doute celle que vous devez privilégier pour le long terme.

Certaines personnes ajoutent à leur alimentation un autre acide gras appelé acide gamma-linolénique, ou GLA. Le GLA est une version plus longue de l'acide linoléique et se trouve, par exemple, dans l'huile de primevère et de bourrache. Nous vous recommandons de prendre du DHA, de l'EPA et de l'ALA plutôt que du GLA parce que ces trois acides gras oméga-3 ont été mieux étudiés et offrent plus d'avantages reconnus pour la santé. Par ailleurs, le GLA est un acide gras oméga-6 et nous consommons déjà trop de ces acides gras. Finalement, une étude au moins montre que le GLA favorise la croissance tumorale chez les animaux.[4]

Nous ne recommandons pas non plus l'huile de foie de morue *comme principale source d'acides gras oméga-3*. Comme son nom l'indique, l'huile de foie de morue provient du *foie* de la morue, un organe qui accumule de grandes quantités de vitamines A et D. En fait, c'est la raison pour laquelle autrefois les parents donnaient des doses d'huile de foie de morue à leurs enfants. Lorsque ces vitamines ont été synthétisées et mises sur le marché, cette pratique s'est interrompue. Vous pourriez donc être ravis de la présence de ces vitamines dans l'huile de foie de morue mais les vitamines A et D sont solubles dans les graisses, ce qui revient à dire que les excédents sont stockés dans vos tissus. Pour recevoir suffisamment d'EPA et de DHA à partir de l'huile de foie de morue, vous devriez largement dépasser les doses de vitamines recommandées. Il est donc préférable d'acheter des capsules d'huile de poisson et pas d'huile de foie de morue !

Généralement, nous conseillons de prendre environ 1 g d'EPA + DHA par jour. Cette quantité peut provenir de l'alimentation, de compléments nutritionnels ou d'une combinaison des deux. Les gens qui souffrent de certains problèmes tels que l'arthrite, les dépressions, le cancer, une pression artérielle élevée et les maladies coronariennes peuvent éventuellement augmenter cette dose. Il n'y a pas de moment précis dans la journée pour la prise de ces compléments, mais il vous est conseillé de les prendre pendant les repas, puisque les acides gras oméga-3 sont naturellement des composés de notre nourriture. Certaines personnes gardent un léger arrière-goût de poisson dans la bouche, d'autres pas. Si vous êtes importunés par des hoquets ou d'autres légers désagréments gastro-intestinaux, prenez ces compléments avant les repas ou éventuellement juste avant d'aller vous coucher. Chacun doit trouver la meilleure tactique.

Certaines personnes prétendent que la prise de compléments d'oméga-3 n'est pas aussi bénéfique que la consommation de poisson. Cela ne semble pas être le cas. L'étude GISSI (décrite au chapitre 5) a utilisé exclusivement des capsules et leur efficacité s'est avérée remarquable.[5] Dans la plupart des études sur les oméga-3 citées dans ce livre, on a utilisé des compléments plutôt que du poisson. Dans l'étude cardiaque DART mentionnée en début d'ouvrage, les patients avaient la possibilité soit de manger plus de poisson, soit de prendre des compléments d'oméga-3. Une analyse des données a montré que les deux groupes en retiraient les mêmes bénéfices. De plus, des études animales ont montré que c'est l'EPA et le DHA de l'huile de poisson qui ont un effet protecteur contre le cancer, suggérant une fois de plus que les compléments d'huile de poisson devraient être aussi efficaces que la consommation de poisson.[6]

N'y a-t-il aucun risque à consommer des compléments d'oméga-3 ?

Dans plusieurs études cliniques très surveillées, ces nutriments ont été administrés aussi bien à des femmes enceintes, des mères qui allaitaient, des bébés, des prématurés, des enfants, des adultes, des patients cancéreux, des convalescents d'une opération chirurgicale et des personnes très âgées – sans aucun effet secondaire notable. Dans une étude, des patients ont pris 6 g d'EPA + DHA tous les jours pendant 7 ans. Ces compléments se sont révélés "sans effets secondaires apparents pendant les 7 années de traitement". Pendant cette période, les patients ont bénéficié d'une multitude "d'effets positifs", y compris une réduction de leurs triglycérides et de leur fibrinogène (un agent coagulant augmentant le risque de thrombose), et une augmentation de leur bon cholestérol-HDL.[7]

Une minorité de gens se sont plaints de diarrhée après avoir pris de fortes doses d'acides gras oméga-3 (3 g par jour et plus), mais des plaintes similaires furent émises par des personnes qui avaient pris des huiles placebos. Dans des études, certaines des personnes qui prenaient des compléments d'oméga-3 ont eu une modification de leur bilan biologique de la coagulation. Ceci ne s'est jamais traduit par des problèmes cliniques sérieux, même lorsque certains patients durent subir des pontages coronariens et qu'ils avaient pris au préalable de fortes doses d'huile de poisson et d'aspirine (un autre fluidifiant du sang).[8]

Ceci étant dit, certaines personnes doivent veiller à ne pas prendre plus d'1 g d'acides gras oméga-3 par jour :

✓ Les asthmatiques doivent prendre ces compléments uniquement sous contrôle médical. Bien que ces nutriments aient été très bénéfiques à un certain nombre d'asthmatiques, ils *ont augmenté* la sensibilité des bronches chez certains autres.[9]

✓ Les diabétiques ne devraient pas en consommer plus de 3 g par jour parce que de plus grandes quantités semblent pouvoir perturber la régulation du glucose.

✓ Les gens qui souffrent de problèmes de coagulation ou qui prennent des anticoagulants très puissants doivent être prudents avec les compléments d'acides gras oméga-3 sauf s'ils sont prescrits pas leur médecin. Les acides gras oméga-3 en grande quantité peuvent modifier la coagulation du sang et, chez des sujets ayant déjà spontanément des anomalies de la coagulation, on ne peut pas prédire l'effet de fortes quantités d'oméga-3.

✓ Ajouter de l'ALA dans votre régime

En plus d'assurer un apport adéquat en EPA et en DHA, vous devrez également augmenter votre consommation d'acides gras oméga-3 d'origine végétale – l'acide alpha-linolénique ou ALA. Si vous trouviez vos aliments dans un environnement sauvage, il serait impossible de manquer de ce nutriment parce qu'il serait présent dans quasiment tout ce que vous mangeriez. Maintenant que l'ALA a quitté notre alimentation moderne, vous devez systématiquement le replacer dans votre régime.

De quelle quantité journalière d'ALA avez-vous besoin ? 2 g sont généralement considérés comme adéquats. Mais il faut multiplier plusieurs fois cette quantité si vous ne consommez pas de poisson gras, ou si vous ne prenez pas de compléments d'acides gras oméga-3 parce que l'ALA sera la source principale de cette famille de nutriments. Votre corps est capable de convertir l'ALA en molécules à plus longues chaînes telles que l'EPA et le DHA, mais il faut au minimum environ 10 g d'ALA pour produire 1 g d'EPA et DHA. D'autre part, chez certaines personnes (notamment les patients ayant déjà présenté un accident cardiaque), la conversion ne se fait pas très bien et il est difficile d'obtenir suffisamment de DHA à partir de l'ALA.[10]

L'huile de graines de lin (voir aussi chapitre 11) est la source la plus riche d'ALA. Une cuillerée à soupe en contient environ 7 grammes. Cette huile peu commune contient trois fois plus d'acides gras oméga-3 que d'acides gras oméga-6. L'huile de graines de lin est hautement insaturée, la rendant plus sensible à l'oxydation par la chaleur, la lumière et l'air. C'est pour cette raison qu'elle doit être conservée avec beaucoup de précautions (à l'abri de la lumière) et ne doit en aucun cas être chauffée à plus de 120°C. Pour ces raisons, en France, l'huile alimentaire de graines de lin est interdite à la vente. Si toutefois vous avez la possibilité de vous en procurer, ajoutez cette huile aux vinaigrettes, sauces et soupes juste avant de servir. Conservez-la dans votre *réfrigérateur* et *pas plus de deux à trois mois*. L'huile de graines de lin a une saveur forte et peut aussi présenter un goût analogue à celui du poisson. Si vous le préférez, vous pouvez la mélanger avec du jus de fruits et l'avaler comme un médicament ou la verser dans un yaourt aromatisé ou (façon "Nouvelle Angleterre") dans du cottage cheese.

Bien entendu, *les graines de lin sont également une excellente source d'acides gras oméga-3*, apportant 3 g d'ALA par cuillerée à soupe. On conseillera aux consommateurs (notamment ceux ayant déjà fait un accident cardiaque) de préférer les graines de lin à l'huile de lin, car cette dernière est particulièrement fragile et il est évidemment contre-indiqué de consommer des acides gras qui risquent d'être altérés quand son cœur est lui-même fragilisé. Une cuillerée à soupe de graines de lin contient également 3 g de fibres. Les graines de lin (au contraire de l'huile) peuvent se trouver facilement en France dans les magasins diététiques, les épiceries fines ou les magasins de produits naturels et biologiques. Elles présentent une saveur subtile de noisette. Vous pouvez ainsi les broyer en farine (avec un moulin électrique ou à café) et les ajouter au pain, aux crêpes, gaufres, céréales et gâteaux sans modification importante de la texture et du goût. Faites en sorte d'utiliser une à deux cuillerées à soupe de farine de lin par tasse de farine (placer la farine de graines de lin dans le fond d'une tasse graduée et ajouter ensuite la farine). Conservez la farine de lin dans le réfrigérateur ou au congélateur pour préserver sa fraîcheur et utilisez-la dans les deux à trois mois.

Une autre manière d'enrichir votre régime en ALA est de consommer quotidiennement de l'huile de colza, de la vinaigrette ou de la mayonnaise à base d'huile de colza. Une cuillerée à soupe d'huile de colza apporte environ 1,5 g d'ALA.

L'huile de soja contient aussi de l'ALA (environ 7 g pour 100 g), mais le rapport oméga-6/oméga-3 est trop élevé dans cette huile (de 7 pour 1 à 13 pour 1, dépendant du type de soja), alors qu'il n'est que de 2 pour 1 dans l'huile de colza. De plus, l'ALA du soja est moins "biodisponible" que celui du colza (c'est-à-dire qu'il sera moins bien intégré dans les membranes cellulaires). Donc, comme dit précédemment, l'huile de soja est déconseillée.

L'huile de noix apporte également de l'ALA (environ 1,2 g par cuillerée à soupe) mais le rapport oméga-6/oméga-3 est de 5 pour 1, c'est-à-dire plus élevé que celui de l'huile de colza mais aussi plus bas que celui du soja. Pour cette raison, l'huile de noix n'est pas conseillée comme huile de base, mais vous pouvez toutefois la consommer de temps en temps, à titre gastronomique. Il faut préciser que le fruit est préférable à l'huile car la noix contient d'autres nutriments extrêmement utiles pour la santé (acide folique, arginine, magnésium...) que l'on ne retrouve pas dans l'huile.

Depuis peu, une nouvelle huile est disponible sur le marché belge. Cette huile est un mélange d'huile d'olive et d'huile de linette (jeune lin) et a été conçue pour apporter des oméga-6 et des oméga-3 de façon très équilibrée, c'est-à-dire avec un ratio oméga-6/oméga-3 de 1 pour 1 (voir *Informations pratiques*).

En France, certains industriels ont récemment introduits un mélange d'huiles apportant également un ratio oméga-6/oméga-3 de 4 pour 1, donc relativement satisfaisant (voir *Informations pratiques*). Il est probable que, dans un proche avenir, d'autres huiles mixtes seront proposées aux consommateurs.

> *Au total, comment faire pour enrichir votre régime en acides gras oméga-3 ?*

Idéalement, vous devriez manger du poisson gras au moins trois fois par semaine. Sinon, prenez des capsules d'huile de poisson. Des compléments qui apportent 1 g d'EPA + DHA par jour devraient convenir à la plupart des gens. Par ailleurs et si possible, achetez plutôt des œufs enrichis aux oméga-3 (voir *Informations pratiques*). Pour augmenter votre consommation d'ALA, utilisez régulièrement l'huile de colza et des produits à base d'huile de colza ; ajoutez des noix aux salades et aux pâtisseries, ou mangez-en quelques-unes chaque jour entre les repas ou avec le fromage. Consommez également tous les jours des légumes à feuilles vertes.

TYPE D'ALIMENT	QUANTITÉ D'ACIDE ALPHA-LINOLÉNIQUE (ALA) PAR CUILLERÉE À SOUPE
Huile de lin	7 grammes
Graines de lin	3 grammes
Graines de lin moulues	2 grammes
Huile de colza	1,5 gramme
Huile de noix	1,2 gramme
Noix concassées	0,7 gramme

De plus, vous pouvez prendre environ une à deux cuillerées à soupe de graines de lin ou de farine de lin par jour. Vous pouvez les ajouter aux céréales du petit déjeuner, aux pâtisseries, aux salades ou les intégrer dans les laitages. Si vous êtes un végétarien strict, les produits à base de graines de lin sont hautement recommandés parce que vous ne pouvez pas manger d'acides gras oméga-3 de poisson ou d'huile de poisson (EPA et DHA), et vous devez d'autant plus consommer de l'ALA. Les recettes et menus présentés dans les chapitres suivants vous aideront à adopter ces changements qui peuvent vous sauver la vie.

2. Utilisez l'huile de colza et l'huile d'olive comme huiles de base

Si vous avez déjà pris l'heureuse initiative de remplacer les huiles riches en acides gras oméga-6 par l'huile d'olive ou l'huile de colza, vous bénéficiez déjà de quelques bienfaits du **Plan Oméga**. Dans le cas contraire, il est grand temps de choisir ces huiles plus saines. Il a déjà été mentionné que l'huile d'olive et l'huile de colza étaient deux huiles intéressantes, chacune ayant ses mérites propres, comme indiqué dans le tableau suivant.

L'huile de colza vous apporte à la fois des acides gras monoinsaturés et de l'ALA, l'acide gras oméga-3 végétal. Puisque cette huile est également pauvre en oméga-6, en graisses saturées et en acides gras trans, elle remplit cinq des sept points principaux du **Plan Oméga**. Les patients qui participèrent à l'étude cardiologique et diététique de Lyon décrite au premier chapitre utilisaient l'huile de colza et une margarine à base d'huile de colza, ce qui indique à quel point cette huile unique est bénéfique. L'huile de colza était conseillée pour apporter l'ALA que les Grecs obtenaient grâce aux noix, au pourpier et aux plantes sauvages.

Vous devez toutefois faire preuve de vigilance. Récemment, une forme hybride d'huile de colza, ne contenant que la moitié de la teneur normale en acides gras oméga-3, a été introduite sur le marché américain. Mis à part le fait qu'elle ne contienne que la moitié de la teneur attendue en ALA, il n'y a rien de vraiment nuisible dans cette huile. Les étiquettes de ces huiles hybrides portent des mentions telles que "convient pour la cuisson à haute température" ou "de longue conservation". Ces affirmations trahissent une réduction volontaire de la teneur en ALA. Nous déconseillons ces huiles car elles sont trompeuses.

L'huile d'olive, bien entendu, est une huile merveilleuse – pourvu que vous puissiez vous l'offrir (car elle est coûteuse) et que vous en appréciez le goût. Beaucoup de gens, notamment autour du Bassin méditerranéen, ne peuvent s'en passer. 30% des calories des Crétois provenaient de l'huile d'olive et leur santé légendaire témoigne de ses vertus pour la santé. Gardez toutefois à l'esprit que si vous choisissez l'huile d'olive comme matière grasse principale, vous devrez trouver vos acides gras oméga-3 ailleurs, dans les noix, les graines de lin, les végétaux à feuilles vertes, le poisson, les compléments alimentaires d'acides gras oméga-3.

Une manière de profiter des bénéfices de ces deux huiles est de les mélanger dans vos menus ou, éventuellement, pour vos assaisonnements. De cette manière, vous obtenez une huile d'un prix raisonnable, riche en monoinsaturés, et contenant des acides gras oméga-3 et du squalène. Vous pourrez aussi de cette façon profiter du goût de l'huile d'olive. On trouve dans certains magasins biologiques une huile qui est un mélange d'huile d'olive vierge et d'huile de colza biologique (60% huile d'olive, 40% huile de colza).

HUILE D'OLIVE	HUILE DE COLZA
→ Riche en acides gras monoinsaturés	→ Riche en acides gras monoinsaturés
Pauvre en acides gras oméga-3	→ Relativement riche en acides gras oméga-3
→ Contient du squalène qui réduit le cholestérol	Ne contient pas de squalène
Chère	→ Pas chère
→ Très pauvre en acides gras oméga-6	→ Pauvre en acides gras oméga-6
→ Pauvre en acides gras saturés	→ Très pauvre en acides gras saturés
Beaucoup de saveur	Peu de saveur [sauf pour l'huile de colza non-raffinée]

3. Mangez au moins sept portions de fruits et légumes par jour

Une des raisons qui explique l'excellente santé des Méditerranéens est un climat qui leur permet de cultiver fruits et légumes toute l'année. Grâce au travail des fermiers occidentaux et aux importations, nous pouvons aujourd'hui profiter aussi des fruits et légumes exotiques (ou de type méditerranéen) 365 jours par an. Il ne reste qu'à les consommer. Il est regrettable que l'adulte américain moyen ne mange que 3,5 portions de fruits et légumes par jour. Cinq adolescents sur dix et sept enfants sur dix n'en consomment qu'une portion par jour.[11]

Le gouvernement américain a lancé la campagne des "cinq par jour", dans le but de convaincre les Américains de consommer cinq portions de fruits et légumes chaque jour. **C'est un effort louable mais insuffisant !**

Pour une santé optimale, vous avez besoin d'en manger au moins sept portions par jour. C'est ce qui est préconisé en France en 2004 (5 à 10 portions de fruits et légumes par jour).

Voici quelques suggestions pour vous aider à atteindre l'objectif de "sept par jour" :

✓ mangez un fruit au petit déjeuner tous les jours ;

✓ suivez la tradition européenne et prenez un fruit frais à la collation, pas de chips ou de crackers ;

✓ prenez des fruits secs avec vous au travail ;

✓ mangez au moins une salade verte ou d'autres légumes crus tous les jours ;

✓ consommez deux légumes au dîner ;

✓ prenez des fruits frais au dessert (occasionnellement des desserts à base de fruits tels qu'un simple morceau de tarte aux pommes ou aux cerises ou un gâteau aux pommes) ;

✓ mangez des soupes plus riches en légumes qu'en viande ou en pâtes ;

✓ grillez des légumes en même temps que la viande ;

✓ réservez-vous une demi-heure chaque week-end pour préparer les collations à base de fruits et légumes pour la semaine suivante. Conservez-les dans les tiroirs transparents de votre réfrigérateur de manière à les rendre plus attrayants.

✓ au restaurant, demandez une salade et deux légumes pour accompagner votre plat principal ou commander un plat principal végétarien ;

✓ vous devez vous souvenir qu'il est très important de varier le plus possible les fruits et les légumes ;

✓ n'oubliez pas aussi d'utiliser largement ail, oignon, échalote, persil et autres herbes aromatiques.

MAÎTRISEZ LES COULEURS		
COULEUR DU FRUIT OU DU LÉGUME	SUBSTANCES PHYTOCHIMIQUES	PRÉSENTS DANS
Vert	Thiocyanates, indoles, lutéine, zéaxanthine, sulforaphane, isothiocyanates	Chou, feuilles de betterave, feuilles de collard, roquette, brocoli, choux de Bruxelles, chou frisé, feuilles de moutarde
Jaune	Limonène	Citron et autres agrumes
Orange	Carotènes	Mangue, carotte, abricot, cantaloup, poivron, courge, patate douce, igname, potiron
Rouge	Lycopène	Tomate, pastèque, pamplemousse rose
Pourpre, orange, rouge	Resvératrol, acide ellagique, cyanidine, quercétine	Vin rouge, raisins, jus de raisin, fraises, framboises
Brun	Génistéine, phytostérols, saponines, inhibiteurs de protéases	Fèves de soja, haricot mungo, cacahuètes, fèves sèches
Blanc	Allium, allyl sulfite, quercétine	Ciboulette, poireau, échalotte, ail, oignon, pomme

Convaincre les enfants de consommer plus de fruits et de légumes – et particulièrement les légumes – est un défi bien plus grand encore. Voici quelques suggestions.

Douze manières de convaincre vos enfants de consommer plus de légumes

1. **Satisfaites leurs caprices** : trouvez quels sont les légumes favoris de vos enfants et pré-parez-les comme ils les aiment. Cuisinez des petits pois trois fois par semaine si c'est ce qu'ils veulent manger.

2. **Ne les forcez pas à manger des légumes au goût prononcé.** Si vos enfants font la grimace devant l'odeur prononcée de certains légumes comme le navet, le brocoli, les choux de Bruxelles et les oignons, ne les forcez pas. En attendant que leur palais se développe, montrez-leur à quel point *vous* appréciez ces légumes.

3. **Laissez-les manger du gâteau !** Du gâteau aux carottes par exemple (vous trouverez une recette au chapitre 14). Et n'oubliez pas le pain au potiron, la tarte au potiron et la tarte aux patates douces. Le sucre et les matières grasses apportent des calories, mais ne neutralisent pas le béta-carotène.

4. **Ne vous inquiétez pas si vos enfants préfèrent la pizza aux légumes.** Même si vous n'envisagez pas de forcer vos enfants à manger des légumes, ne les laissez pas vous imposer leurs menus. Si vous laissez le choix à certains enfants, vous vivrez une période pizza, frites, hot-dogs et hamburgers.

5. **Ne servez qu'une seule fois le plat principal.** Si vos enfants demandent un second service, leurs seuls choix seront les fruits et les légumes.

6. **Profitez des moments de faiblesse.** Servez la salade séparément au début du repas, lorsqu'ils ont très faim. Ayez des morceaux de céleri et de carotte lorsqu'ils rentrent de l'école.

7. **Assaisonnez les légumes.** Certains enfants n'aiment pas les petits pois nature, mais ils reprendront des petits pois en sauce. Faites une béchamel pour accommoder les choux-fleurs. Servez du fromage fondu sur les brocolis et les choux de Bruxelles. Ajouter des amandes rôties sur les fèves. Saupoudrez les carottes de graines de sésame rôties ou d'amandes grillées et ajoutez un peu de sauce de soja. Disposez des tranches d'œufs durs sur les épinards. Servez les pâtes avec du pesto.

8. **Achetez un presse-fruits et laissez-les préparer leurs propres mixtures de légumes.** Donnez-leur plusieurs variétés de fruits et légumes et laissez-les faire des expériences. 90% du contenu en antioxydants des fruits se trouvent dans le jus – le presse-fruits a toujours eu droit de cité.

9. **Cultivez votre potager.** Très peu de personnes, enfants ou adultes, résistent aux salades, petits pois, fèves, betteraves, tomates et carottes frais du potager. Si les enfants vous aident au jardin, les légumes en seront encore plus appréciés.

10. **Commandez ou préparez des pizzas avec des légumes.** Il est vrai que la plupart des enfants préfèreraient des pizzas au pepperoni ou avec de la sauce. Mais c'est vous qui payez donc c'est vous qui commandez. Choisissez les légumes qu'ils préfèrent et il y a de bonnes chances pour qu'ils les mangent. Faites des tartes salées aux légumes (tarte aux poireaux, tarte aux épinards…).

11. **Amenez le ketchup à table.** Les tomates contiennent un antioxydant puissant (le lycopène) qui devient plus "bio-disponible" lorsque les tomates sont cuites et que de la matière grasse accompagne le repas. Le ketchup et la sauce tomate en sont géné-ralement les sources les plus riches. Cherchez une variété pauvre en sel.

12. **Servez du melon, des abricots, et des mangues.** Vous avez raison. Il ne s'agit pas de légumes, mais ils sont extraordinairement riches en béta-carotène, une des vitamines majeures des légumes oranges et jaunes.

4. Mangez plus de pois, de légumes secs et de noix

Les pois et les légumineuses (pois chiches, pois cassés, haricots secs, lentilles, soja...), considérés à certaines époques comme un substitut à la viande pour les personnes avec un petit budget, doivent retrouver leur véritable place. Ces aliments ont tellement à offrir – vitamines, protéines, fibres, minéraux, phytomicronutriments anticancéreux, acide folique et ALA. En outre, ils sont bon marché, pauvres en calories, et ne contiennent ni graisses saturées ni cholestérol.

Les fèves de soja sont particulièrement riches en ALA, et elles contiennent également de la génistéine, un phytomicronutriment anticancéreux. Il y a plusieurs années, les fabricants d'escalopes végétales faisaient grand bruit parce que leurs produits "ne contenaient pas de soja". Aujourd'hui, les consommateurs avertis recherchent ces produits précisément pour leur teneur en soja. Il existe sur le marché quelques escalopes de soja délicieuses. Achetez-en de marques différentes pour sélectionner les meilleurs à votre goût. Si vous en conservez au congélateur avec des petits pains à hamburger, vous pouvez préparer un repas sain en quelques minutes. Essayez le tofu. C'est pratiquement sans goût et cela vous permet d'y ajouter ce que vous voulez pour lui donner une saveur particulière. Vous trouverez sans problème d'autres opportunités d'ajouter des légumes secs à votre régime. Prenez une cuillerée de haricots rouges ou de pois chiches lorsque vous êtes dans un salade-bar. Prenez du hummus (purée de pois chiches, recette au chapitre 14) comme hors d'œuvre. Ajoutez des fèves noires à la salsa (voir chapitre 14). Préparez des soupes aux fèves, aux pois et aux lentilles (voir chapitre 14), une casserole provençale et des quesadillas de fèves noires (voir chapitre 14).

Si les légumineuses vous donnent des flatulences, il existe deux remèdes. Tout d'abord, utilisez des légumes secs en conserve ou faites-les tremper toute une nuit dans de l'eau avant de les cuire. Après une cuisson prolongée, les hydrates de carbone sont transformés en sucres, réduisant ainsi la pression sur votre système digestif. Vous pouvez également essayer "Beano", un produit commercial (aux USA et au Canada) qui contient un enzyme facilitant la digestion des hydrates de carbone responsables de gaz intestinaux. Certaines personnes s'en disent soulagées.

Les noix diminuent votre cholestérol

Dans le but d'étudier l'effet des noix sur le cholestérol, un groupe d'hommes fut soumis au régime hypocholestérolémiant standard (première étape du régime de l'Association américaine de Cardiologie, le régime le plus fréquemment conseillé). Plus tard, une partie des graisses fut remplacée par des noix. Lorsque ces hommes reçurent une partie de leurs graisses à partir de noix, leur LDL (mauvais cholestérol) diminua et le rapport LDL/HDL s'améliora.[12]

✓ Les noix

L'expression "noix aliment santé" est bien plus proche de la réalité qu'il n'y paraît. Pour les lecteurs intéressés, ils trouveront de nombreuses informations épidémiologiques, cliniques et biochimiques dans une publication récente.[13] Les noix sont effectivement excellentes pour la santé. Leur principal atout est qu'elles sont une source d'huiles non-altérées – huiles qui n'ont pas été extraites de leurs enveloppes protectrices naturelles ni exposées à l'air, puis blanchies, désodorisées, chauffées, dégommées et privées de leurs antioxydants.

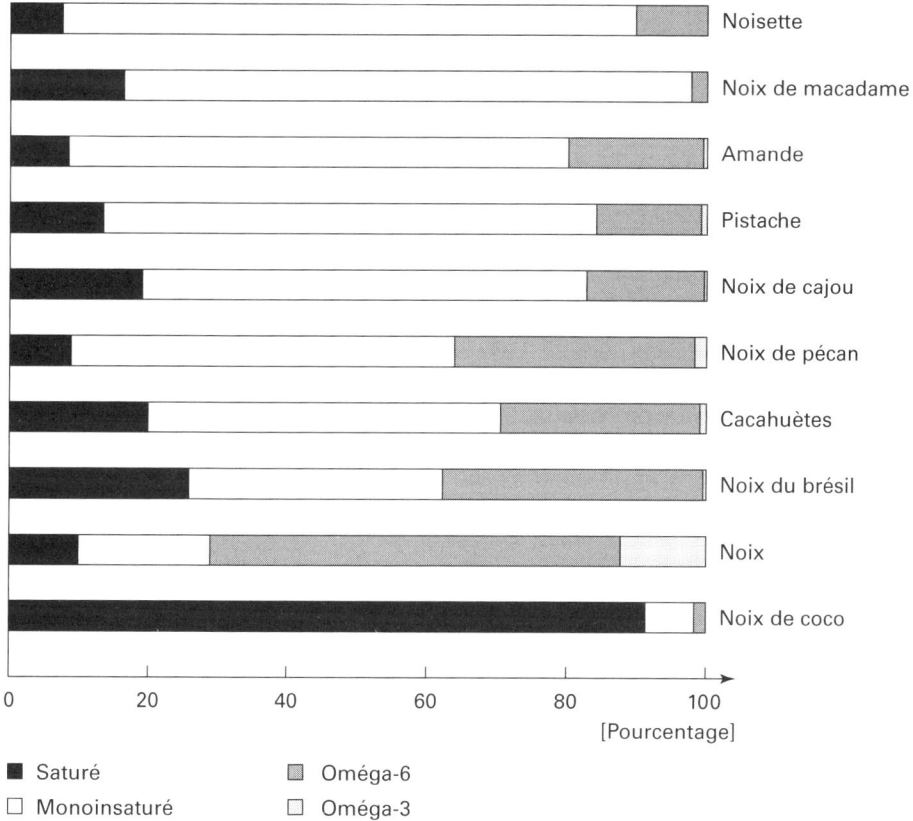

10.3 - Représentation de la composition en acides gras (exprimée en pourcentage des graisses totales) de quelques noix couramment consommées dans les pays européens, notamment en France[13]

Ce qui saute aux yeux, c'est que la majorité de ces noix sont une source importante d'acide oléique (monoinsaturé) et, qu'à l'exception de la noix de coco, les saturés y sont en faible quantité. La noix de Grenoble (ou British nut, ou la noix classique dans nos pays) a l'avantage d'être une source d'oméga-3 (ALA) non-négligeable, mais l'inconvénient d'apporter aussi de l'acide linoléique (oméga-6). C'est cette combinaison qui rend la consommation d'huile de noix (contrairement à la noix elle-même dans laquelle le gras est dilué dans les autres ingrédients) peu recommandable sauf occasionnellement, disons à titre gastronomique pour les connaisseurs.

Dans l'ordre, les noix contenant le plus d'ALA sont les noix du noyer cendré (aussi appelées noix blanches), les noix anglaises (ou noix de Grenoble en France) et les noix noires. Les noix du noyer cendré sont régulièrement consommées en Grèce, c'est une des raisons pour laquelle les Crétois ont un taux tellement élevé en ALA cardioprotecteur dans leur sang. Des quantités relativement faibles d'ALA sont présentes dans les amandes, les noix de cajou, les noix de macadame, les noisettes, ou les pistaches (voir figure 10.3). En général, toutes les noix sont riches en mono-insaturés (comme l'huile d'olive), en acide folique (comme les légumes verts) et en arginine (comme les protéines végétales). Certaines noix ont des particularités comme la noix du Brésil, très riche en sélénium, un nutriment apparemment très important pour la prévention du cancer de la prostate notamment.[14]

Comme tous les aliments riches en acides gras oméga-3, les noix (dans ce cas précis nous parlons des noix du noyer et non des fruits à coque en général) rancissent rapidement (surtout une fois décortiquées). Achetez seulement la quantité que vous pouvez raisonnablement consommer en un mois et conservez-les dans un tiroir de votre réfrigérateur. Jetez toutes les noix qui ont mauvais goût, elles sont rances.

5. Mangez moins de graisses saturées et de cholestérol

Vous avez déjà entendu ce conseil. Les scientifiques qui travaillent dans le domaine des maladies cardiaques ont montré depuis les années 1950 que les régimes riches en graisses saturées et en cholestérol augmentent le risque des maladies cardio-vasculaires, particulièrement chez les personnes qui ont des antécédents familiaux. C'est pour cette raison que les nutritionnistes recommandent une consommation quotidienne de graisses saturées n'excédant pas 10% de vos besoins caloriques.

> En suivant le **Plan Oméga**, vous absorberez moins de 8% de vos calories sous forme de graisses saturées, ce qui va encore plus loin que les recommandations habituelles. Si, par exemple, vous ingérez 2000 calories par jour, vous ne devrez pas consommer plus de 160 calories, soit 18 g de graisses saturées par jour.

Mais, au fur et à mesure que les chercheurs étudient les graisses en général et les acides gras en particulier, il devient de plus en plus clair que tous les acides gras saturés n'ont pas la même influence sur le cholestérol sanguin. Par exemple, l'acide stéarique, un type d'acide gras saturé présent dans la viande et le chocolat, n'augmente pas votre cholestérol-LDL. Mais il pourrait augmenter votre risque de faire des thromboses. Les acides gras apparemment responsables des plus grands dégâts au niveau du système cardio-vasculaire sont l'acide myristique (présent dans les produits laitiers) et l'acide palmitique, l'acide gras que votre corps produit lorsque vous suivez un régime pauvre en graisses. Les produits laitiers écrémés ou demi-écrémés (surtout s'ils ont été fermentés) sont néanmoins bénéfiques parce qu'ils apportent des vitamines B, des protéines et du calcium.

Pour certaines personnes, il peut être extrêmement difficile de se passer de beurre – d'autant plus que l'on a discrédité les margarines à cause de leur teneur élevée en acides gras trans, et qu'en Europe (notamment en France) on ne trouve pas toujours de la margarine de colza.

Si vous désirez mettre un peu de matière grasse sur votre pain pour accompagner certains plats, essayez l'huile d'olive. Aujourd'hui, de nombreux convives demandent d'avoir de l'huile d'olive à table plutôt que du beurre. Un nombre de plus en plus grand de restaurants présente une petite bouteille d'huile d'olive à côté de la corbeille de pain.

Si vous préférez une matière grasse plus solide ou si vous préparez un gâteau qui requiert une graisse plus malléable (et ne disposez pas de margarine de colza), essayez un mélange 50/50 d'huile d'olive et de beurre ou d'huile de colza et de beurre. Evidemment, dans le contexte de prévention secondaire (pour des patients ayant déjà fait un infarctus), cette solution doit avoir un caractère tout à fait exceptionnel car beurre, crème et lait entier doivent être exclus du régime postinfarctus. Inversement, dans un contexte moins contraint (prévention primaire), cette solution offre de multiples occasions de varier son menu. Ces pâtes à tartiner sont très faciles à préparer (voir chapitre 14). Le mélange colza/beurre a un goût proche de celui d'un beurre léger peu salé. Certaines personnes disent l'aimer autant que le beurre. Le mélange olive/beurre est riche des deux saveurs, ce qui apporte une note d'originalité. Ces deux mélanges ont une parfaite consistance qui permet aussi bien de les tartiner ou de les cuire directement à la sortie du réfrigérateur. On trouve actuellement sur le marché américain un beurre à l'huile de colza mais il n'est disponible que dans les magasins de produits naturels ou dans les rayons de produits diététiques des grands supermarchés. Ce produit n'est pas commercialisé en France. La plus grande différence entre le produit acheté au magasin et celui préparé à la maison est que le produit commercial est plus cher et contient un stabilisateur inutile.

Bien que le fromage soit un produit laitier entier, il est possible qu'il soit moins néfaste pour votre système cardio-vasculaire que le beurre et la crème. Le fromage est en effet spécialement riche en calcium et le calcium a tendance à fixer les acides gras en empêchant l'absorption de beaucoup d'entre-eux.[16]

> C'est la raison pour laquelle vous êtes autorisé à consommer environ 30 g de fromage gras par jour dans le **Plan Oméga**.

Les huiles tropicales – huile de coco, huile de palme et huile de palmiste – doivent être consommées avec parcimonie ou pas du tout. A l'inverse des autres huiles végétales, elles contiennent de grandes quantités de graisses saturées. Ces huiles sont fréquemment utilisées dans les pays asiatiques mais elles causent peu de dégâts parce que, dans l'ensemble, l'alimentation asiatique est très pauvre en graisses saturées. A l'inverse, lorsque les Occidentaux consomment des huiles tropicales, elles viennent s'ajouter à un régime déjà riche en beurre, graisses animales et acides gras trans – une combinaison désastreuse pour la santé.

Si la consommation de viande de volaille est préférable à celle de bœuf et de porc (car elle est en moyenne moins grasse et contient plus d'acides gras monoinsaturés), la peau de poulet et de dinde, la graisse de bœuf et de porc doivent être évitées, surtout si vous souffrez de maladies coronariennes. En plus de leur contribution aux problèmes cardiaques, ces types de graisses augmentent le risque de cancers du colon et de la prostate. Lorsque vous achetez du bœuf, achetez les morceaux les plus maigres – filets, faux-filets, gîte à la noix, rumsteak, aloyau et du bœuf haché maigre. Les morceaux de porc les plus maigres sont le filet mignon et le rôti maigre. Préférez une tranche maigre de gigot d'agneau plutôt que des côtelettes d'agneau. La viande d'agneau contiendrait un peu plus d'ALA que les autres viandes, mais il faut préciser que le contenu des viandes en acides gras oméga-3 est très variable et dépend, entre autres, de l'alimentation de l'animal. Le veau, le cheval et le lapin sont des viandes plus maigres.

Dans tous les cas, nous vous conseillons d'enlever toutes les parties grasses visibles, avant la cuisson de la viande.

En suivant le **Plan Oméga**, vous pourrez manger de la viande maigre deux à trois fois par semaine. Un repas qui contient de la viande maigre, une salade et une ou plusieurs portions de légumes, ainsi qu'un fruit frais est un repas équilibré sur le plan nutritionnel. Vous pouvez également découvrir d'autres viandes que le bœuf. Le marché des viandes exotiques s'élargit, comme le buffle, le beefalo (un croisement entre le bœuf et le buffle) et l'émeu (un oiseau proche de l'autruche) parce que ces viandes sont pauvres en graisses saturées. Par exemple, un steak de buffle contient 6 g de graisses pour 100 g de viande, alors que la même quantité de viandes de bœuf ou de porc peut en renfermer jusqu'à 20 g. Certains morceaux d'autruche ne contiennent que 2 g de graisses pour 100 g de viande.

Les œufs sont bien meilleurs pour la santé que l'on ne le pensait. Si vous avez un taux de cholestérol normal, vous pouvez manger un œuf par jour sans problème. Les œufs ont de nombreuses qualités. Riches en protéines, ils ralentissent la vidange de l'estomac, vous aidant à maintenir un taux de glucose stable entre le petit-déjeuner et le déjeuner.[17]

Cependant, si votre taux de cholestérol est élevé, ou si vous avez des antécédents familiaux d'hypercholestérolémie, on vous conseillera soit de manger uniquement du blanc d'œuf, soit des substituts d'œufs, ou encore de limiter votre consommation à deux ou trois jaunes d'œuf par semaine. Mais cette limitation ne s'applique pas aux œufs riches en acides gras oméga-3. Certains producteurs d'œufs utilisent un aliment enrichi en acides gras oméga-3 provenant d'huiles de poisson, d'algues ou de graines de lin, et de cette façon produisent des œufs relativement riches en acides gras oméga-3. Les noms commerciaux de ces œufs riches en acides gras oméga-3 sont importants à connaître afin de privilégier leur consommation. Aux USA, vous trouverez "The country Hen", "Born 3", "Pilgrim's Pride's Eggs Plus" et en France, on pourra acheter les œufs issus de la filière lin portant le logo "bleu-blanc-cœur" et les œufs Columbus de Belovo. Les œufs Columbus sont également commercialisés en Belgique et le seront prochainement en Suisse (voir "Informations pratiques").

De petites études ont montré que ces œufs enrichis en oméga-3, consommés à raison de deux œufs par jour, n'augmentent pas le cholestérol-LDL. Par ailleurs, ils diminuent les triglycérides et augmentent le bon cholestérol-HDL.

Qu'en est-il des œufs de poules élevées sur parcours libre, en plein air, au sol, etc. ? A moins que ces poules n'aient couru dans des champs recouverts de plantes vertes, et riches en vers et en insectes, ces œufs ne contiendront pas plus d'oméga-3 que les œufs standards. Il ne fait pas de doute qu'il soit meilleur pour le psychisme de la poule de courir sur le sol poussiéreux d'une grange ou dans une cour de ferme, mais cela ne change en rien le contenu nutritionnel de l'œuf.

Un des avantages des oiseaux (notamment les poules) par rapport à la majorité des animaux est d'être capable de synthétiser du DHA à partir de l'ALA, et ce DHA se retrouve dans le jaune d'œuf. Par conséquent, l'œuf de poule nourri avec un aliment enrichi en ALA peut être aussi une bonne source de DHA.

Etant donné le petit nombre d'aliments susceptibles d'apporter du DHA en dehors des abats extraits des animaux terrestres (et presque disparus des magasins depuis la tragédie de la "vache folle"), et en dehors des animaux marins, cette information doit être gravée dans la mémoire du consommateur.

6. Evitez les huiles riches en acides gras oméga-6

Si vous voulez vous assurer un apport équilibré en acides gras essentiels, *vous devrez diminuer votre consommation d'acides gras oméga-6, en particulier l'acide linoléique*. La consommation quotidienne d'huile de colza, d'huile d'olive (et d'huile de graines de lin) vous permettra d'obtenir les 3 à 4 g de cet AGE dont votre corps a besoin. En fait, toutes les graisses et huiles contiennent un peu d'acide linoléique. L'huile de colza, par exemple, contient deux fois plus d'acide linoléique que d'acide linolénique. La teneur en acide linoléique de l'huile d'olive varie d'une région à l'autre. Elle est environ de 6 à 10%.

Si vous voulez que votre consommation d'acide linoléique reste dans des limites acceptables, évitez les huiles particulièrement riches en cet acide gras, comme l'huile de maïs, l'huile de pépin de raisin, l'huile de carthame, l'huile de soja et l'huile de tournesol. Tentez aussi d'éviter les produits préparés à partir de ces huiles : les mayonnaises et autres vinaigrettes, par exemple.

De toutes les huiles citées, l'huile de carthame est la plus riche en acide linoléique et la plus pauvre en acide alpha-linolénique avec un rapport oméga-6/oméga-3 de 200 pour 1, le plus mauvais qui soit ! L'huile de tournesol présente également un rapport oméga-6/oméga-3 particulièrement élevé, de 120 pour 1.

L'huile de colza, par contre, a un rapport de 2 pour 1. Comme vous le savez, le **Plan Oméga** essaie de maintenir ce rapport à une valeur inférieure à 4 pour 1.

7. Evitez les acides gras trans

Il est très difficile de vivre dans un pays occidental et d'éviter les acides gras trans car ces acides gras ont littéralement envahi la chaîne alimentaire.

> Chaque fois que vous pouvez lire la mention "partiellement hydrogéné" sur une étiquette, vous pouvez être certain que des acides gras trans se cachent dans le produit.

Dans les allées de grands magasins, prenez le temps de consulter les étiquettes des produits de pâtisserie, des biscuits, des snacks et autres préparations.

Pratiquement tous contiennent des acides gras trans !!

Si vous n'avez pas envie de lire les étiquettes des produits, il faut dans ce cas éviter d'acheter et de consommer tous les aliments préparés.

ALIMENTS QUI PEUVENT CONTENIR DES ACIDES GRAS TRANS

Préparation pour biscuits et pour gâteaux, pâte à pain, pâte à tarte

Produits de boulangerie et de croissanterie industriels

Cookies et préparation pour cookies

Biscuits sucrés et pâtisseries industrielles

Biscuits salés ou autres "croustilles" pour apéritif, chips, tortillas...

Céréales pour petit-déjeuner

Desserts surgelés

Plats surgelés

Graisses de cuisson

Quelques produits à base d'huile de colza commencent à apparaître dans les super-marchés classiques. Assurez-vous cependant que l'huile n'a pas été partiellement hydrogénée. Aux Etats-Unis, les magasins de produits naturels offrent quant à eux une multitude de produits alimentaires comme les tortillas, mayonnaises, vinaigrettes, mixes, muesli, crackers, petits gâteaux et pâtisseries, et chips de pommes de terre, à base d'huile de colza.

En France, de même, certains traiteurs et certaines marques de grandes surfaces proposent des plats préparés à base d'huile de colza.

Lorsque vous achetez une vinaigrette, choisissez-en une à base d'huile de colza ou d'huile d'olive. Mais ne soyez pas dupe. Une vinaigrette "à l'huile d'olive" contient le plus souvent de l'huile de tournesol comme ingrédient principal.

> **Nous vous encourageons donc à préparer vos vinaigrettes par vous-mêmes. Ce n'est pas très compliqué !**

En Grèce et dans d'autres pays méditerranéens, les salades sont assaisonnées directement à table avec de l'huile d'olive, une larme de citron, quelques herbes aromatiques, du sel et du poivre. Quelquefois, le vinaigre est utilisé en lieu et place du citron. Certains vinaigres (comme le vinaigre balsamique, notamment en Italie) sont délicieux ! Essayez à la maison. Ou bien préparez cette vinaigrette simple et délicieuse :

Vinaigrette à l'huile d'olive (en 3 minutes)

Mélanger

> ½ tasse d'huile d'olive extra-vierge
> 2½ cuillerées à soupe de vinaigre de vin
> ¼ cuillerée à café de sel
> 2 cuillerées à café de moutarde
> 1 gousse d'ail frais (finement coupé ou pressé)
> Poivre fraîchement concassé

(varier en ajoutant paprika, curry, estragon, fenouil ou basilic)

✓ Margarines et pâtes à tartiner

Les seules margarines que nous puissions recommander actuellement sont les margarines à base d'huile de colza (souvent appelée "canola" dans les pays anglophones).

Aux Etats-Unis, un producteur vend actuellement un tube de margarine à base d'huile de colza exempt d'acides gras trans, mais celle-ci ne peut pas être utilisée pour la cuisson. Il existe d'autres marques de margarine tartinable à l'huile de colza sur le marché américain, mais malheureusement sans indication de la teneur en acides gras trans. Idéalement, une margarine devrait contenir moins de 2% d'acides gras trans, une quantité équivalente à celle présente naturellement dans le beurre par exemple. Certains acides gras sont en effet convertis en acides gras trans dans le tube digestif des bovins lors du processus de rumination. Les margarines solides sur le marché américain peuvent contenir jusqu'à 30% d'acides gras trans.

> N'achetez pas de margarines fabriquées avec des huiles autres que l'huile de colza, même si l'on vous dit qu'elles contiennent peu d'acides gras trans parce que, de toutes manières, elles seront très riches en acides gras oméga-6 ou bien trop riches en acides gras saturés.

En France, la plupart des margarines et pâtes à tartiner ne contiennent pas ou très peu d'acides gras trans, mais il n'existe pas de margarine fabriquée exclusivement à base d'huile de colza. Certains produits ont une teneur intéressante en ALA, mais ils restent souvent beaucoup trop riches en acides gras oméga-6 ou trop riches en acides gras saturés.

D'autres margarines ont un profil intéressant en acides gras mais leur teneur totale en lipides est faible (surtout par rapport au prix de vente !) et elles ne constituent pas, en conséquence, une source importante d'acides gras oméga-3. Inversement, pour certains patients contraints (pour des raisons médicales très particulières) de suivre un régime très pauvre en graisses, elles peuvent être intéressantes.

De même, certaines margarines enrichies en phytostérols (avec publicité tapageuse à la télévision et autres médias) peuvent être utiles pour certains patients présentant des hypercholestérolémies majeures et résistants aux régimes anticholestérol ordinaires, et qui ont des contre-indications aux médicaments anticholestérol (ces cas sont fort rares !). Dans ce cas, du fait des effets secondaires de ces margarines (déplétion en antioxydants, altération du cycle entérohépatique du cholestérol, risque d'accumulation artérielle de certains phytostérols), il faudra encadrer la consommation de ces margarines avec des conseils nutritionnels spécifiques et une consultation médicale spécialisée (dont la description sort du cadre de cet ouvrage).

Finalement, on peut dire qu'il n'y a pas actuellement (février 2004), sur le marché français, de margarine et pâte à tartiner qui nous semblent idéales et que l'on pourrait recommander les yeux fermés aux consommateurs en général. Cependant, certaines margarines sont meilleures que d'autres, notamment pour leur faible teneur en acides gras saturés et en oméga-6, leur teneur relativement élevée en acide oléique et la présence, quoique faible, d'acides gras oméga-3. Ceci dit, de nouveaux produits avec de nouvelles allégations apparaissent régulièrement et on peut espérer que les industriels s'ouvriront rapidement aux concepts les plus modernes de la nutrition.

Une difficulté supplémentaire vient du fait que certains industriels modifient la composition en acides gras de leurs produits sans en changer le nom. Ce qui est vrai un jour peut ne plus l'être quelques temps plus tard sans que le consommateur en ait été clairement averti.

La beauté du **Plan Oméga** réside dans le fait que vous pouvez modifier votre régime sans devoir sacrifier vos goûts alimentaires, de même que vos aspirations gastronomiques. En fait, il est même possible que vous ***deviez*** ajouter des graisses à votre régime pour satisfaire les Sept Points Principaux Diététiques. Par exemple, une sauce tomate à base d'huile d'olive est plus saine qu'une sauce tomate sans matières grasses, tout simplement parce que les graisses aident à l'absorption des nutriments. Il est d'ailleurs plus sain de manger une tartine grillée couverte d'un mélange beurre/colza plutôt que deux tranches de pain sec, parce que l'équilibre entre hydrates de carbone et graisses est mieux respecté. Le choix d'une salade assaisonnée d'une vinaigrette à base d'huile d'olive ou de colza est bien plus sain que celui d'un dressing sans matières grasses parce que, une fois de plus, l'absorption des nutriments en sera améliorée.

Avec le **Plan Oméga**, "alimentation saine" rime avec "bon goût" et **plaisir** !

11. LE CONSOMMATEUR OMÉGA

Comme mentionné au début de ce livre, la majeure partie du **Plan Oméga** se passe quand vous faites votre marché. Si vous remplissez votre panier à provisions ou votre caddie intelligemment, vous serez sur la bonne voie pour satisfaire les Sept Points Principaux du **Plan Oméga**. Les grandes surfaces, surtout celles disposant d'un rayon d'alimentation diététique, vendent la plupart des ingrédients dont vous avez besoin. Si vous vivez dans un endroit où il n'y a pas de grandes surfaces, il faudra essayer de faire vos courses dans un magasin de produits naturels. Si vous vivez dans une partie du pays où aucun magasin de ce type n'existe, vous pourrez faire quelques-uns de vos achats par correspondance (ou par internet), à moins que vous ne disposiez dans votre environnement de producteurs très au courant des nouvelles tendances de la médecine nutritionnelle, ce qui est fort possible partout en France, en 2004.

LES HUILES DE CUISSON ET D'ASSAISONNEMENT

Commençons par les bases. Premièrement, il vous est suggéré de vous débarrasser des huiles malsaines et rances. Eliminez toutes les huiles riches en acides gras oméga-6 (en particulier huile de maïs, huile de carthame, huile de tournesol et huile de pépins de raisin), ainsi que les huiles de noix et de graines de lin qui ont été conservées en dehors du frigidaire pendant plus d'une semaine. Ensuite, vous pouvez réapprovisionner votre cuisine avec des huiles saines en commençant par les huiles de colza et d'olive, deux excellentes sources d'acides gras monoinsaturés.

Huile de colza

Vous trouverez l'huile de colza dans les grandes surfaces et dans les magasins de produits biologiques.

> En France, l'huile de colza commercialisée dans les grandes surfaces est une huile "raffinée", ayant certes peu de saveur mais elle est très économique. L'huile de colza commercialisée dans les magasins biologiques est une huile "non-raffinée" ou "de première pression", ce qui veut dire que l'huile a été extraite à basse température, sans produits chimiques, et que les antioxydants et les flavonoides naturels sont préservés. Elle est plus chère que l'huile de colza raffinée et son goût est beaucoup plus prononcé.

L'huile de colza peut être utilisée pour la cuisson (contrairement à ce que l'on peut lire sur l'étiquette de la bouteille) à partir du moment où les règles d'usage sont respectées, c'est-à-dire ne pas faire fumer l'huile, ne pas dépasser 180°C pour les fritures et renouveler très fréquemment la totalité du bain de friture.

Si vous vivez aux Etats-Unis ou dans d'autres pays (Canada, Brésil, Argentine), assurez-vous que l'huile de colza que vous achetez n'est pas un hybride (ou un OGM*) d'huile de colza dépourvue d'une partie de ses acides gras oméga-3. Vous saurez qu'il s'agit d'huiles hybrides si l'étiquette porte des mentions comme "convient pour la cuisson et les fritures" ou "longue conservation". *Veillez aussi à ne pas acheter un mélange d'huiles, par exemple un mélange colza-tournesol ou un mélange colza-maïs* (l'huile de maïs et l'huile de tournesol font partie des aliments que vous êtes en train d'essayer *d'éliminer* de votre régime). N'achetez pas une quantité d'huile de colza correspondant à plus de deux mois de consommation environ et conservez-la de préférence dans la porte du frigidaire ou dans un endroit frais et à l'abri de la lumière.

Huile d'olive

L'achat d'huile d'olive peut paraître aussi difficile que la sélection d'une bonne bouteille de vin, mais les choses seront plus simples si tout ce que vous désirez c'est vous procurer une huile d'olive de bonne qualité à un prix raisonnable. Dans ce cas, rendez-vous au supermarché le plus proche et achetez de l'huile d'olive extra-vierge de n'importe quelle marque connue. "Extra-vierge" signifie que l'huile provient de la première pression à froid d'olives de qualité, ce qui lui confère un faible taux d'acidité. L'huile extra-vierge contient la plus forte teneur en acides gras monoinsaturés et en acides gras oméga-3, et la plus faible en acides gras oméga-6, ce qui en fait l'huile d'olive la plus saine.

L'huile d'olive, contrairement au vin, ne s'améliore *absolument* pas avec l'âge, ainsi achetez ce que vous comptez consommer dans les 3 à 4 mois. L'huile d'olive est néanmoins plus résistante à l'oxydation que d'autres huiles (une des raisons pour lesquelles elle ralentit l'oxydation de votre cholestérol-LDL). Il n'est donc pas nécessaire de la conserver au réfrigérateur. Cependant, placez-la dans un endroit frais et à l'abri de la lumière, surtout si l'huile est conditionnée en bouteilles de verre transparent (certains puristes recouvrent la bouteille d'une feuille d'aluminium). La lumière, l'air et la chaleur accélèrent l'oxydation des acides gras polyinsaturés.

Si vous voulez vous aventurer au-delà du supermarché pour trouver votre huile d'olive, sachez que la plupart des huiles d'olive présentes sur le marché sont de la qualité extra-vierge. Une des multiples vertus de l'huile d'olive extra-vierge vient du fait qu'elle n'a jamais été chauffée, blanchie, désodorisée ou dégommée, conservant ainsi la saveur unique des olives dont elle est extraite. Des goûteurs professionnels de l'huile d'olive sont capables d'identifier jusqu'à trente-deux goûts différents, définis comme "herbeux", "butyrique", "fruité", "chocolaté", "poivré"... Ne vous laissez pas intimider par de tels experts. Comme pour le vin, l'important c'est ce que vous aimez, et aussi évidemment les moyens financiers dont vous disposez.

---

*   OGM : Organisme Génétiquement Modifié.

La seconde qualité d'huile d'olive, l'huile "vierge", est en fait plus difficile à trouver. Elle peut également provenir d'une première pression, mais elle peut contenir un degré légèrement plus élevé d'acidité. La troisième qualité, simplement appelée huile d'olive, provient des pressions ultérieures ou d'olives de moindre qualité, abîmées ou moins fraîches. Il est fréquent qu'on traite ces olives à chaud ou avec des agents chimiques pour en extraire plus d'huile ou pour éliminer des goûts indésirables. A la fin d'un tel procédé, on ajoute une petite quantité d'huile extra-vierge pour améliorer le goût. Aux Etats-Unis, sauf indication contraire, les huiles d'olive de la marque des chaînes de distribution et les marques les moins chères font partie de la dernière catégorie.

> En France, les huiles d'olive commercialisées dans les petites et grandes surfaces sont toutes de qualité "extra-vierge".

Dans les supermarchés d'Amérique du Nord et de certains pays européens (où nous sommes susceptibles de passer des vacances), certaines huiles d'olive sont dénommées "légères", ou même "extra-légères". L'huile d'olive légère n'est pas moins calorique que l'huile d'olive normale. Le terme "légère" signifie que cette huile a été raffinée pour avoir une saveur moins prononcée que l'huile normale. L'huile d'olive légère est destinée aux gens qui sont conscients qu'ils "devraient" utiliser de l'huile d'olive, mais ne raffolent pas de son goût. Elle renferme toujours des acides gras monoinsaturés bénéfiques, mais certains antioxydants et flavonoides ont été sacrifiés pendant le procédé de raffinage.

Certains termes apparaissant sur les bouteilles d'huile d'olive n'ont aucune signification. "Pure" ne répond à aucune définition. Pas plus que "premium" ou "entièrement naturelle". Ces mots sont utilisés dans le but de donner une *illusion* de qualité, mais ne vous renseignent aucunement sur la vraie nature de l'huile.

Comme pour le vin, l'arôme, la couleur et la saveur de l'huile d'olive sont influencés par de nombreux facteurs comme, notamment, le climat, la région, le sol, le type de fruit et le procédé d'extraction. Une différence notable avec le vin est que l'huile d'olive ne doit pas nécessairement provenir du pays ou de la région mentionnée sur la bouteille. Par exemple, l'Espagne et la Grèce produisent de grandes quantités d'huile d'olive qui sont acheminées vers l'Italie où cette huile est embouteillée et vendue comme huile d'olive d'Italie. La raison de ce subterfuge est que l'huile d'olive "italienne" a une meilleure réputation auprès du consommateur et peut donc être vendue à un prix plus élevé.

La saveur de l'huile d'olive est également influencée par la maturation des olives. Les olives vertes cueillies tôt dans la saison produisent une huile d'un vert or dont la saveur prononcée est "herbeuse", "terreuse" et "épicée". Les olives bien mûres produisent une huile jaune or qui est plus "butyrique" et, diront certains, plus "neutre". En règle générale, les gens qui connaissent bien l'huile d'olive préfèrent les huiles les plus jeunes, plus épicées, que les autres trouveront trop fortes. Selon certains Méditerranéens, les meilleures huiles d'olive laissent un "arrière-goût" dans la gorge qui persiste du repas jusqu'au moment de la sieste. Pour trouver l'huile que vous aimez le mieux, vous pourriez vous rendre à une dégustation d'huile d'olive ou acheter de petites bouteilles de plusieurs variétés. Vous pouvez aussi commander par correspondance (ou par internet) une collection d'échantillons d'huile d'olive.

COMMENT FAIRE DES ÉCONOMIES ?

Si l'huile d'olive a un prix si élevé, c'est parce que les oliviers poussent très lentement et que les fruits sont très souvent cueillis à la main. L'olivier et son huile sont des dons du ciel et il est criminel de les arracher sans avoir de bonnes raisons pour cela !

Si vous trouvez son prix prohibitif, achetez dans des magasins d'alimentation naturelle de l'huile d'olive en vrac. Vous recevrez une huile de bonne qualité pour un prix nettement plus abordable.

Huile de lin

L'huile de lin est la source la plus concentrée en acide alpha-linolénique (ALA). Aux Etats-Unis et dans les autres pays où l'huile de lin est autorisée pour la consommation humaine (ce n'est pas le cas en France), vous la trouverez dans les rayons frais du département diététique des supermarchés ou dans les magasins d'alimentation naturelle. Son goût varie d'une marque à l'autre. Certaines huiles ont une saveur forte et désagréable. Certaines personnes vous dirons que toutes les marques d'huile de lin ont un mauvais goût.

L'huile de lin rancit plus vite que d'autres huiles à cause de sa teneur élevée en oméga-3.

Pour cette raison, certains médecins (notamment les investigateurs de la Lyon Diet Heart Study) conseillent à leurs patients (on est donc dans un contexte particulier de prévention de récidives chez des patients gravement malades, ayant déjà fait un infarctus du myocarde) de consommer de préférence la graine de lin plutôt que l'huile de lin. Si vous décidez d'utiliser l'huile de lin, achetez-en en petite quantité et **conservez-la toujours au réfrigérateur**. Certaines marques vous indiquent la date de première pression et la date recommandée de dernière utilisation, ce qui est bien utile.

Récemment, une nouvelle sorte d'huile de lin est apparue sur le marché américain. Elle contient un extrait de lignane vous procurant les bénéfices des graines complètes.

Par ailleurs et comme nous l'avons mentionné dans le chapitre précédant, une nouvelle huile (mélange olive-linette) est disponible sur le marché belge (se reporter au chapitre "Informations pratiques").

Huiles de noix et autres fruits à coque

L'huile de noix (bien qu'elle soit trop riche en acide linoléique et donc très fragile) contient des quantités non-négligeables d'ALA (premier avantage) et représente, pour certains connaisseurs, une option gastronomique du fait de ses qualités propres (deuxième avantage). Consommée de façon occasionnelle, et conservée avec les mêmes précautions que l'huile de lin, l'huile de noix permet de diversifier vos menus.

Il en va de même avec d'autres huiles (de noisette, de pistache ou d'amande) qui, elles, sont riches en acides gras monoinsaturées (donc résistantes à l'oxydation de façon comparable à l'huile d'olive) mais pauvres en oméga-3, très coûteuses et de saveur particulière, elle ne peuvent être utilisées comme huile de base.

LA MAYONNAISE

Comme pour les vinaigrettes, la plupart des mayonnaises (commercialisées) sont fabriquées à partir d'huile de soja aux Etats-Unis, et d'huile de tournesol en France. L'huile de soja contient plus d'acides gras oméga-3 que la plupart des autres huiles végétales, mais son rapport oméga-6 sur oméga-3 reste trop élevé. L'huile de tournesol est déconseillée également puisqu'elle est très riche en oméga-6 et ne contient pas d'acides gras oméga-3. Un choix plus judicieux se portera sur des mayonnaises à base d'huile de colza ou d'huile d'olive, mais ces mayonnaises sont en général difficiles à trouver. Certains marques de distribution américaines sont préparées à partir d'huile de colza sans que ce soit indiqué. Il est donc indispensable de lire les notices nutritionnelles en petits caractères, au dos du récipient. Un fabricant américain au moins propose une mayonnaise "light" à l'huile de colza. Il s'agit d'un choix raisonnable si vous essayez de perdre du poids, mais rappelez-vous qu'elle contient également moins d'acides gras oméga-3 par cuillère à soupe que la mayonnaise normale à l'huile de colza. Vous pouvez également alléger vous-même votre mayonnaise à l'huile de colza en la diluant avec du yoghourt maigre.

En France, à notre connaissance, aucune mayonnaise fabriquée exclusivement à l'huile de colza, et clairement signalée comme telle sur l'étiquette de la bouteille, n'est actuellement disponible sur le marché.

Si vous ne trouvez pas de mayonnaise à l'huile de colza, préparez-la vous-mêmes (voyez le chapitre 14 pour une recette facile et délicieuse). Selon nous, cela reste la meilleure façon de procéder pour éviter d'acheter une mayonnaise de mauvaise qualité.

> Les meilleures mayonnaises pour la gastronomie et la qualité des huiles utilisées sont celles que l'on prépare soi-même avec de l'huile de colza ou de l'huile d'olive.

LES GRAINES DE LIN

> "A chaque fois que les graines de lin entreront dans les habitudes alimentaires d'une population, son état de santé en sera amélioré."
>
> Mahatma GANDHI

Les graines de lin font partie de la nutrition de l'homme depuis au moins 10 000 ans. HIPPOCRATE clamait ses vertus et PLINE l'Ancien (23-79 ap. J.-C.) écrivait que les Grecques ajoutaient de la farine de graines de lin à leur farine quand elles préparaient du pain. En Europe, les graines de lin jouent encore un rôle important dans l'alimentation. Les Allemands, par exemple, consomment 60 000 tonnes de graines de lin par an dans leurs pains et sous forme de céréales. Aux Etats-Unis, on en mange tellement peu que personne ne s'est jamais informé de la consommation nationale. C'est la même chose en France.

UNE NOTE DE PRUDENCE

Il ne faut pas abuser des bonnes choses. Limitez-vous à trois ou quatre cuillerée à soupe de graines de lin ou de farine de lin par jour. Celles-ci, au même titre que les haricots de lima et les fèves de manioc, contiennent des substances chimiques appelées "glucosides cyanogènes", que votre corps transforme en une autre substance appelée thiocyanate (SCN). Si vous produisez pendant de longues périodes de grandes quantités de SCN dans votre sang, celui-ci peut empêcher votre glande thyroïde de recevoir suffisamment d'iode et augmenter le risque de formation d'un goitre. Les glucosides cyanogènes sont inactivées pendant la cuisson, même si les graines de lin sont ajoutées à des pâtisseries comme les biscuits et les muffins qui ont un temps de cuisson de seulement 12 à 15 minutes.[1]

L'huile de graines de lin ne contient pas de glucosides cyanogènes mais, malheureusement, la plupart des huiles ne contiennent pas non plus de lignanes.

Il est temps que nous changions nos habitudes. Les graines de lin sont une source idéale d'ALA, de fibres solubles et insolubles, de substances anticancéreuses comme les lignanes. Il faut que vous en ayez toujours sous la main. Elles sont brillantes, couleur café ou dorée, de la taille des graines de sésame, et se trouvent au rayon diététique de votre supermarché ou dans les magasins de produits naturels. En plus, elles ne sont pas chères. Un sachet de 500 g, c'est-à-dire la quantité nécessaire pour plusieurs semaines peut coûter moins de 4 Euros. Conservez la moitié du paquet à consommer telle quelle et moulez le reste dans un moulin à café ou un appareil similaire. Vous pouvez également acheter les graines de lin moulues (farine de lin), que l'on trouve aux Etats-Unis au rayon des compléments nutritionnels dans les magasins de produits naturels. Vous pouvez aussi commander la farine de lin par correspondance. Conservez vos graines de lin, entières ou pré-broyées, dans le réfrigérateur ou le congélateur, et consommez-les dans les deux à trois mois. Saupoudrez-en vos céréales du petit déjeuner, les salades et ajoutez-les aux muffins, pains, gâteaux, crêpes et gaufres de toutes sortes.

L'ail et l'oignon frais

Beaucoup de recettes de ce livre font appel à l'ail frais. L'ail contient en effet de nombreux nutriments qui combattent le cancer, qui abaissent le cholestérol, et qui peuvent même faire baisser votre tension artérielle. Ces propriétés en font un "alicament" essentiel (un aliment aux propriétés médicinales). Achetez-le frais et consommez-en fréquemment. Choisissez les gousses fermes et qui remplissent bien leur enveloppe naturelle. L'ail doux et ratatiné est périmé. Le sel à l'ail et l'ail séché manquent souvent de fraîcheur et de goût.

L'oignon est très riche en certains polyphénols. Nous vous recommandons de l'utiliser abondamment, cru dans les salades ou cuit dans les soupes, les tartes salées, pour relever la saveur des légumes cuits, des viandes et des volailles…

Le poisson

La plupart des grandes surfaces proposent plusieurs produits de la pêche toute l'année. Le problème est qu'ils ne sont pas toujours frais. Le poisson s'altère plus vite que la chair d'animaux terrestres, précisément parce qu'il est plus riche en acides gras oméga-3 – toutes les doubles liaisons caractéristiques des acides gras oméga-3 les rendent plus vulnérables vis-à-vis de l'oxydation et du vieillissement. Beaucoup de responsables de rayons prétendront que leur poisson est frais, mais l'expérience vous démontrera le contraire. Pensez au périple d'un saumon d'Alaska. Une fois pêché, il peut passer deux jours sur un bateau, un jour dans l'usine de traitement, un jour en transit vers l'aéroport, un jour en transport par route de la centrale au distributeur, et enfin un jour de plus du distributeur au magasin de votre localité. En tout, six jours hors de l'eau. Au mieux, il reste à ce saumon un à deux jours avant qu'il ne commence à se dégrader. Le même type de raisonnement s'applique pour les poissons pêchés dans l'Atlantique et proposés à la majorité des consommateurs français.

Le poisson a plus de chances d'être frais si vous l'achetez dans une poissonnerie, sur un marché aux poissons ou dans une grande surface dont vous savez que le rayon poissonnerie attire une nombreuse clientèle. La manière dont est présenté le poisson donne une indication sur sa qualité. Idéalement, les poissons entiers doivent être présentés *dans* de la glace pilée et les filets de poisson sur de la glace pilée. Il devrait y avoir beaucoup de glace et peu d'odeur.

Une fois votre magasin sélectionné, apprenez à connaître les employés. Dites leur que vous désirez le poisson le plus frais qui soit. Demandez leur les jours d'arrivage. Si le poisson arrive le mardi et le vendredi, vous saurez que vous ne devez pas en acheter le lundi et le jeudi. Posez des questions stratégiques. Si vous demandez simplement "Votre saumon est-il frais ?", il y a beaucoup de chances pour que la réponse soit "Oui". Mais si vous demandez, "Quel jour ce saumon a-t-il été livré ?", vous obtiendrez sans doute des informations plus utiles. Toutefois, la meilleure façon d'être certain d'acheter du poisson frais est d'aller au magasin sans idée précise du type de poisson que vous allez acheter. Dites, par exemple, que vous désirez manger soit de la truite, soit du thon, soit du saumon – ce qu'il y a de plus frais. Cette démarche donne au chef de rayon une certaine liberté d'action. Il ou elle peut alors recommander le thon qui vient d'arriver sans devoir admettre que la truite et le saumon sont dans les rayons depuis plusieurs jours.

Finalement, apprenez à devenir votre propre juge de la fraîcheur. Un poisson réellement frais présente un certain nombre de caractéristiques que vous apprendrez à reconnaître. Si le poisson est entier, il sera humide, mais pas luisant ou collant. Les écailles seront solidement attachées, l'œil sera vif et non-vitreux, les branchies seront humides, brillantes et rouge sombre (jamais rouge pâle ou brunes). La couleur sera uniforme de la tête à la queue. Toute variation de couleurs indique un certain degré d'altération. Le plus important est l'absence d'odeur de poisson. Tout ce que vous détecterez si le poisson est frais, c'est l'arôme d'une brise de mer. Si vous appuyez votre doigt sur un poisson qui vient d'être pêché, sa chair rebondira. Si vous laissez un creux, le poisson est vraiment trop vieux.

Le poisson peut se gâter en 30 minutes dans une voiture en plein soleil. Donc, retournez à la maison rapidement. Mettez-le à l'endroit le plus frais du réfrigérateur ou, encore mieux, coincez-le entre deux bacs de glaces. Le poisson frais se conserve mieux à 1°C, alors que la plupart des réfrigérateurs affichent plusieurs degrés de plus. Après avoir fourni tant d'efforts pour acheter du poisson frais et pour le conserver frais, mangez-le au plus vite.

Achetez du poisson surgelé

Etant donné que le transport de la mer au marché peut prendre jusqu'à une semaine, le poisson surgelé est parfois plus frais que le poisson "frais". Cependant, comme pour le poisson frais, il est utile d'avoir quelques informations. Tout d'abord, il faut savoir que les acides gras oméga-3 s'altèrent un peu sous l'effet de la congélation. Cette altération dépend de l'espèce (meilleure conservation des oméga-3 de la sardine par rapport au maquereau).[2] Deuxièmement, il faut savoir que le poisson surgelé peut être vendu avec l'appellation "surgelé" ou "décongelé à l'étal". Dans tous les cas, le poisson a été surgelé directement après la pêche. Il s'agit d'une pratique courante pour la plupart des chalutiers modernes qui sont de véritables usines sur la mer. Le poisson est nettoyé, surgelé à basse température dans les quelques heures qui suivent la sortie de l'eau, et conservé ainsi pendant tout le trajet sur mer et sur route.

Le terme "décongelé à l'étal" veut dire que le poisson a été surgelé, puis décongelé, une pratique fréquente que l'industrie appelle "slacking". Le poisson peut avoir l'air frais, mais son goût et sa texture ont été compromis à divers degrés par la congélation. Une fois décongelé, il est possible qu'il traîne plusieurs jours dans le magasin. Si c'est le cas, c'est le pire des scénarios – un poisson qui a été altéré par la congélation et est resté ensuite à l'étalage suffisamment longtemps peut devenir immangeable. Ne re-congelez jamais un poisson "décongelé à l'étal" parce que vous n'en altèrerez que plus la qualité.

L'étiquette dit "Saumon", mais contient-il des acides gras oméga-3 ?

Aux Etats-Unis, on trouve des pâtés ou des saucisses de saumon. Lisez attentivement la notice nutritionnelle car la bonne graisse peut avoir complètement disparu. Vous recevrez la même quantité de protéines, mais peu de goût et rien du contenu en oméga-3.

Il existe plusieurs méthodes commerciales pour surgeler du poisson. La meilleure consiste à utiliser la "surgélation à l'azote", une méthode qui permet une surgélation tellement rapide que les cellules du poisson n'ont pas le temps d'éclater et de relâcher leur eau. Lorsque vous décongelez un poisson traité de cette manière, sa chair sera ferme et graisseuse, et il ne se formera pas de flaque d'eau.

Faites attention au tripolyphosphate de sodium*

Avant la surgélation, certains producteurs traitent le poisson avec des sulfites, ou une substance chimique apparentée du nom de "tripolyphosphate de sodium", substances qui permettent au poisson de mieux conserver son eau. Le poisson surgelé paraîtra graisseux et ferme (et il pèsera plus, ce qui est tout bénéfice pour le vendeur), mais cette eau est libérée au moment de la décongélation et de la cuisson, vous laissant en présence d'un poisson sec et rabougri.

Un vendeur n'est pas obligé de vous dire que son poisson a été traité de cette manière. Cependant, si son poisson ne contient pas d'additifs chimiques, il ne manquera pas de vous en avertir. Les magasins de produits naturels et les marchés aux poissons vendent généralement du poisson non-traité.

*   En France, l'usage de ces additifs est interdit (norme NF V45-074).

Achetez le poisson "surgelé frais" à l'état surgelé. Prenez le paquet au plus profond du congélateur et ne prenez pas ceux présentant des signes de décongélation, comme des traces d'eau ou des cristaux de glace. N'achetez pas non plus de poissons tachés, une indication de brûlures à la congélation. Si vous ne prévoyez pas de consommer immédiatement ce poisson, rangez-le directement au congélateur. Si vous prévoyez de consommer le poisson le jour même ou le jour suivant, laissez-le décongeler au réfrigérateur.

Les poissons d'élevage

La plupart des saumons et des truites vendus aujourd'hui sont des produits d'élevage. Il s'agit de poissons qui ont été élevés en incubateur et transportés ensuite dans de grandes cages placées dans des baies d'eau salée. Dans ces conditions de confinement, ils sont tributaires de l'alimentation que leur donnent les éleveurs et leur valeur nutritionnelle dépend largement de ce qu'ils ont mangé. Si celui-ci nourrit son poisson avec des graines plutôt que de la farine de poisson, le produit de son élevage sera très riche en acides gras saturés et acide linoléique, et pauvre en acides gras oméga-3 – ce que vous ne voulez pas. Il est intéressant de savoir que les poissons qui sont soumis à un régime pauvre en acides gras oméga-3 tendent à développer des maladies cardio-vasculaires. Un point en faveur des poissons d'élevage est qu'ils sont produits de manière très efficace. Ils sont nettoyés immédiatement après avoir été tués et rapidement envoyés sur le marché. Ils sont donc souvent plus frais que les poissons sauvages. Un autre avantage est qu'ils sont disponibles toute l'année et qu'ils sont en général moins chers que les poissons sauvages. Plus la consommation de poisson gras augmente, plus les poissons vendus à travers le monde proviennent d'élevages.

Tout pêcheur vous le dira, le poisson d'élevage n'a pas le même goût que le poisson sauvage. Le saumon sauvage n'a besoin de rien d'autre qu'un peu de sel, de poivre et d'un zeste de lime ou de citron. Le poisson d'élevage réclamera peut-être des sauces ou des assaisonnements plus élaborés. Finalement, votre choix en faveur du poisson d'élevage ou du poisson sauvage dépendra de ce que le poissonnier vous proposera, donc des arrivages pour le poisson sauvage et des garanties de qualité pour le poisson d'élevage que le commerçant vous annoncera. Il n'y a aucune raison de rejeter systématiquement les poissons d'élevage. Ils peuvent être de haute qualité (fraîcheur, richesse en oméga-3, absence de métaux lourds) par rapport aux poissons sauvages. Lisez, à ce propos, l'article que nous avons publié avec Chantal CAHU (voir la référence 2 du chapitre 10).

Le poisson en boîte

Les Américains mangent plus de thon en boîte que n'importe quel autre poisson – environ 350 millions de tonnes par an. La mise en conserve du poisson et sa stérilisation à haute température détruit son goût et sa texture, mais ne modifie pas substantiellement son contenu en acides gras oméga-3. La teneur en DHA et en EPA dans 100 g de thon en boîte est à peu près identique à celle contenue dans la même quantité de thon frais de la même espèce.

Le thon en boîte varie en qualité et en prix. "Le thon blanc ferme", considéré comme la meilleure qualité, provient du thon blanc Germon. "Le thon en morceaux" contient des morceaux de thon Germon mais aussi, éventuellement, de thon jaune ou de thon de Bonite. Certaines personnes préfèrent le goût du thon en morceaux à celui du thon plus ferme. "Le thon en flocons" ou "haché" ou "en miettes", la variété la moins chère, est obtenu à partir des morceaux plus sombres ou de deuxième choix du thon Germon. La chair sombre est considérée comme de moindre qualité parce que moins savoureuse que la chair claire. Mais, de plus en plus, le thon en boîte commercialisé aux USA et en France est du thon tropical (Albacore ou Listao), plus maigre que le thon Germon.

Le thon est principalement conditionné dans l'eau ou dans l'huile (huile de soja aux Etats-Unis et huile de tournesol en France), mais vous pouvez maintenant trouver du thon à l'huile d'olive ou à l'huile de colza. Nous recommandons d'acheter de préférence du thon au naturel. Dans ce cas, la teneur en graisses inscrite sur l'emballage reflète la quantité de gras du poisson (et pas celle de l'huile ajoutée), ce qui vous apporte une information précieuse à propos de la matière grasse du poisson. Cependant, le thon peut sembler plus savoureux quand il beigne dans l'huile. Si tel est votre sentiment, achetez du thon à l'huile d'olive ou à l'huile de colza.

Par habitude, vous serez sans doute tentés de chercher le thon le plus maigre. Cependant, quand il s'agit d'un poisson gras comme le thon, vous devez au contraire acheter *le plus gras* parce que sa graisse est sa plus importante vertu. La teneur en matières grasses peut varier énormément – de 0,5 à 5 g par ration.

Pour varier, vous pouvez acheter aussi du saumon et du maquereau en boîtes que vous pouvez consommer (tout comme le thon) de différentes façons, en sandwiches ou en salades. Ne négligez pas les sardines et le hareng en conserve. Ce sont les poissons les plus riches en acides gras oméga-3. Beaucoup d'Européens mangent un snack à base de sardines tous les jours (sélectionnez les variétés à l'huile d'olive, de colza, à la moutarde ou à la sauce tomate).

APPRENEZ À CONNAÎTRE LES VÉGÉTAUX

La consommation d'au moins sept rations de fruits et légumes par jour est une composante vitale du **Plan Oméga**. Ces aliments complets vous apportent des fibres, du fer, du magnésium, du potassium, du calcium, de l'acide folique, des vitamines antioxydantes, des polyphénols et d'autres phytomicronutriments. Les légumes à feuilles vertes foncées contiennent également de l'ALA.

La plupart des Européens consomment plus de végétaux que les Américains. Les Grecs consomment de grandes quantités de végétaux, auxquels ils attribuent le terme générique de "horta". Les Italiens ont un terme original, "mangia-foglia", qui signifie "manger des feuilles vertes". Un Américain qui visite un marché européen découvrira des douzaines de végétaux à feuilles vertes, la plupart lui étant inconnus. En plus de cette grande variété commercialisée, certains Européens aiment fouiller la campagne à la recherche de végétaux sauvages. C'est la classique cueillette des pissenlits dans les campagnes françaises.

Encore récemment, le seul végétal à feuilles vertes que les Américains consommaient était l'épinard. A côté de celui-ci, il existe une longue liste de végétaux nutritifs de ce type : roquette, feuilles de betterave, brocoli rave, bettes, chicorée, pissenlit, collard (chou cavalier), endives, chou frisé, feuilles de moutarde, pourpier, salade romaine, feuilles de navets, cresson... Ces végétaux n'ont trouvé leur place que très lentement dans l'alimentation aux USA, parce que la plupart d'entre eux ont un goût légèrement amer ou une saveur poivrée, ce qui peut choquer quelque peu des gens habitués à la salade iceberg.

Aujourd'hui, ces végétaux rencontrent un certain succès, en partie grâce à la mode des salades mixtes. Appelée *mesclun* en France et *saldini* ou *misticanza* en Italie, ce type de salade est un mélange de légumes, la plupart du temps enrichi de quelques feuilles épicées de roquette, de cresson, de basilic et de raddichio (salade rouge). Certains restaurants font de ce mesclun leur salade traditionnelle et l'agrémentent de quelques fleurs comestibles pour la couleur. Le mesclun est devenu tellement populaire que certains supermarchés proposent des salades vertes mixtes prélavées et emballées dans un sachet plastique, une solution pratique pour les gens actifs. On les trouve sous des noms tels que "jeunes pousses" ou "salades de printemps". Pour préparer une excellente salade, il ne reste qu'à ouvrir le sachet, verser les feuilles dans votre saladier, les arroser d'huile d'olive, de citron, de vinaigre, de sel et de poivre. Un travail de quelques minutes.

Ci-dessous, vous trouverez une description des végétaux à feuilles vertes moins connus. Si vous n'aimez pas trop vous aventurer sur ce terrain, commencez par des plantes jeunes et ajoutez-les petit à petit dans des salades plus douces et plus familières.

La roquette

Vous reconnaîtrez la roquette à ses feuilles vert foncé, aux lobes profonds, qui ressemblent aux feuilles de chêne. La roquette a un goût poivré similaire à celui du cresson, et se trouve au rayon des produits frais de la plupart des grands magasins, généralement avec les herbes aromatiques.

La roquette est habituellement utilisée comme un ingrédient dans les salades, ou comme lit coloré dans les plats de viandes et de fèves. Les grandes feuilles peuvent être très amères, mais les plus jeunes (5 à 10 cm de longueur) sont suffisamment douces pour être utilisées comme ingrédients de base dans une salade. Certains magasins spécialisés proposent une roquette cultivée hydroponiquement (en solution aqueuse, pas dans le sol), qui présente des feuilles particulièrement douces. La roquette est aussi nommée cresson italien. Elle pousse facilement et rapidement dans votre potager et résiste au gel.

La chicorée

Le nom "chicorée" embrasse une grande famille de plantes dont les couleurs vont du vert au rouge. La variété au cœur pâle et aux feuilles vertes enroulées est appelée "chicorée frisée". Ajoutez de la chicorée aux salades pour leur donner plus de couleur et de goût. On peut également cuire la chicorée.

Le collard ou chou cavalier

Le collard a de grandes feuilles aux veinures couleur crème et son goût se situe entre celui du chou et celui de l'épinard. Les traditions du Sud de l'Europe consistent à le faire bouillir pendant longtemps, mais vous pouvez également le cuire de 10 à 15 minutes à la vapeur, et le manger quand il a encore conservé sa croustillance sans avoir perdu trop de ses nutriments.

Le chou frisé

Le chou frisé fait partie de la famille des choux et est un des végétaux les plus nutritifs. Il en existe deux variétés de base, le chou frisé "russe", à la couleur vert pourpre et aux feuilles douces et assez tendres, et le chou frisé "normal", plutôt gris vert et aux feuilles très enroulées. Les deux variétés sont d'excellentes sources d'antioxydants, de phytomicronutriments, de vitamines, de calcium, de magnésium et de fer. Pour un plat de légumes rapide et facile, coupez du chou frisé en morceaux et faites-le cuire à la vapeur pour l'attendrir (retirez les tiges épaisses ou coupez-les, et faites-les revenir pendant quelques minutes avant de les mélanger aux feuilles plus tendres). Arrosez d'huile d'olive et de citron. Salez et poivrez suivant le goût.

Le chou frisé se sert également en soupe et en accompagnement de plats sautés.

Les feuilles de moutarde

La graine de moutarde vous est sans doute plus familière. Celle-ci est broyée et sert à la préparation de la moutarde que vous mettez sur vos sandwiches. Les feuilles de moutarde sont succulentes et nutritives. Vous apprécierez vraiment la moutarde lorsque vous commencerez à en manger les feuilles, et tout spécialement les feuilles épicées des plantes mûres.

Le pourpier

Le pourpier, vu pendant longtemps comme une mauvaise herbe, est à présent considéré comme une "plante énergétique". Une de ses vertus est de contenir plus d'ALA que tous les autres végétaux à feuilles vertes. Il est possible que vous trouviez du pourpier sur les marchés et dans les magasins d'alimentation bien achalandés en produits frais. En attendant que ce délicieux légume ne soit mieux connu, vous pourrez le cultiver dans votre potager.

Pour une première dégustation, servez le pourpier cru, arrosé d'huile d'olive, de jus de citron, de sel et de poivre. C'est délicieux. Lorsque vous serez séduits par sa saveur délicate et sa texture unique (entre celle des cosses de pois tendres et celle de la laitue bourre), ajoutez-le au mesclun, aux soupes, ou faites-le revenir à l'huile d'olive (cuisson douce et limitée). Vous pouvez également essayer cette recette de *Forme of Curye*, un livre de recettes datant d'avant le XIVe siècle, en Angleterre :

"Take persel, sawge, grene garlec, oynouns, leek, borage, myntes, porrettes, fenel, and toun cressis, rew, rosemarye, purslarye ; laue and waische hem clene. Pick hem. Pluk hem small with thyn honde and myng hem wel with rawe oile ; lay on vyneger and salt, and serve it forth."

Traduction approximative :

"Prenez du persil, de la sauge, de l'ail vert, des échalotes, des poireaux, de la bour-rache, de la menthe, des poireaux, du fenouil, du cresson, de la rue, du romarin, du pourpier ; lavez-les et nettoyez-les bien. Eliminez les parties sales. Coupez-les en petits morceaux à la main et mélangez-les bien avec de l'huile ; ajoutez un peu de vinaigre et de sel et servez directement."

La bette à carde

La bette à carde fait partie de la famille des betteraves mais est plutôt cultivée pour ses feuilles que pour ses racines. Il en existe deux variétés principales : la rouge et la verte. La bette à carde, avec ses feuilles plissées vert foncé et ses nervures rouge sang, a un aspect inoubliable. Son goût est plus doux que celui de beaucoup d'autres végétaux à feuilles vertes, et elle peut remplacer l'épinard dans nombre de préparations comme les omelettes et les tourtes de viandes. Ajoutez-en quelques jeunes feuilles tendres au mesclun (vous trouverez une recette de **bettes aux noix et aux raisins secs** au chapitre 14).

Végétaux sauvages à feuilles vertes

En règle générale, ceux-ci contiennent encore plus de nutriments et ont une saveur plus prononcée que leurs homologues cultivés (ceux-ci ont tendance à contenir moins de phytomicronutriments). Vous pouvez commencer par les feuilles de pis-senlit appelées aussi "barabans". Et oui, ce sont ces mêmes mauvaises herbes qui envahissent vos pelouses. Si vous en cueillez les feuilles suffisamment tôt au prin-temps, avant que la plante ne fleurisse, elles donneront une saveur épicée à votre mesclun. Bien entendu, n'utilisez *jamais* de pissenlits qui ont été traités ou que vous croyez avoir été traités avec un herbicide quelconque. Mais il n'y a pas que le pissenlit. Vous devriez vous procurer, auprès de votre libraire, un livre à propos des plantes sauvages comestibles, ou prenez un cours sur les végétaux sauvages à feuilles vertes. Le panais, la patience, certaines fougères et orties sont des plantes sauvages qui, autrefois, étaient communément consommées.

12. Le Plan Oméga de 3 semaines

Ce chapitre vous présente le **Plan Oméga de 3 semaines**, un programme conçu pour vous apprendre à manger de façon plus saine et plus naturelle. Un menu détaillé de 21 jours vous apporte non seulement un équilibre idéal en acides gras essentiels, mais aussi en vitamines, antioxydants, minéraux, phytomicronutriments et autres nutriments reconnus comme étant essentiels pour une santé optimale. A la fin de ces 3 semaines, vous aurez commencé à remplacer beaucoup de votre graisse corporelle par une graisse plus saine et à enrichir vos cellules en nutriments vitaux. Votre organisme aura commencé à profiter de tous les bienfaits du **Plan Oméga**. Votre garde-manger se sera rempli d'ingrédients à la fois sains et savoureux et vous aurez acquis de nouvelles habitudes d'achats, ainsi que d'autres habitudes alimentaires qui vous seront très utiles pour le reste de votre vie.

Le menu à 2000 calories détaillé dans ce chapitre 12 est conçu pour des personnes qui désirent conserver leur poids actuel. Si vous voulez perdre du poids, vous pouvez suivre le menu amincissant présenté dans le chapitre 13.

Avant d'aborder ce chapitre 13, lisez cependant les commentaires préliminaires suivants :

✓ Chacun des trois menus (petit déjeuner, déjeuner, dîner) satisfait aux Sept Points Principaux du **Plan Oméga**. Ils contiennent le même rapport équilibré de protéines, de graisses et d'hydrates de carbone (20 / 35 / 45). La grande différence est la taille des portions. Si l'un des membres de votre foyer désire conserver son poids et un autre doit s'astreindre à une version amincissante, ils peuvent manger les mêmes plats en modifiant simplement les quantités.

✓ Les menus comprennent *trois repas principaux par jour, ainsi que deux collations*. Vous pouvez manger les collations quand vous le souhaitez ou les ajouter au repas principal. Le but est d'éviter de se sentir trop affamé, un moyen sûr pour faire échouer n'importe quel régime.

✓ Chaque repas est d'abord décrit en termes généraux "180 g de poulet sans peau", puis vient la recette explicite en italique "*poulet au parmesan et au yaourt*". Cela vous donne la liberté soit d'improviser vos propres recettes, soit d'utiliser celles décrites dans le livre.

✓ Tous les petits déjeuners, déjeuners, collations et dîners sont regroupés ; vous pouvez ainsi, d'un coup d'œil, découvrir un large éventail de possibilités. Vous pouvez choisir le repas qui vous semble le plus tentant, organiser un programme ou utiliser les ingrédients que vous avez sous la main. Si vous le voulez, bien sûr, vous pouvez suivre l'ordre des repas, en prenant la même journée le petit déjeuner 1, le déjeuner 1, le dîner 1 et ainsi de suite.

✓ Si vous appréciez particulièrement un repas, prenez-le aussi souvent que vous le désirez, à condition qu'il ne s'agisse pas d'un des rares repas qui comportent des quantités relativement élevées en acide gras saturés. En d'autres termes, ne mangez pas des œufs chaque matin au petit déjeuner, du fromage chaque jour au déjeuner ou du steak de bœuf sept soirées de suite. De plus, assurez-vous que vous mangez du poisson gras au moins deux fois par semaine, ou que vous enrichissez vraiment votre régime avec des acides gras oméga-3.

✓ Vous remarquerez que les repas diffèrent légèrement du point de vue calorique. Si vous faites des efforts particuliers pour garder votre poids ou pour en perdre, vous devrez vérifier votre prise calorique quotidienne. Les deux collations quotidiennes permettent d'ajuster très simplement les quantités de calories vers le haut ou vers le bas. Si vous avez choisi des repas relativement pauvres en calories, vous pouvez augmenter la taille des collations. Si vous avez choisi des repas relativement riches en calories, vous pouvez vous passer de collation ou en manger de plus petites portions. Les collations, comme vous le verrez, sont principalement composées de produits laitiers pauvres en graisse, de fruits et de légumes. C'est plus judicieux et plus sain que de grignoter des chips, des biscuits ou des crackers. Ces collations vous aideront aussi à atteindre votre quota de fruits et de légumes de "sept par jour".

✓ Les desserts, mis à part les fruits frais, ne sont pas inclus dans le menu. Ajoutez-les, si vous le souhaitez, en prenant garde qu'ils ne vous apportent pas un excédent de calories. Les recettes des desserts de ce livre sont recommandées parce qu'elles sont pauvres en mauvais acides gras et apportent une quantité importante de fruits. Les sorbets, yaourts glacés et les glaces maigres sont aussi des desserts que vous pouvez consommer.

✓ Si vous n'appréciez pas les produits laitiers, complétez votre régime avec des comprimés de calcium. Si vous mangez des fruits ou des légumes au moins sept fois ou plus par jour, la prise d'autres vitamines ou minéraux ne sera pas nécessaire (sauf cas spécifiques). Dans le cas contraire, prenez des suppléments de vitamines et d'antioxydants. Si vous prenez des suppléments d'huile de poisson, assurez-vous de la qualité des huiles qu'ils contiennent et que les capsules renferment aussi de la vitamine E. Les femmes enceintes et les mères qui allaitent doivent prendre les compléments nutritionnels prescrits par leur médecin (pratique très peu fréquente en France).

✓ Si vous êtes végétariens, vous remplacerez la viande par des protéines végétales comme vous le faites déjà. Puisque le **Plan Oméga** comporte relativement peu de viande, vous devriez le trouver plus facile à suivre que d'autres régimes. Mais assurez-vous d'avoir un apport adéquat en acides gras oméga-3. Aux Etats-Unis, une enquête a montré que les tissus des végétariens contenaient moitié moins d'oméga-3 que ceux des omnivores, ce qui signifie que les tissus contenaient la moitié d'une quantité déjà beaucoup trop faible ! Complétez votre régime avec des capsules d'huile de poisson, utilisez de l'huile de colza, de la vinaigrette et de la mayonnaise à base d'huile de colza, des noix, des graines ou de la farine de lin chaque fois que c'est possible.

RECOMMANDATIONS SPÉCIFIQUES

2000 calories ne satisferont pas nécessairement les besoins de chacun. Une personne à large ossature, jeune ou physiquement active (un travailleur de force ou de plein air), a besoin de beaucoup plus de calories, alors qu'une personne menue, plus âgée ou une personne inactive aura besoin de beaucoup moins. Vous pouvez savoir si ces 2000 calories vous conviennent en observant les menus. Dans le cas contraire, suivez le programme pendant une semaine, voyez si vous gagnez ou perdez du poids, puis ajustez-le en conséquence. Si vous devez modifier la quantité de calories, changez la taille des portions des aliments plutôt que d'en éliminer un ou d'en ajouter d'autres (ajouter trois biscuits à la fin de la journée ne vous fournira pas la même valeur nutritionnelle que de manger un peu plus de légumes, de fruits et de viande maigre). Si vos besoins caloriques sont faibles, essayer de suivre le menu à 1500 calories détaillé au chapitre 13. Pour vous, ce sera un régime de stabilisation, pas un régime amincissant.

REMARQUES SUR LES MENUS ET LES RECETTES

Les menus et recettes proposés ont été conçus à l'origine pour des Nord-Américains et pourraient donc surprendre le consommateur européen (certains petits déjeuners comportent des ingrédients peu communs, les déjeuners sont plutôt légers…). Nous avons choisi de ne pas les modifier de façon importante car, outre le fait que les menus sont équilibrés, ils comportent des idées et suggestions intéressantes pour le consommateur européen qui pourra s'en inspirer, sans évidemment être obligé de les suivre scrupuleusement.

En effet, si certaines personnes aiment que les menus soient expliqués en détail, nous savons par expérience que d'autres (particulièrement les européens) préfèrent la spontanéité et la liberté de composer eux-mêmes leurs menus. L'application d'un programme alimentaire peut parfois se révéler contraignante et certains facteurs peuvent aussi empêcher ou compliquer la réalisation pratique d'un plan alimentaire : facteur de saisonnalité, d'approvisionnement, de disponibilité, d'organisation, de préférence culinaire ou gastronomique. Si l'idée de suivre les menus vous semble trop rigide, utilisez les Sept Points Principaux du chapitre 1, relisez attentivement les chapitres 10 et 11 et adaptez vos propres recettes au **Plan Oméga**. Les chapitres 14 et 15 vous donneront également des informations précieuses. Vous pouvez aussi choisir dans le plan des 3 semaines les repas les plus tentants.

Mesure des ingrédients

La façon de quantifier les aliments d'un menu ou les ingrédients d'une recette sont différents aux Etats-Unis et en France. La réalisation des recettes aux USA nécessite un kit d'instruments de mesure spécifiques que les Européens en général ne possèdent pas. En conséquence, toutes les recettes et menus des chapitres suivants ont été traduits en mesures compréhensibles pour le lecteur européen (cuillerée à café, cuillerée à soupe, ou tout simplement des poids en grammes). Il y a une exception que vous remarquerez en lisant les recettes. Il s'agit des tasses (*cup* en anglais). La tasse est une unité de mesure aux USA qui correspond à environ 250 mL. On s'en sert également pour mesurer des ingrédients solides comme la farine, le sucre, le riz, les légumes et fruits en morceaux... Les tasses françaises n'ont pas nécessairement le même volume. Il est alors judicieux de se munir d'un verre doseur dont le repère à ne pas dépasser sera 250 mL, ou de mesurer le contenu d'une tasse qui servira ensuite de référence pour mesurer les ingrédients d'une recette.

Pour cela :
✓ choisir une tasse ordinaire suffisamment grande ;
✓ mesurer à l'aide d'un doseur 250 mL d'eau ;
✓ transvaser le liquide dans la tasse ;
✓ à l'aide d'un marqueur tracer un repère.

21 menus de petits déjeuners – programme à *2000* calories

1

▸ 2 tranches de pain complet (environ 80 g)
 ou 1 grande tranche de *pain au lin et au miel*
▸ des tranches de tomate
▸ 45 g de mozzarella ou 30 g d'un autre fromage
▸ 1 tranche de melon (environ 150 g)

Apport calorique approximatif : 375

2

▸ ⅓ de baguette
▸ 60 g de saumon fumé (environ 1 ½ tranche)
▸ 3 cuillerées à soupe de fromage frais maigre
▸ des tomates, des rondelles d'oignon ou des câpres
▸ 1 grand verre de jus de fruit sans sucre ou de jus de légume

Apport calorique approximatif : 460

3

▸ 1 tasse de yaourt maigre (l'équivalent de 2 yaourts de 125 g)
▸ saupoudrer d'½ tasse de *muesli au colza* (environ 50 g)
▸ 1 tasse de fruits rouges coupés

Apport calorique approximatif : 350

4

▸ 2 tranches de pain complet (environ 80 g)
 ou 1 grande tranche de *pain au lin et au miel*
▸ 1 cuillerée à café du *mélange huile de colza/beurre*
▸ 2 cuillerées à café rases de miel ou de confiture
▸ 1 œuf poché ou à la coque
▸ 1 fruit

Apport calorique approximatif : 400

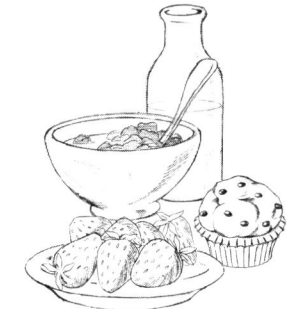

5

- ▸ 3 *crêpes au cottage cheese*
- ▸ 3 petites cuillerées à soupe de sirop d'érable
  (confiture ou miel)
- ▸ 2 cuillerées à café du *mélange huile de colza/beurre*
- ▸ ½ pamplemousse

APPORT CALORIQUE APPROXIMATIF : 550

6

- ▸ omelette au saumon fumé *(2 cuillerées à café d'huile de colza,
  2 œufs ou 1 œuf et 2 blancs, 30 g de saumon fumé)*
- ▸ 1 tranche de pain complet (environ 40 g)
  ou ½ tranche de *pain au lin et au miel*
- ▸ 1 tranche de melon (environ 150 g)

APPORT CALORIQUE APPROXIMATIF : 375

7

- ▸ 1 tranche de pain complet (environ 40 g)
  ou ½ tranche de *pain au lin et au miel*
- ▸ 1 cuillerée à café du *mélange huile de colza/beurre*
- ▸ 2 cuillerées à café de miel ou de confiture
- ▸ 1 œuf
- ▸ 1 fruit

APPORT CALORIQUE APPROXIMATIF : 325

8

- ▸ ⅔ de tasse de *muesli au colza* ou de muesli maigre
- ▸ 1 tasse de fromage blanc maigre, de yaourt ou de lait écrémé
- ▸ 1 tasse de fruits rouges

APPORT CALORIQUE APPROXIMATIF : 425

9

- ▸ 3 *crêpes au babeurre et aux graines de lin* (12 cm environ)
- ▸ 2 cuillerées à café du *mélange huile de colza/beurre*
- ▸ 3 cuillerées à soupe rases de sirop d'érable (ou de miel)
- ▸ ½ tasse de morceaux de fraises ou d'autres fruits rouges

APPORT CALORIQUE APPROXIMATIF : 610

10

▸ 1 ½ tasse de céréales
saupoudrées de graines de lin broyées
▸ ⅔ de tasse de lait écrémé (environ 1 verre de 150 mL)
▸ 1 fruit

Apport calorique approximatif : 360

11

▸ 1 tranche de *pain à la banane*
▸ 1 tasse de yaourt maigre (2 yaourts de 125 g),
de fromage blanc maigre ou de lait écrémé
▸ 1 fruit

Apport calorique approximatif : 400

12

▸ 1 tasse de yaourt maigre (2 yaourts de 125g)
▸ ½ tasse de *muesli au colza*
▸ 1 tasse de fruits en morceaux

Apport calorique approximatif : 380

13

▸ omelette aux légumes *(1 tasse de légumes frais sautés
dans 1 cuillerée à café d'huile de colza ou d'olive, 2 œufs)*
▸ 2 tranches de pain complet (environ 80 g)
ou 1 grande tranche de *pain au lin et au miel*
▸ 1 cuillerée à café du *mélange huile de colza/beurre*
▸ 1 orange fraîchement pressée

Apport calorique approximatif : 500

14

▸ 1 grand *muffin au son et au lin*
▸ 30 g de fromage
▸ 1 grand bol de fruits frais en morceaux

Apport calorique approximatif : 325

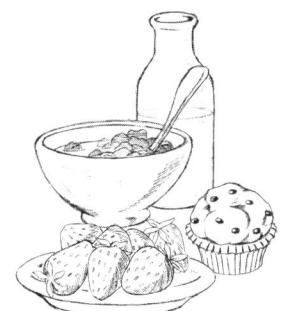

15

‣ omelette méditerranéenne *(1 cuillerée à café d'huile de colza ou d'olive, 1 œuf et 2 blancs, 30 g de feta, 2 cuillerées à soupe de tomates séchées)*
‣ 1 tasse de fruits frais en morceaux
‣ 1 tranche de pain complet (environ 40 g) ou ½ tranche de *pain au lin et au miel*

Apport calorique approximatif : 450

16

‣ 2 yaourts de 125 g à 0% MG
‣ 1 tasse de fruits frais en morceaux
‣ 1 tranche de pain complet (environ 40 g) ou ½ tranche de *pain au lin et au miel*
‣ 2 cuillerées à café rases de confiture

Apport calorique approximatif : 325

17

‣ 1 œuf
‣ 1 muffin anglais
‣ 1 cuillerée à café du *mélange huile de colza/beurre*
‣ 2 cuillerées à café rases de confiture ou miel
‣ 1 tasse de fruits frais

Apport calorique approximatif : 400

18

‣ 1½ tasse de céréales à base de graines variées
‣ ⅔ de tasse de lait écrémé (soit environ 1 verre de 150 mL)
‣ un peu de sucre
‣ jus d'orange fraîchement pressé

Apport calorique approximatif : 420

19

‣ 1 grand bol de salade de fruits frais
‣ ½ tasse de yaourt maigre (1 yaourt)
‣ un peu de sucre brun
‣ 1 tranche de pain complet

Apport calorique approximatif : 430

20

▸ 1 grande tranche de *pain à la banane*
▸ 1 œuf à la coque
▸ ½ pamplemousse ou 1 orange entière

Apport calorique approximatif : *360*

21

▸ 70 g de céréales aux grains complets
▸ ⅔ de tasse de lait écrémé (environ 1 verre de 150 mL)
▸ ½ papaye (ou un autre fruit)

Apport calorique approximatif : *410*

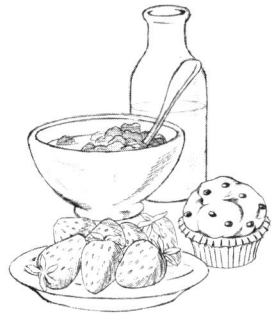

21 menus de déjeuners – programme à *2000* calories

1

▸ légumes en salade avec 1 œuf cuit dur et 30 g de fromage
(*salade de betterave au fromage bleu* + 1 œuf cuit dur)
▸ 1 cuillerée à soupe d'huile de noix, d'huile d'olive ou d'une
sauce à base d'huile de colza *(vinaigrette à l'huile de noix)*
▸ 1 petit pain aux grains complets (60 à 80 g)
ou 1 grande tranche de *pain au lin et au miel*

Apport calorique approximatif : *450*

2

▸ 2 tasses de soupe de légumes *(soupe piquante)*
▸ 5 crackers sans matière grasse ou 5 petits croûtons (pain grillé)
sans matière grasse ou à l'huile d'olive ou à l'huile de colza)
▸ 1 assiette de salade verte assaisonnée de 2 cuillerées
à soupe de *vinaigrette à l'huile d'olive*

Apport calorique approximatif : *450*

3

▸ *salade de poulet à la vinaigrette*
▸ 1 petit pain aux grains complets (60 à 80 g)
ou 1 tranche de *pain au lin et au miel*
▸ 1 cuillerée à café du *mélange huile de colza/beurre*
ou du *mélange huile d'olive/beurre*

Apport calorique approximatif : *450*

4

▸ légumes sautés (1 ½ tasse de *casserole provençale*)
▸ des tranches d'orange ou d'un autre fruit

Apport calorique approximatif : *450*

5

> ▸ 1 steak haché de bœuf maigre ou 1 escalope végétale
> ▸ 1 petit pain aux céréales (60 à 80 g)
> ▸ de la laitue, des tranches de tomate et d'oignon
> ▸ du ketchup et 1 cuillerée à soupe de
>   *mayonnaise à base d'huile de colza*
> ▸ 350 mL de cidre, de jus de tomate
>   ou d'un autre jus de légume

APPORT CALORIQUE APPROXIMATIF : 425 (ESCALOPE VÉGÉTALE), 525 (STEAK DE BŒUF)

6

> ▸ mélange de légumes verts en salade avec 30 g de fromage
>   et 2 cuillerées à soupe de *vinaigrette à l'huile d'olive*
>   ou *salade de poulet à la vinaigrette*
> ▸ 1 petit pain aux grains complets (60 à 80 g)

APPORT CALORIQUE APPROXIMATIF : 460

7

> ▸ 1 ½ tasse de *salade de pâtes au thon*
> ▸ 1 tasse de carottes râpées ou d'autres crudités
>   assaisonnées d'une vinaigrette
>   soit à l'huile d'olive, soit à l'huile de colza

APPORT CALORIQUE APPROXIMATIF : 540

8

> ▸ 1 sandwich de dinde *(115 g de dinde, 1 à 2 cuillerées*
>   *à soupe rases de **mayonnaise à base d'huile de colza**,*
>   *2 tranches de pain complet, de la laitue)*
> ▸ 1 tasse de *salade de chou frais* à l'huile de colza

APPORT CALORIQUE APPROXIMATIF : 530

9

> ▸ salade grecque *(1 tomate, ½ concombre,*
>   *30 g de feta, 10 olives, 2 cuillerées*
>   *à soupe de **vinaigrette à l'huile d'olive**)*
> ▸ 1 petit pain aux grains complets (60 à 80 g)

APPORT CALORIQUE APPROXIMATIF : 580

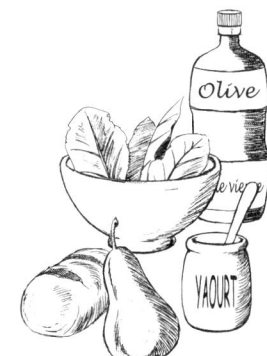

10

> ▸ salade de thon *(légumes verts en salade, 60 g de thon,*
> *1 œuf cuit dur, 2 cuillerées à soupe de **vinaigrette***
> ***à l'huile d'olive** ou à l'huile de colza)*
> ▸ 1 ***muffin au son et au lin*** ou 1 petit pain

APPORT CALORIQUE APPROXIMATIF : 500

11

> ▸ 1 sandwich de dinde *(115 g de filet de dinde sans peau rôti,*
> *1½ cuillerée à soupe de **mayonnaise à base d'huile de***
> ***colza**, de la laitue, une tomate, 2 tranches de pain complet*
> *ou 1 tranche de **pain au lin et au miel** ou un petit pain)*
> ▸ 1 petite salade verte à l'huile d'olive

APPORT CALORIQUE APPROXIMATIF : 550

12

> ▸ mélange de différentes variétés de salade verte avec
> des morceaux de pommes et des noix et 2 cuillerées
> à soupe de ***vinaigrette à l'huile d'olive***
> *(**salade de roquette aux pommes et aux noix**)*
> ▸ 1 cuillerée à café du ***mélange huile de colza/beurre***
> ▸ 1 petit pain aux grains complets

APPORT CALORIQUE APPROXIMATIF : 460

13

> ▸ 1 sandwich à la salade de thon *(2 tranches de pain complet*
> *(environ 80 g) ou 1 tranche de **pain au lin et au miel**,*
> *½ tasse de thon au naturel, 1 cuillerée à soupe*
> *de **mayonnaise à base d'huile de colza**,*
> *des oignons verts, de la laitue)*
> ▸ 1 grand verre de jus de légumes ou un jus de fruits sans sucre

APPORT CALORIQUE APPROXIMATIF : 500

14

▸ 1 ½ tasse de soupe de légumes *(soupe de pois cassés)*
▸ légumes verts en salade avec 2 cuillerées à soupe
de *vinaigrette à l'huile d'olive*
▸ 1 tranche de pain

Apport calorique approximatif : 610

15

▸ 1 toast au jambon *(100 g de jambon cuit maigre*
(2 tranches), 2 tranches de pain complet ou 1 tranche
de pain au lin et au miel, 1 cuillerée à soupe de
mayonnaise à base d'huile de colza,
quelques tranches de tomate, quelques feuilles de laitue)
▸ 1 grappe de raisin

Apport calorique approximatif : 555

16

▸ 2 tasses de *soupe de haricots*
▸ légumes verts en salade avec 2 cuillerées à soupe
de *vinaigrette à l'huile d'olive*

Apport calorique approximatif : 570

17

▸ 1 *sandwich aux légumes grillés*
(avec 30 g de fromage fondu et 2 tranches de pain complet)
▸ 1 verre de lait écrémé ou 1 yaourt maigre
▸ 1 petit fruit

Apport calorique approximatif : 470

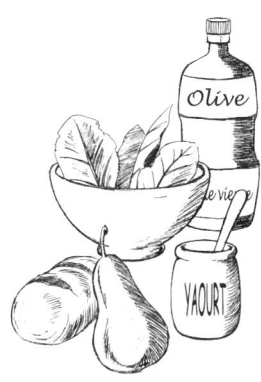

18

▸ salade de poulet *(115 g de blanc de poulet sans peau,*
  *1 à 2 cuillerées à soupe de **vinaigrette à l'huile de colza**,*
  1 assiette de laitue, tomate, poivron rouge)
▸ pain complet (60 g)

Apport calorique approximatif : 430

19

▸ poulet fajita *(120 g de blanc de poulet grillé sans la peau,*
  2 tortillas (galette mexicaine), des légumes grillés
  dans 1 cuillerée à soupe d'huile de colza ou d'olive,
  *½ tasse de **salsa** fraîche*
  – sauce aux oignons, tomates et poivrons)

Apport calorique approximatif : 550

20

▸ 1 morceau de bœuf maigre ou une escalope végétale
▸ 1 petit pain aux céréales
▸ de la laitue, quelques tranches de tomate, des légumes frais
▸ 1 cuillerée à soupe de **mayonnaise à base d'huile de colza**
▸ légumes verts en salade avec 2 cuillerées à soupe
  de **vinaigrette à l'huile d'olive**

Apport calorique approximatif : 475 (escalope végétale), 530 (bœuf)

21

▸ yaourt et salade de fruits frais
  (2 tasses de fruits frais en morceaux,
  1 tasse de yaourt maigre soit l'équivalent de 2 yaourts)

Apport calorique approximatif : 270

21 MENUS DE DÎNERS – PROGRAMME À 2000 CALORIES

1

▸ poisson gras grillé, mijoté au vin ou au bouillon
  ou encore sauté à l'huile d'olive ou à l'huile de colza
  (truite mijotée au vin blanc)
▸ courge cuite au four
▸ 1 petit pain
▸ 1 cuillerée à café du *mélange huile de colza/beurre*
▸ 1 tasse de *salade de chou frais*

APPORT CALORIQUE APPROXIMATIF : 650

2

▸ 170 g de poulet sans peau, cuit avec 1 cuillerée à café
  d'huile d'olive ou d'huile de colza
  (ou 1 portion de *poulet au feu d'enfer*)
▸ 1 tasse de petit pois ou d'autres légumes cuits
▸ légumes verts en salade *(1 assiette de différentes*
  variétés de salades vertes mélangées avec des tranches
  de tomate, de concombre ou d'autres crudités et
  2 cuillerées à soupe de vinaigrette à l'huile d'olive)

APPORT CALORIQUE APPROXIMATIF : 590

3

▸ 1 steak haché de viande maigre (150 g)
  ou une escalope végétale
▸ 1 petit pain complet
▸ 1 cuillerée à soupe de *mayonnaise à base d'huile de colza*
▸ de la laitue et des tranches de tomate
▸ 1 tasse de carottes cuites marinées dans
  1 cuillerée à soupe de *vinaigrette à l'huile d'olive* (servir froid)

APPORT CALORIQUE APPROXIMATIF : 620

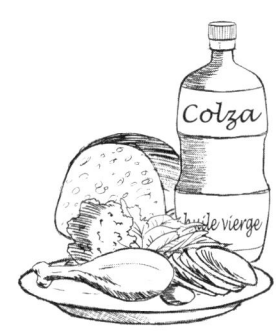

- ▸ 1 tranche maigre de gigot d'agneau grillé (170 g)
- ▸ 1 assiette de brocolis cuits à la vapeur (passés brièvement dans 1 cuillerée à café d'huile d'olive et d'ail)
- ▸ 1 petit pain aux grains complets (60 à 80 g) ou 1 grande tranche de *pain au lin et au miel*
- ▸ mélange de différentes variétés de salades vertes à la vinaigrette (mesclun par exemple avec 2 cuillerées à soupe de *vinaigrette à l'huile d'olive*)

Apport calorique approximatif : *700*

- ▸ 1 steak de viande maigre de 170 g cuit dans 1 cuillerée à café d'huile de colza
- ▸ légumes en salade *(1 assiette de légumes variés avec 2 cuillerées à soupe de **vinaigrette à l'huile d'olive**)*
- ▸ *choux de Bruxelles à l'huile de noix et au citron*
- ▸ 1 tranche de pain complet (40 g)

Apport calorique approximatif : *730*

- ▸ 150 g environ de saumon (poêlé dans 2 cuillerées à café d'huile d'olive ou de colza)
- ▸ 1 tasse d'igname ou de patates douces
- ▸ ½ tasse de haricots de Lima
- ▸ 1 tranche de pain (environ 40 g) ou ½ tranche de *pain au lin et au miel*

Apport calorique approximatif : *700*

- ▸ 140 g de poulet sans peau, grillé, sauté ou poché *(poulet au parmesan et au yaourt)*
- ▸ ½ tasse de courge ou d'un autre légume jaune-orangé
- ▸ 1 cuillerée à café d'huile de colza
- ▸ légumes verts en salade *(salade aux noix et aux oranges)*

Apport calorique approximatif : *650*

8

▸ 170 g de blanc de poulet rôti sans la peau
(poulet ou tofu hoisin)
▸ ¾ tasse de boulgour, de riz ou de couscous cuit,
sauté avec des oignons et du céleri
dans 1 cuillerée à soupe d'huile de colza
▸ légumes en salade avec 2 cuillerées à soupe
de *vinaigrette à l'huile d'olive*

Apport calorique approximatif : 710

9

▸ 170 g de rôti de bœuf maigre
▸ 1 grosse pomme de terre cuite au four
▸ 1 à 2 cuillerées à café du *mélange huile de colza/beurre*
▸ 1 tasse de courge (ou d'un autre légume jaune-orangé)
cuite au four
▸ légumes verts en salade avec 2 cuillerées à soupe
de *vinaigrette à l'huile d'olive*

Apport calorique approximatif : 735

10

▸ 170 g de poisson gras poché, cuit au four ou sauté
(thon accompagné de tomates séchées au soleil)
▸ 1 tasse de brocolis (ou d'un autre légume) cuits à la vapeur
▸ 1 ½ tasse de boulgour ou de riz cuit
▸ 2 cuillerées à café du *mélange huile de colza/beurre*

Apport calorique approximatif : 720

11

▸ poulet en sauce accompagné de riz
(1 portion de *poulet à l'orange accompagné de riz*)
▸ 1 tasse de légumes cuits
(choux de Bruxelles à l'huile de noix et au citron)
▸ 1 petit pain (60 à 80 g)
▸ 1 cuillerée à café du
mélange huile de colza/beurre

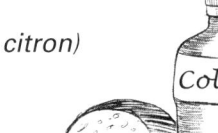

Apport calorique approximatif : 800

12

- ▸ 170 g de poisson gras *(thon mariné à l'aneth)*
- ▸ 1 tasse de légumes aux feuilles vert foncé
  (chou frisé au citron)
- ▸ 2 tranches de pain complet (80 g)
  ou 1 grande tranche de *pain au lin et au miel*
- ▸ 4 cuillerées à soupe bombées de *hummus*

Apport calorique approximatif : *730*

13

- ▸ 1 ½ tasse de *soupe de haricots*
- ▸ 1 morceau de *pain de maïs*
- ▸ 1 cuillerée à café du *mélange huile de colza/beurre*
- ▸ légumes verts en salade avec 2 cuillerées à soupe
  de *vinaigrette à l'huile d'olive*

Apport calorique approximatif : *720*

14

- ▸ 2 tasses de légumes sautés *(thaï poêlé)*
- ▸ 1 tasse de riz cuit
- ▸ légumes verts en salade avec 2 cuillerées à soupe
  de *vinaigrette à l'huile d'olive*

Apport calorique approximatif : *760*

15

- ▸ 1 portion de sauté de porc *(porc ou bœuf sauté)*
- ▸ 1 tasse de riz cuit
- ▸ légumes verts en salade avec 2 cuillerées à soupe
  de *vinaigrette à l'huile d'olive*

Apport calorique approximatif : *760*

16

- ▸ 1 portion de *haricots noirs* ou de *bœuf quesadilla*
- ▸ *salsa aux haricots noirs*
- ▸ 1 épi de maïs cuit à la vapeur

Apport calorique approximatif : *650* (haricots noirs), *830* (bœuf)

17

▸ 170 g de saumon avec des légumes
(saumon à la coriandre et aux légumes grillés)
▸ 1 petit pain ou 1 tranche de *pain au lin et au miel*
▸ 1 cuillerée à café du *mélange huile de colza/beurre*

APPORT CALORIQUE APPROXIMATIF : *640*

18

▸ 2 ½ tasses de *pad thaï*
▸ 1 tasse de haricots verts frais
sautés dans 1 cuillerée à soupe d'huile d'olive
▸ jus de citron frais pour assaisonner

APPORT CALORIQUE APPROXIMATIF : *670*

19

▸ truite grillée *(truite au vin et aux herbes)*
▸ 1 portion de *bettes aux noix et aux raisins secs*
▸ 1 grosse pomme de terre cuite au four
▸ 1 cuillerée à café du *mélange huile de colza/beurre*

APPORT CALORIQUE APPROXIMATIF : *730*

20

▸ 170 g de thon grillé
▸ ½ tasse de courge cuite au four
▸ ½ tasse de haricots de Lima
▸ 1 cuillerée à soupe d'huile d'olive
▸ assaisonner avec du poivre et de l'ail
▸ 1 petit pain (60 à 80 g)

APPORT CALORIQUE APPROXIMATIF : *710*

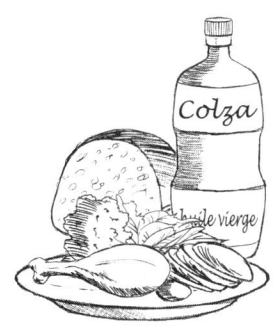

21

▸ agneau grillé *(agneau au curry accompagné de pommes et de poivrons)*
▸ 1 tasse de courge cuite
▸ 1 petit pain aux grains complets (60 à 80 g)
   ou 1 grande tranche de *pain au lin et au miel*
▸ 2 cuillerées à café du *mélange huile de colza/beurre*

Apport calorique approximatif : *640*

Collations saines à *50* calories

150 g environ de carottes cuites à la vapeur
200 g environ de haricots verts cuits à la vapeur
1 petit verre de jus de légumes
15 g de fromage
150 mL de lait écrémé
1 yaourt maigre nature
3 abricots frais moyens
¾ de tasse de fruits rouges frais
1 tranche de melon (environ 150 g)
1 petite poire
1 tasse de fraises fraîches (environ 150 g)
½ pamplemousse
1 pêche moyenne
1 nectarine moyenne
3 à 4 cerneaux de noix

Collations saines à *100* calories

30 g de fromage
1 grosse pomme
40 g de pommes séchées
220 g de jus de pomme
½ tasse de compote de pomme
6 abricots frais moyens
50 g d'abricots secs
¾ de tasse d'abricots en boîte (au naturel)
150 g de nectar d'abricot
1 petite banane
40 g de banane mi-sèche
1 ½ tasse de mûres fraîches
1 ½ tasse de myrtilles fraîches
300 g de melon
1 grand verre de jus de carottes
1 tasse de cerises fraîches (150 g)

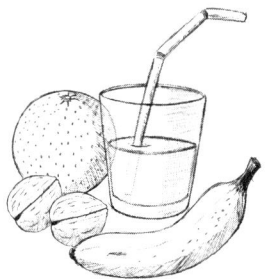

200 g de fromage frais maigre

1 grand épi de maïs

100 g de grains de maïs en boîte

100 g de chair de crabe

2 grosses figues fraîches

40 g de figues sèches

1 grosse boule de sorbet aux fruits

½ tasse de compote de fruits

150 g environ de raisin

170 g de jus de raisin (sans sucre ajouté)

1 pamplemousse moyen

250 g de jus de pamplemousse (sans sucre ajouté)

2 kiwis moyens

⅔ de tasse de haricots de Lima

3 mandarines moyennes

1 tasse de lait demi-écrémé

1¼ tasse de lait écrémé

1 grosse nectarine

12 grosses olives

1 grosse orange

250 g de jus d'orange (sans sucre ajouté)

⅔ d'une papaye moyenne (soit environ 200 g)

140 g de nectar de papaye

2 pêches moyennes

140 g de pêches au sirop léger

140 g de nectar de pêche

1 grosse poire

170 g de poires au sirop léger

150 g de nectar de poire

150 g de petits pois cuits à la vapeur

1 petit kaki

3 petites ou 2 grosses prunes

⅔ de tasse de prunes au sirop léger (environ 170 g)

1 grenade moyenne

5 pruneaux

3 pruneaux farcis avec des cerneaux de noix

3 cuillerées à soupe de raisins secs

1⅔ tasse de framboises fraîches (soit 200 g environ)

50 g de saumon fumé

2 tasses de fraises fraîches (environ 300 g)

6 à 8 cerneaux de noix

13. LE PLAN AMAIGRISSANT OMÉGA

Aux Etats-Unis, un adulte sur trois a un excès de poids. Ce chiffre est de 1 sur 6 dans un pays comme la France. Si vous faites partie de cette catégorie et que vous souhaitez maigrir, lisez attentivement ce qui suit. Ce chapitre apporte deux versions amaigrissantes du **Plan Oméga** – un régime à 1500 calories pour une perte de poids progressive, et un régime à 1200 calories pour une perte de poids plus rapide. La seule différence significative entre le régime non amaigrissant du chapitre 12 et ces deux régimes à basses calories est la taille des portions. Vous suivrez de la même façon les Sept Points Principaux Diététiques, vous mangerez les mêmes types de graisses et les mêmes pourcentages pour chaque graisse et vous obtiendrez les mêmes bénéfices pour votre santé qu'avec le **Plan Oméga** – avec l'avantage de perdre entre 0,5 et 1 kilo par semaine.

> Nous vous encourageons vivement à faire de l'exercice physique pendant que vous suivez le **Plan amaigrissant Oméga**.

L'exercice physique est, vous le savez, vital pour votre santé, que vous suiviez un régime ou non, mais c'est encore plus important lorsque vous voulez perdre du poids. En effet, l'exercice accélère votre perte de poids. Marcher une heure d'un bon pas revient à renoncer à trois tranches de pain. Pendant que vous brûlez des calories, vous raffermissez et tonifiez vos muscles, et vous vous forgez un corps ferme et svelte. Tout aussi important, l'exercice vous aide à conserver votre masse musculaire. Si vous suivez un régime sans exercice physique, vous pouvez perdre jusqu'à 0,5 kilo de masse musculaire pour 1,5 kilo de graisse perdue.[1] Il est important de garder chacune de vos fibres musculaires car votre métabolisme de base (correspondant au nombre de calories que vous brûlez quand vous êtes au repos) est largement déterminé par votre masse musculaire. Si vous avez 30 kilos de muscles, par exemple, vous brûlez environ 1600 calories par 24 heures même si votre corps est au repos. Donc, si vous perdez 2,5 kilos de muscles (en même temps que vous perdez 7,5 kilos de graisse, donc 10 kilos en tout), vous brûlerez 150 calories de moins par jour.[2] En un an, cela fera 54 000 calories qui n'auront pas été brûlées…

> ### POURQUOI FAIRE DE L'EXERCICE ?
>
> ✓ Pour doubler vos chances de rester en bonne santé ;
>
> ✓ pour perdre du poids plus vite ;
>
> ✓ pour raffermir et tonifier vos muscles ;
>
> ✓ pour préserver votre masse musculaire ;
>
> ✓ pour vous aider à maintenir votre perte de poids.

La preuve que l'exercice contribue à la perte de poids et évite d'en reprendre vient d'une étude sur des hommes obèses. On a mis certains d'entre eux dans des conditions proches de la sous-alimentation (420 calories par jour). On a soumis les autres à un régime à 1000 calories et on leur a demandé, en plus, de pratiquer quatre heures et demie d'exercice physique par semaine. Deux mois plus tard, les hommes qui avaient pratiqué l'exercice physique (avec 1000 calories) avaient perdu presque autant de poids que ceux qui avaient 420 calories. Mais le bénéfice réel de ce programme d'exercices physiques s'est surtout révélé dix-huit mois plus tard. Les hommes qui avaient continué l'exercice physique conservaient leur perte de poids, tandis que les sédentaires avaient regagné chaque kilo perdu.[3]

COMMENT RÉUSSIR UN "YO !" PLUTÔT QU'UN "YO-YO"

En fin de compte, pour perdre du poids et ne pas le reprendre, il n'y a pas de secret ! La formule est vieille comme le monde : manger moins et pratiquer plus d'exercice. Si vous agissez réellement de la sorte, vous perdrez une quantité substantielle de poids. Le vrai défi, comme vous le savez, est de continuer le régime et le programme d'exercice suffisamment longtemps pour obtenir les effets désirés.

Les obstacles peuvent paraître insurmontables :

✓ vous êtes trop occupé pour faire de l'exercice ;

✓ votre travail vous contraint à voyager la plupart du temps ;

✓ vous souffrez d'un handicap qui vous empêche de pratiquer vos exercices ;

✓ votre vie est particulièrement stressante – sans compter les jours de fête, Noël, Pâques, les pique-niques, les anniversaires et les repas d'affaires ;

✓ vous mangez quand vous vous sentez déprimés ;

✓ vous avez des années de mauvaises habitudes alimentaires à corriger.

Si vous avez une ou plusieurs de ces difficultés, vous aurez effectivement besoin d'être aidé par un programme précis.

Pour plusieurs raisons, le **Plan amaigrissant Oméga** vous aidera à atteindre vos objectifs.

✓ Ce programme est basé sur de sérieuses connaissances médicales. Si vous suivez ce plan, vous perdrez du poids. Malheureusement, ce n'est pas le cas pour beaucoup de régimes à la mode. En dépit de certaines affirmations, vous ne pouvez pas perdre de poids simplement en remplaçant les graisses par des hydrates de carbone, en combinant les aliments dans un certain ordre ou en mangeant certains aliments à des moments spécifiques de la journée.

> *Votre vitesse d'amaigrissement est, simplement dit, proportionnelle à la différence entre les calories que vous brûlez et celles que vous consommez.*

✓ Le **Plan amaigrissant Oméga** est plus facile à suivre que bien d'autres régimes. Si vous avez essayé de perdre du poids à l'aide d'un régime pauvre en graisses, vous savez combien de sacrifices cela implique. Il y a une longue liste d'aliments que vous ne pouvez pas manger, et la plupart des aliments que l'on vous encourage à consommer ne sont absolument pas appétissants. Dans le **Plan amaigrissant Oméga**, vous consommerez des aliments *naturels* qui auront du goût. Il est difficile de se lamenter quand on peut manger du vrai fromage, de vraies vinaigrettes et cuisiner à l'huile.

✓ Le **Plan amaigrissant Oméga** est un régime sans médicament ce qui, selon certaines études, facilite le maintien de la perte de poids. Les médicaments amaigrissants trompent votre cerveau en vous donnant une impression de satiété et vous aident ainsi à diminuer votre consommation de calories. Mais dès que vous arrêtez de les prendre (tous les médicaments amaigrissants ne doivent être utilisés que sur une période limitée), il y a de grands risques que vous regagniez tout le poids perdu car vous n'avez pas acquis des habitudes adéquates et durables.

✓ Une des raisons pour lesquelles le **Plan amaigrissant Oméga** vous aidera à perdre du poids avec succès est qu'il est riche en fibres et très copieux. Vous pourrez manger au moins sept portions de fruits, de légumes et de légumineuses chaque jour, aliments pauvres en calories mais qui prennent beaucoup de place dans votre estomac. Des études montrent que plus les gens consomment des aliments copieux et riches en fibres, plus ils se sentent satisfaits pendant un régime basses calories et plus ils perdent de poids.

✓ Le **Plan amaigrissant Oméga** réduira votre tentation de grignoter entre les repas. En effet, une consommation modérée de graisses empêche de se sentir affamé.

Dans une étude française récente, des hommes volontaires, en bonne santé, recevaient soit un déjeuner pauvre en graisses, soit le même déjeuner auquel on avait ajouté du beurre. On les a ensuite installés dans des locaux adaptés sans aucun repère de temps. On leur a dit qu'ils pourraient commander le dîner dès qu'ils le souhaiteraient. Ceux qui avaient reçu le déjeuner le plus gras réclamèrent leur dîner en moyenne trente-huit minutes plus tard que ceux qui avaient reçu le déjeuner le plus pauvre en graisses.[4] Cette demi-heure de répit vous aidera à résister aux tentations à l'approche de l'heure des repas.

LA TENUE DU JOURNAL DE VOTRE ALIMENTATION, DE VOTRE HUMEUR ET DE VOS EXERCICES PHYSIQUES

Pour augmenter encore vos chances de réussite, il vous est vivement conseillé de tenir un journal où seront enregistrées vos habitudes alimentaires, vos activités physiques et votre humeur. Un des mérites de tenir un tel journal est qu'il vous permettra d'évaluer ce que vous mangez "inconsciemment", c'est-à-dire sans vous en rendre compte. La grande majorité des gens, même ceux sans problème de poids ou d'alimentation, mangent plus qu'ils ne le pensent. Ils ne parviennent pas à noter la taille exacte de leurs portions, le nombre de fois qu'ils se resservent et combien de fois ils grignotent. Les études de A. SIMOPOULOS sur le métabolisme au NIH (National Institute of Health, l'INSERM américain en fait) ont été menées de telle sorte que les volontaires conservent un poids constant. Cela ne paraissait pas poser de difficultés car les participantes étaient en bonne forme physique, minces, instruites et n'avaient pas de problèmes pour garder spontanément leur poids idéal. Pour déterminer la quantité de nourriture à leur donner pendant l'étude, il leur avait simplement été demandé ce qu'elles mangeaient en temps normal et des quantités équivalentes leur furent servies. Cela n'a pas fonctionné. Invariablement, quand ces femmes recevaient le nombre de calories qu'elles pensaient consommer, elles perdaient du poids. Il fut nécessaire d'augmenter leur ration alimentaire d'au moins 15 % pour que leur poids se stabilise. Bien qu'elles n'aient ni problèmes de poids ni désordre alimentaire, elles n'avaient pas une conscience réelle de la quantité des aliments qu'elles absorbaient quotidiennement.

La tenue d'un journal alimentaire est un moyen de remédier à ce problème. Le journal est un simple outil pour vous faire prendre conscience de :

✓ combien vous pesez,

✓ combien de fois vous mangez,

✓ quelle quantité vous mangez et

✓ quelles situations et états d'esprit vous poussent à manger.

Chaque fois que vous mangez (et aussi *grignotez*), notez le moment de la journée et ce que vous mangez exactement. Ensuite, décrivez brièvement comment vous vous sentiez juste avant de manger : content, triste, fâché, anxieux, en pleine forme, reposé, fatigué ?

Après quelques jours, relisez vos notes et voyez si vous pouvez identifier des "déclics" émotionnels ou situations qui vous poussent à manger.

Quatre sensations en particulier tendent à inciter les gens à trop manger :

✓ avoir faim,

✓ être de mauvaise humeur,

✓ être seul ou

✓ être fatigué.

Les initiales anglaises de ces mots (*h*ungry, *a*ngry, *l*onely, *t*ired) forment le mot "HALT", un moyen mnémotechnique utilisé dans des programmes de rééducation en 12 étapes, pour rappeler aux patients les sensations qui ont le plus de chance de perturber, ou franchement saboter, leurs bonnes résolutions. Si vous parvenez à vous organiser de manière à éviter ces émotions le plus souvent possible, il vous sera plus facile de suivre le **Plan amaigrissant Oméga**.

Un autre avantage du journal est qu'il permet de garder les traces de votre activité physique et de votre poids. Chaque jour, notez le temps que vous consacrez à l'exercice physique et de quel type d'exercice il s'agit. Une fois par semaine, pesez-vous (de préférence au même moment de la journée et avec les mêmes vêtements). Enregistrez votre poids sur un graphique pour mieux le visualiser.

De manière étonnante, quand les gens surveillent leur poids de cette manière, ils ont plus de chances de conserver leur perte de poids. Dans une étude publiée en 1992, 72 femmes qui avaient un excès de poids ont été soumises à un régime amaigrissant et ont été réparties en deux groupes. On a demandé à un groupe de tenir une feuille de poids hebdomadaire, mais pas à l'autre. Pendant la phase amaigrissante du régime, on a enregistré des pertes de poids similaires dans les deux groupes. Mais, deux ans plus tard, les femmes qui continuaient à enregistrer leur poids toutes les semaines avaient réussi à maintenir leur perte de poids, tandis que celles qui n'avaient pas persisté avaient regagné une moyenne de 9 kilos.[5] Pourquoi une procédure aussi simple a-t-elle un effet aussi important ? Les chercheurs ont conclu que la feuille de poids aidait les gens à prendre conscience qu'ils prenaient du poids et leur permettait de faire une petite correction avant qu'ils n'aient repris trop de kilos.

A la page suivante, vous trouverez un exemple de journal qui prend en compte l'alimentation, l'humeur et l'activité physique. Comme vous pouvez le constater, vos commentaires peuvent être brefs. En seulement dix minutes par jour, vous pouvez prendre des notes précises. Pour de très nombreuses personnes au régime, ce simple outil peut déjà faire la différence entre le succès et l'échec.

Est-il absolument essentiel d'en passer par là ?

Non, certaines personnes sont capables de perdre du poids définitivement sans cet outil. Mais, si votre comportement correspond à au moins deux des descriptions ci-après, un journal augmentera de beaucoup vos chances de succès (vous trouverez un exemple de fiche dans l'Annexe 1).

DEVRIEZ-VOUS TENIR UN JOURNAL ?

Si vous cochez au moins deux de ces cases, la tenue d'un journal sera probablement très utile.

☐ Je mange entre les repas.

☐ Je grignote quand je cuisine.

☐ Il est difficile pour moi de perdre du poids.

☐ J'ai déjà perdu et regagné du poids de multiples fois.

☐ Je mange pour me réconforter.

☐ Je mange vite.

☐ Je mange souvent en dehors de la maison.

☐ Je mange souvent après le souper.

☐ Il y a des moments dans la journée, ou certains jours, où j'ai plus tendance à trop manger.

EXEMPLE DE FICHE DE JOURNAL ALIMENTAIRE

HEURE	ALIMENTS	NOMBRE DE CALORIES	HUMEUR OU SITUATION
7h30	1 banane 1 œuf à la coque 1 morceau de pain au lin	310	Reposé, de bonne humeur (le soleil brille)
13h	1 sandwich de dinde, une salade de légumes avec une vinaigrette	420	Pressé d'avoir fini un rapport pour 17h. Déjeuner commandé chez un traiteur.
16h	1 barre chocolatée	210	Trop pressé pour trouver quelque chose de plus sain.
19h	Du blanc de poulet sans peau, salade de pois, laitage écrémé, carottes	460	Bon dîner. Moins de stress.
21h30	1 yaourt maigre écrémé, des fraises fraîches	100	Fraises délicieuses !

POIDS	EXERCICES	TOTAL CALORIQUE	COMMENTAIRES
82	30 minutes sur le tapis roulant [6 km/h]. Marche jusqu'au magasin. 45 minutes en tout.	1500	Je suis heureux de continuer à perdre ½ kilos par semaine. Demain, j'amènerai quelques fruits au travail.

SE DÉBARRASSER DES DÉCLICS QUI VOUS POUSSENT À MANGER

Une dernière stratégie qui vous aidera à réussir le **Plan amaigrissant Oméga** est de prendre conscience des "déclics" qui vous poussent à manger.

Un tel déclic vous pousse à trop manger ou à manger quand vous n'avez pas faim. Pour beaucoup de gens, la simple vue d'aliments appétissants se révèle être un déclic. Vous pouvez ouvrir le réfrigérateur pour vous servir un verre d'eau, trouver un reste de pizza et le dévorer sur-le-champ. Faire ses achats, affamé, est un autre déclic très fréquent. Ainsi, vous vous rendez au supermarché pour acheter des rouleaux de papier, puis vous vous retrouvez dans l'allée des friandises. Vous avez si faim que vous saisissez une boîte de bonbons et en mangez six sur le trajet du magasin à la maison.

Vous connaissez probablement déjà beaucoup de déclics qui vous poussent à manger. Si vous suivez les étapes décrites ci-dessous pour les éliminer, vous aurez plus de chances de conserver vos bonnes résolutions. Voici quelques suggestions que vous devez lire avec intérêt.[6]

Les achats

✓ Faites vos achats alimentaires *après* avoir mangé.

✓ Faites vos achats à partir d'*une liste*.

✓ Evitez les plats prêts à l'emploi.

✓ Payez en liquide. Ne prenez pas plus d'argent que nécessaire.

Organisez votre alimentation

✓ Prévoyez des collations pour les moments de la journée où vous avez le plus de risques d'avoir faim.

✓ Prévoyez une activité pour le moment de la journée où vous avez le plus de risques de grignoter sans avoir faim (suggestions : aller faire une promenade, prendre un bain, lire un livre, faire une sieste).

✓ Si possible organisez-vous pour cuisiner juste après avoir mangé une collation ou un repas.

✓ Mangez les collations et les repas aux moments prévus.

✓ Trouvez un support moral (faire le régime avec un partenaire ou un ami ; rejoindre un groupe de soutien sur Internet).

✓ Quand vous êtes en vacances ou pendant la période des congés, essayez de conserver votre poids, pas d'en perdre.

✓ Prévoyez une façon de revenir sur la bonne piste si vous faîtes quelques écarts.

✓ Ne cuisinez pas et ne commandez pas des aliments qui vous poussent à trop manger (pâtes, pizzas, côtelettes, crèmes glacées, etc.).

✓ Amenez le journal de votre régime en voyage.

✓ Participez à des activités sociales centrées sur le sport et l'exercice plutôt que sur la nourriture.

Organisation quotidienne

✓ Cachez tous les aliments dans des placards.

✓ Débarrassez-vous des aliments trop tentants ou rangez-les hors de votre vue.

✓ Eliminez toute nourriture des endroits inappropriés (exemple : la pièce TV, la chambre à coucher).

✓ Ne laissez pas les plats sur la table (sauf les plats de légumes).

✓ Utilisez des plats plus petits.

✓ Préparez de simples portions des plats principaux.

✓ Evitez de resservir les aliments.

✓ Quittez la table immédiatement après avoir mangé.

Vacances, voyages et fêtes

✓ Réservez des repas spéciaux sur les lignes aériennes.

✓ Louez une chambre d'hôtel avec une petite cuisine. Vous aurez ainsi une alternative au restaurant.

✓ Notez à l'avance ce que vous projetez de manger à l'occasion des fêtes ou des banquets.

✓ Mangez une petite quantité de nourriture pour apaiser votre faim avant d'aller au restaurant ou à un banquet.

✓ Portez-vous volontaire pour apporter un plat quand vous êtes invité à un dîner et préparez quelque chose qui soit compatible avec votre programme alimentaire.

✓ Imaginez des manières polies et originales de dire "non".

QUELS SONT VOS BESOINS CALORIQUES ?

Le nombre de calories que vous pouvez absorber pour perdre du poids efficacement dépend de beaucoup de facteurs, parmi ceux-ci : votre âge, votre taille, votre métabolisme basal, votre activité, votre tolérance aux restrictions alimentaires et la vitesse à laquelle vous souhaitez perdre du poids. Il peut exister des différences très importantes entre les individus. Si vous êtes quelqu'un de nerveux, vous pouvez perdre jusqu'à 800 calories par jour simplement en balançant vos jambes, en gesticulant, en errant de pièce en pièce et en vous retournant dans votre lit. Ainsi, vous pouvez perdre du poids avec un régime à 2000 calories ! D'un autre côté, si vous êtes calme et que vous bougez lentement – ce qui, malheureusement est souvent le cas des personnes fortes – vous devrez suivre le régime à 1200 calories.

Dans tous les cas, nous vous conseillons de commencer à suivre soit les menus à 1200 calories, soit ceux à 1500 calories décrits dans ce chapitre et, ensuite, de noter vos progrès pendant deux semaines. Si vous avez besoin de plus de nourriture pour vous sentir bien ou si, à l'opposé, vous perdez du poids trop lentement, faites les ajustements appropriés.

N'espérez pas perdre plus d'un kilo par semaine cependant, à moins de pratiquer des exercices très vigoureux. **Le Plan amaigrissant Oméga** n'est pas un régime "miracle", mais simplement fiable et médicalement sensé. Nous vous déconseillons de descendre sous la barre des 1200 calories, car il est difficile de se nourrir avec un régime aussi pauvre en calories et de satisfaire ses besoins nutritionnels sans l'aide d'un diététicien.

> *La taille des portions est cruciale dans le* **Plan amaigrissant Oméga.**

Pour être certain de manger les quantités requises d'aliments, vous devrez peser ou mesurer tout ce que vous absorberez. C'est indéniablement très contraignant. Mais, étant donné qu'on sous-estime si facilement les quantités de nourriture que l'on mange, cela peut s'avérer nécessaire. Cela *sera* nécessaire si vous pensez suivre scrupuleusement le régime et que vous ne perdez pas de poids. Une mesure précise de vos aliments et un enregistrement de votre alimentation feront bouger l'aiguille de la balance.

QUEL EST VOTRE POIDS IDÉAL ?

TAILLE [cm]	HOMME [kg]	FEMME [kg]
144		41 - 54
148		42 - 55
150		43 - 56
152		44 - 58
155	48 - 61	46 - 59
158	49 - 62	47 - 61
160	50 - 64	49 - 63
162	52 - 66	50 - 64
166	53 - 68	52 - 66
168	55 - 70	54 - 68
170	57 - 72	55 - 70
172	59 - 74	57 - 72
176	60 - 76	59 - 74
178	62 - 78	61 - 77
180	64 - 80	
183	66 - 83	
186	68 - 85	
188	69 - 87	
190	71 - 89	

Pour utiliser cette table, votre taille est mesurée en centimètres (sans chaussures) et votre poids en kilogrammes. Pour les femmes âgées de 18 à 25 ans, retirez un demi-kilo par année.

21 MENUS DE PETITS DÉJEUNERS – PROGRAMME À 1500 CALORIES

1

▸ 1 petit pain complet
des tranches de tomate
▸ 30 g de mozzarella
▸ 1 tranche de melon (environ 150 g)

APPORT CALORIQUE APPROXIMATIF : 360

2

▸ 1 petit pain grillé (60 à 80 g)
▸ 30 g de saumon fumé
▸ 2 cuillerées à soupe bombées de fromage blanc maigre
▸ des tomates séchées, des rondelles d'oignons rouges,
des câpres
▸ 1 grand verre de jus d'orange (sans sucre ajouté)

APPORT CALORIQUE APPROXIMATIF : 430

3

▸ 1 tasse de yaourt maigre (l'équivalent de 2 yaourts de 125 g)
saupoudré d'¼ de tasse de *muesli au colza*
▸ 1 tasse de fruits rouges (125 g environ)

APPORT CALORIQUE APPROXIMATIF : 260

4

▸ 1 tranche de pain complet (environ 40 g)
ou ½ tranche de *pain au lin et au miel*
▸ 2 cuillerées à café rases de confiture
▸ 1 œuf poché ou à la coque
▸ ½ pamplemousse

APPORT CALORIQUE APPROXIMATIF : 240

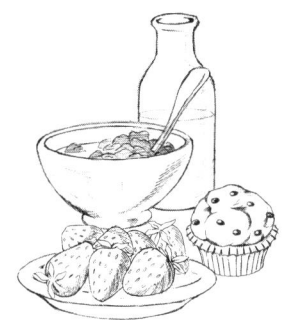

5

▸ 3 *crêpes au cottage cheese*
▸ 3 petites cuillerées à soupe de sirop d'érable
▸ ½ cuillerée à café du *mélange huile de colza/beurre*

Apport calorique approximatif : 440

6

▸ omelette au saumon fumé *(2 cuillerées à café d'huile
   de colza, 1 œuf et 2 blancs, 30 g de saumon fumé)*
▸ 1 tranche de pain complet (environ 40 g) ou ½ tranche
   de *pain au lin et au miel*

Apport calorique approximatif : 340

7

▸ 1 *muffin au son et au lin*
▸ 30 g de fromage
▸ des tranches de tomate
▸ 1 tasse de fruits frais en morceaux

Apport calorique approximatif : 310

8

▸ ½ tasse de *muesli au colza*
▸ ½ tasse de lait écrémé
▸ ½ pamplemousse ou 1 autre fruit

Apport calorique approximatif : 280

9

▸ 2 petites *crêpes au babeurre et aux graines de lin*
▸ 1 cuillerée à café du *mélange huile de colza/beurre*
▸ 2 cuillerées à soupe de sirop d'érable
▸ ½ tasse de fraises en morceaux (environ 80 g)

Apport calorique approximatif : 410

10

- ¼ de tasse de *muesli au colza*
- ½ tasse de fromage blanc maigre,
  de yaourt maigre (1 yaourt) ou de lait écrémé
- 1 grand verre de jus d'orange (sans sucre ajouté)

Apport calorique approximatif : 310

11

- ¼ de tasse de *muesli au colza*
- 2 yaourts maigres de 125 g
- 1 tasse de fruit frais en morceaux

Apport calorique approximatif : 290

12

- ½ tasse de yaourt maigre (1 yaourt de 125 g)
- ¼ de tasse de *muesli au colza*
- 1 banane

Apport calorique approximatif : 275

13

- omelette aux légumes *(1 tasse de légumes frais sautés
  dans 1 cuillerée à café d'huile de colza ou d'olive,
  1 œuf et 2 blancs)*
- 1 tranche de pain complet (environ 40 g)
  ou ½ tranche de *pain au lin et au miel*
- 1 cuillerée à café du *mélange huile de colza/beurre*

Apport calorique approximatif : 330

14

- 1 tranche de pain complet grillé (40 g)
  ou ½ tranche de *pain au lin et au miel*
- 1 cuillerée à café du
  mélange huile de colza/beurre
- 1 œuf poché
- 1 tranche de melon (environ 150g)

Apport calorique approximatif : 285

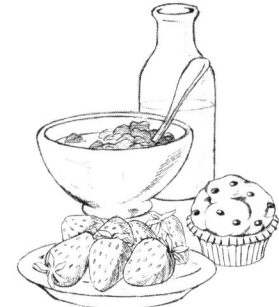

15

▸ omelette méditerranéenne *(1 cuillerée à café d'huile de colza ou d'olive, 1 œuf et 2 blancs, 30 g de feta, 1 cuillerée à soupe de tomates séchées)*
▸ 1 tasse de fruits frais en morceaux
▸ ½ tranche de pain complet (environ 20 g)

Apport calorique approximatif : *380*

16

▸ ½ tasse de yaourt (1 yaourt maigre de 125 g)
▸ 1 tasse de fruits frais en morceaux
▸ 1 tranche de pain complet (environ 40 g) ou ½ tranche de *pain au lin et au miel*
▸ 1 cuillerée à café du *mélange huile de colza/beurre*

Apport calorique approximatif : *250*

17

▸ 1 œuf poché
▸ 1 muffin anglais
▸ 2 cuillerées à café rases de confiture
▸ ½ tasse de fruits frais en morceaux

Apport calorique approximatif : *330*

18

▸ 1 tasse de céréales
▸ ⅔ de tasse de lait écrémé
▸ 1 tasse de fruits de saison

Apport calorique approximatif : *360*

19

▸ 1 tasse de céréales cuites
▸ 1 cuillerée à soupe de graines de lin
▸ ⅔ de tasse de lait écrémé
▸ aromatiser avec un peu de sucre ou de miel

Apport calorique approximatif : *310*

20

▶ 1 grande tranche de *pain à la banane*
▶ 2 cuillerées à soupe de fromage frais maigre
▶ ½ pamplemousse

APPORT CALORIQUE APPROXIMATIF : 330

21

▶ 1 tasse de céréales
▶ 2 cuillerées à café de graines de lin
▶ ¾ de tasse de lait écrémé
▶ 1 tasse de fruits frais en morceaux

APPORT CALORIQUE APPROXIMATIF : 420

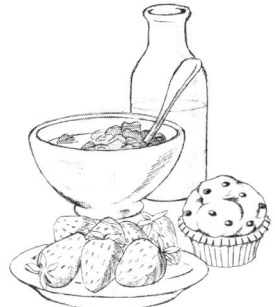

21 MENUS DE DÉJEUNERS – PROGRAMME À 1500 CALORIES

1

‣ légumes en salade avec 1 œuf dur et des haricots blancs ou rouges *(salade de betterave au fromage bleu* + 1 œuf dur)
‣ 1 cuillerée à soupe d'huile de noix, d'huile d'olive ou d'une sauce à base d'huile de colza *(vinaigrette à l'huile de noix)*
‣ 1 petit pain complet ou 1 tranche de *pain au lin et au miel*

APPORT CALORIQUE APPROXIMATIF : 475

2

‣ 2 tasses de soupe de légumes *(soupe piquante)*
‣ 1 tranche de pain (40 g)
   ou ½ tranche de *pain au lin et au miel*
‣ 1 cuillerée à café du *mélange huile de colza/beurre*

APPORT CALORIQUE APPROXIMATIF : 300

3

‣ *salade de poulet à la vinaigrette*
‣ 1 petit pain complet (60 à 80 g)
   ou 1 tranche de *pain au lin et au miel*
‣ 1 cuillerée à café du *mélange huile de colza/beurre*

APPORT CALORIQUE APPROXIMATIF : 450

4

‣ 1½ tasse de légumes sautés *(casserole provençale)*
‣ 1 orange coupée ou un autre fruit frais

APPORT CALORIQUE APPROXIMATIF : 450

5

‣ 1 steak haché de bœuf maigre ou 1 escalope végétale
‣ 1 petit pain aux céréales
‣ de la laitue, des tranches de tomate et d'autres légumes frais
‣ 1 cuillerée à soupe de *mayonnaise à base d'huile de colza*

APPORT CALORIQUE APPROXIMATIF : 350

▸ mélange de différentes variétés de salades avec du poulet,
des carottes, des tomates, des poivrons rouges en lamelles,
du fromage, 2 cuillerées à soupe de *vinaigrette à l'huile d'olive*
(ou *salade de poulet à la vinaigrette)*

APPORT CALORIQUE APPROXIMATIF : 385

▸ 1 tasse de *salade de pâtes au thon*
▸ ½ tasse de carottes râpées ou d'autres crudités assaisonnées
d'une vinaigrette soit à base d'huile d'olive,
soit à base d'huile de colza

APPORT CALORIQUE APPROXIMATIF : 370

▸ 1 sandwich de dinde *(115 g de dinde, 1 cuillerée à soupe
de* **mayonnaise à base d'huile de colza***, 2 tranches
de pain complet, de la laitue, des tomates)*
▸ 1 tasse de lait écrémé ou 200 g de fromage frais maigre

APPORT CALORIQUE APPROXIMATIF : 460

▸ salade grecque *(1 tomate, ½ concombre, 30 g de feta,
10 olives, 1½ cuillerée à soupe de
vinaigrette à l'huile d'olive)*
▸ 1 petit pain complet
▸ 1 cuillerée à café du *mélange huile de colza/beurre*

APPORT CALORIQUE APPROXIMATIF : 510

▸ salade composée *(des légumes verts variés,
60 g de thon, 1 œuf dur, 2 cuillerées à soupe
de* **vinaigrette à l'huile d'olive***)*
▸ 2 morceaux de pain (60 g environ)

APPORT CALORIQUE APPROXIMATIF : 475

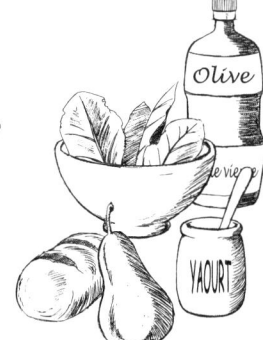

11

- ▸ 1 sandwich de dinde *(115 g de filet de dinde sans peau rôti, 1 cuillerée à soupe de **mayonnaise à base d'huile de colza**, de la laitue, des tranches de tomate, 2 tranches de pain complet ou 1 tranche de **pain au lin et au miel** ou 1 petit pain)*
- ▸ 1 tasse de lait écrémé ou 200 g de fromage frais maigre

APPORT CALORIQUE APPROXIMATIF : 475

12

- ▸ mélange de différentes variétés de salade verte avec des morceaux de pommes et des noix et 2 cuillerées à soupe de *vinaigrette à l'huile d'olive (salade de roquette aux pommes et aux noix)*
- ▸ 1 cuillerée à café du *mélange huile de colza/beurre*
- ▸ 1 petit pain aux grains complets

APPORT CALORIQUE APPROXIMATIF : 460

13

- ▸ 1 sandwich à la salade de thon *(1 tranche de pain complet ou ½ tranche **de pain au lin et au miel**, ½ tasse de thon au naturel, 2 cuillerées à café de **mayonnaise à base d'huile de colza**, des oignons verts, de la laitue)*
- ▸ 200 mL de jus de légumes

APPORT CALORIQUE APPROXIMATIF : 360

14

- ▸ 1 tasse de soupe de légumes *(soupe de pois cassés)*
- ▸ légumes verts en salade, vinaigrette *(vinaigrette à l'huile d'olive)*
- ▸ 1 tranche de pain

APPORT CALORIQUE APPROXIMATIF : 450

15

‣ 1 sandwich au jambon *(100 g de jambon cuit dégraissé (2 tranches), 2 tranches de pain complet ou 1 tranche de **pain au lin et au miel**, 2 cuillerées à café de **mayonnaise à base d'huile de colza**, des tranches de tomate, des feuilles de laitue)*
‣ 1 tasse de lait écrémé

Apport calorique approximatif : 450

16

‣ 1½ tasse de *soupe de haricots*
‣ légumes en salade avec 1 cuillerée à soupe de vinaigrette

Apport calorique approximatif : 475

17

‣ 1 *sandwich aux légumes grillés*

Apport calorique approximatif : 370

18

‣ salade de poulet *(100 g de blanc de poulet sans peau, 1 assiette d'un mélange de laitue, tomate et poivron vert, 1 cuillerée à soupe de **vinaigrette à l'huile d'olive**)*
‣ 1 tranche de pain complet (40 g)

Apport calorique approximatif : 350

19

‣ poulet fajita *(85 g de blanc de poulet grillé, 1 tortilla (galette mexicaine) et des légumes grillés ou sautés dans 1 cuillerée à soupe d'huile d'olive ou de colza)*
‣ ½ tasse de salsa fraîche *(salsa aux haricots noirs)*

Apport calorique approximatif : 405

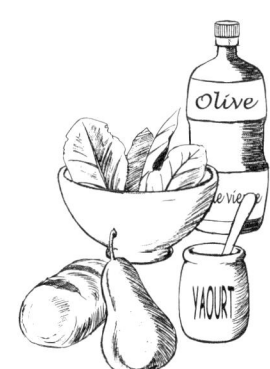

20

> - 1 morceau de bœuf maigre ou 1 escalope végétale
> - 1 petit pain aux céréales
> - de la laitue, quelques tranches de tomate, des légumes frais
> - 2 cuillerées à café de *mayonnaise à base d'huile de colza*
> ▸ 1 pomme de terre cuite au four

APPORT CALORIQUE APPROXIMATIF : 410

21

▸ yaourt et salade de fruits frais
(2 tasses de fruits frais en morceaux, 2 yaourts maigres de 125 g ou 250 g de fromage frais maigre)

APPORT CALORIQUE APPROXIMATIF : 270

21 menus de dîners – programme à *1500* calories

1

- 115 g de poisson gras grillé, cuit à feu doux dans du vin ou du bouillon ou sauté à l'huile d'olive ou à l'huile de colza *(truite mijotée au vin blanc)*
- courge (ou un autre légume jaune-orangé) cuite au four
- 1 tasse de *salade de chou frais*

Apport calorique approximatif : 505

2

- 170 g de poulet sans peau, cuit avec 1 cuillerée à café d'huile d'olive ou d'huile de colza (ou 1 portion de *poulet au feu d'enfer*)
- ¾ de tasse de petits pois ou d'autres légumes
- légumes verts en salade *(1 tasse de crudités ou de légumes cuits variés, 1 cuillerée à soupe de **vinaigrette à l'huile d'olive**)*

Apport calorique approximatif : 440

3

- 1 steak haché de bœuf maigre (115 g) ou 1 escalope végétale
- 1 petit pain complet
- 1 cuillerée à soupe rase de *mayonnaise à base d'huile de colza*
- des feuilles de salade et des tranches de tomate
- 1 tasse de carottes cuites marinées dans 1 cuillerée à soupe de *vinaigrette à l'huile d'olive* (servir froid)

Apport calorique approximatif : 575

4

- 1 tranche maigre de gigot d'agneau grillé (170 g)
- 1 tasse de brocolis cuits à la vapeur et brièvement sautés avec de l'ail dans 1 cuillerée à soupe d'huile d'olive
- 1 petit pain complet ou 1 tranche de *pain au lin et au miel*

Apport calorique approximatif : 570

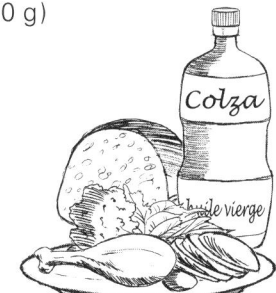

5

- ▸ 1 steak de viande maigre de 140 g
  cuit dans 1 cuillerée à café d'huile de colza
- ▸ légumes en salade assaisonnés de 2 cuillerées
  à soupe de *vinaigrette à l'huile d'olive*
- ▸ 1 tranche de pain complet

Apport calorique approximatif : 510

6

- ▸ 115 g de saumon poêlé avec de l'ail dans 2 cuillerées à café
  d'huile d'olive ou de colza
- ▸ ¾ de tasse de patates douces, d'igname ou de courge
- ▸ ½ tasse de haricots de Lima ou de haricots blancs

Apport calorique approximatif : 505

7

- ▸ 140 g de poulet sans peau, grillé, sauté ou poché
  (poulet au parmesan et au yaourt)
- ▸ ½ tasse de courge (ou d'un autre légume jaune-orangé)
  cuite au four
- ▸ 1 cuillerée à café d'huile de colza
- ▸ légumes verts en salade *(salade aux noix et aux oranges)*

Apport calorique approximatif : 650

8

- ▸ 85 g de blanc de poulet rôti sans la peau
  (poulet ou tofu hoisin)
- ▸ ¾ de tasse de riz, de boulgour ou de couscous
  sauté avec des oignons et du céleri
  dans 1 cuillerée à soupe d'huile de colza
- ▸ légumes verts en salade assaisonnés de
  2 cuillerées à café de *vinaigrette à l'huile d'olive*

Apport calorique approximatif : 575

9

▸ 115 g de rôti de bœuf maigre
▸ 1 pomme de terre cuite au four
▸ 2 cuillerées à café du *mélange huile de colza/beurre*
▸ 1 tasse de courge (ou d'un autre légume jaune-orangé)
   cuite au four

Apport calorique approximatif : 450

10

▸ 115 g de poisson gras poché, cuit au four ou sauté
   (thon accompagné de tomates séchées au soleil)
▸ 1 tasse de brocolis (ou d'un autre légume) cuits à la vapeur
▸ ¾ de tasse de boulgour ou de riz
▸ 1 cuillerée à café du *mélange huile de colza/beurre*

Apport calorique approximatif : 500

11

▸ *poulet à l'orange accompagné de riz*
▸ 1 tasse de *choux de Bruxelles à l'huile de noix et au citron*

Apport calorique approximatif : 580

12

▸ 140 g de poisson gras *(thon mariné à l'aneth)*
▸ 1 portion de *chou frisé au citron*, d'épinards
   ou de feuilles de moutarde
▸ 1 petit pain complet ou 1 tranche de *pain au lin et au miel*
▸ 2 cuillerées à soupe de *hummus*

Apport calorique approximatif : 585

13

▸ 1½ tasse de *soupe de haricots*
▸ 1 morceau de *pain de maïs*
▸ 1 cuillerée à café du
   mélange huile de colza/beurre

Apport calorique approximatif : 530

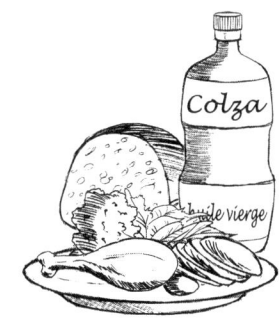

14

- ▸ 1½ tasse de légumes sautés *(sauté thaï)*
- ▸ ¾ de tasse de riz
- ▸ légumes verts en salade assaisonnés de vinaigrette

Apport calorique approximatif : *560*

15

- ▸ 1½ tasse de sauté de porc *(porc ou bœuf sauté)*
- ▸ ¾ de tasse de riz ou de boulgour
- ▸ légumes verts en salade assaisonnés
  d'1 cuillerée à soupe de *vinaigrette à l'huile d'olive*

Apport calorique approximatif : *630*

16

- ▸ 1 portion de *bœuf quesadilla*
- ▸ ½ tasse de *salsa aux haricots noirs*
- ▸ ½ épi de maïs cuit à la vapeur

Apport calorique approximatif : *550*

17

- ▸ 140 g de saumon accompagné de légumes
  (saumon à la coriandre et aux légumes grillés)
- ▸ 1 petit pain ou 1 tranche de *pain au lin et au miel*
- ▸ 1 cuillerée à café du *mélange huile de colza/beurre*

Apport calorique approximatif : *540*

18

- ▸ 1½ tasses de *pad thaï*
- ▸ 1 tasse de haricots verts frais sautés
  dans 2 cuillerées à café d'huile d'olive
- ▸ jus de citron frais pour assaisonner

Apport calorique approximatif : *550*

19

▸ 140 g de truite grillée *(truite au vin et aux fines herbes)*
▸ 1 portion de *bettes aux noix et aux raisins*
▸ ¾ de tasse de riz complet
▸ 1 cuillerée à café du *mélange huile de colza/beurre*

APPORT CALORIQUE APPROXIMATIF : 625

20

▸ 140 g de thon grillé
▸ ½ tasse de courge cuite au four
▸ 1 tasse de brocolis cuits à la vapeur
▸ 1 cuillerée à soupe d'huile d'olive
▸ assaisonner avec du poivre et de l'ail

APPORT CALORIQUE APPROXIMATIF : 495

21

▸ *agneau au curry accompagné de pommes et de poivrons*
▸ ½ tasse de courge cuite au four
▸ 1 petit pain
▸ 1 cuillerée à café du mélange *huile de colza/beurre*

APPORT CALORIQUE APPROXIMATIF : 540

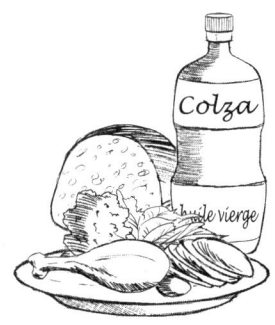

21 MENUS DE PETITS DÉJEUNERS – PROGRAMME À 1200 CALORIES

1

  ▸ ½ petit pain complet
  ▸ des tranches de tomate
  ▸ 15 g de mozzarella
  ▸ 1 tranche de melon

APPORT CALORIQUE APPROXIMATIF : 215

2

  ▸ ½ petit pain grillé
  ▸ 30 g de saumon fumé
  ▸ 2 cuillerées à soupe bombées de fromage blanc maigre
    ou 30 g de fromage à teneur réduite en matières grasses
  ▸ ½ tasse de jus d'orange (sans sucre ajouté)

APPORT CALORIQUE APPROXIMATIF : 310

3

  ▸ ¾ de tasse de yaourt maigre
    saupoudré de 2 cuillerées à soupe de muesli
  ▸ 1 tasse de fruits rouges

APPORT CALORIQUE APPROXIMATIF : 230

4

  ▸ 1 tranche de pain complet (environ 40 g)
    ou ½ tranche de *pain au lin et au miel*
  ▸ 2 cuillerées à café rases de confiture
  ▸ 1 œuf poché ou à la coque
  ▸ ½ pamplemousse ou 1 orange

APPORT CALORIQUE APPROXIMATIF : 240

5

  ▸ 2 *crêpes au cottage cheese*
  ▸ 2 petites cuillerées à soupe de sirop d'érable
  ▸ ½ cuillerée à café du *mélange huile de colza/beurre*

APPORT CALORIQUE APPROXIMATIF : 295

▸ omelette au saumon fumé *(2 cuillerées à café d'huile de colza, 1 œuf et 2 blancs, 30 g de saumon fumé)*
▸ 1 tranche de pain complet (environ 40 g)
ou ½ tranche de *pain au lin et au miel*

APPORT CALORIQUE APPROXIMATIF : 340

▸ 1 *muffin*
▸ 30 g de jambon maigre
▸ des tranches de tomate
▸ ¾ de tasse de fruits frais en morceaux

APPORT CALORIQUE APPROXIMATIF : 300

▸ ½ tasse de céréales nature ou ½ tasse de *muesli au colza*
▸ ½ tasse de lait écrémé
▸ ½ pamplemousse ou 1 autre fruit

APPORT CALORIQUE APPROXIMATIF : 280

▸ 2 petites *crêpes au babeurre et aux graines de lin*
▸ 1 cuillerée à soupe de sirop d'érable
▸ ½ tasse de fraises coupées en morceaux

APPORT CALORIQUE APPROXIMATIF : 350

▸ ¼ de tasse de *muesli au colza*
▸ ½ tasse de yaourt maigre
(l'équivalent d'1 yaourt de 125 g)
▸ ½ banane

APPORT CALORIQUE APPROXIMATIF : 240

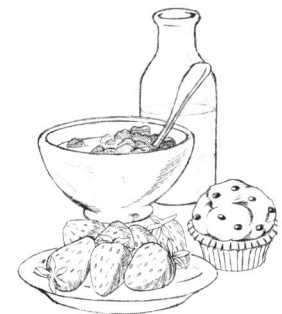

11

- ▸ ¼ de tasse de *muesli au colza*
- ▸ ¾ de tasse de yaourt maigre
- ▸ 1 tasse de fruits frais en morceaux

APPORT CALORIQUE APPROXIMATIF : *260*

12

- ▸ 1 tasse de yaourt maigre (2 yaourts de 125 g)
- ▸ 2 cuillerées à soupe de *muesli au colza*
- ▸ 1 tasse de fruits frais en morceaux

APPORT CALORIQUE APPROXIMATIF : *250*

13

- ▸ omelette aux légumes *(1 tasse de légumes frais sautés dans 1 cuillerée à café d'huile de colza, 1 œuf et 2 blancs)*
- ▸ 1 tranche de pain complet
  ou ½ tranche de *pain au lin et au miel*
- ▸ 1 cuillerée à café du *mélange huile de colza/beurre*

APPORT CALORIQUE APPROXIMATIF : *295*

14

- ▸ ½ petit pain grillé ou 1 tranche de pain complet (40 g)
  ou ½ tranche de *pain au lin et au miel*
- ▸ 1 cuillerée à café du *mélange huile de colza/beurre*
- ▸ 1 yaourt maigre
- ▸ 2 tranches de melon (environ 300 g)

APPORT CALORIQUE APPROXIMATIF : *280*

15

- ▸ omelette méditerranéenne *(1 cuillerée à café d'huile de colza, 1 œuf et 2 blancs, 15 g de feta, 1 cuillerée à soupe de tomates séchées)*
- ▸ ½ tranche de pain complet (20 g)
  ou ¼ de tranche de *pain au lin et au miel*
- ▸ ½ pamplemousse

APPORT CALORIQUE APPROXIMATIF : *350*

16

- ▸ 1 tasse de yaourt maigre
- ▸ 1 tasse de fruits frais
- ▸ 1 tranche de pain complet ou ½ tranche de *pain au lin et au miel*
- ▸ 1 cuillerée à soupe rase de confiture

Apport calorique approximatif : 340

17

- ▸ 1 *muffin* anglais ou une autre variété de pain *(pain au lin et au miel)*
- ▸ 1 œuf poché
- ▸ 1 cuillerée à café du *mélange huile de colza/beurre*
- ▸ des tranches de tomate

Apport calorique approximatif : 310

18

- ▸ 1 tasse de céréales nature
- ▸ ⅔ de tasse de lait écrémé
- ▸ ¾ de tasse de fruits de saison en morceaux

Apport calorique approximatif : 300

19

- ▸ 1 tasse de céréales cuites
- ▸ ½ tasse de lait écrémé
- ▸ ½ tasse de fruits frais en morceaux
- ▸ aromatiser avec un peu de sucre ou de miel

Apport calorique approximatif : 270

20

- ▸ 1 tranche moyenne de *pain à la banane*
- ▸ 2 cuillerées à soupe de fromage blanc maigre
- ▸ ½ pamplemousse

Apport calorique approximatif : 275

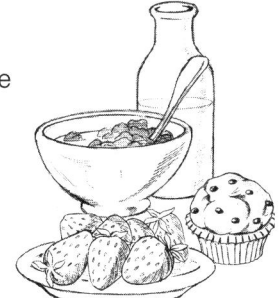

21

- ▸ 1 tasse de céréales
- ▸ 1 cuillerée à café de graines de lin
- ▸ ⅔ de tasse de lait écrémé
- ▸ ¾ de tasse de fruits frais en morceaux

Apport calorique approximatif : *360*

21 menus de déjeuners – programme à 1200 calories

1

▸ légumes en salade avec 1 œuf cuit dur
  (*ou salade de betterave au fromage bleu*)
▸ 2 cuillerées à café d'huile de noix, d'huile d'olive
  ou d'une vinaigrette à base d'huile de colza
▸ 1 tranche de pain complet
  ou ½ tranche de *pain au lin et au miel*

Apport calorique approximatif : 265

2

▸ 1½ tasse de soupe de légumes *(soupe piquante)*
▸ crudités avec 1 cuillérée à soupe
  de *vinaigrette à base d'huile de colza*

Apport calorique approximatif : 270

3

▸ *salade de poulet à la vinaigrette*
▸ 1 petit pain complet

Apport calorique approximatif : 430

4

▸ 1 tasse de légumes sautés *(casserole provençale)*
▸ 1 grosse orange coupée en morceaux

Apport calorique approximatif : 375

5

▸ 1 steak haché de bœuf maigre ou 1 escalope végétale
▸ ½ petit pain aux céréales
▸ de la laitue, des tranches de tomate
▸ 1 cuillerée à soupe de
  mayonnaise à base d'huile de colza
▸ 170 g de jus de légumes

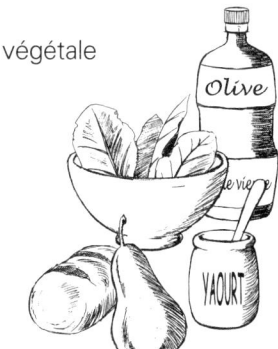

Apport calorique approximatif : 290

▸ mélange de différentes variétés de salades avec du poulet, des champignons, des poivrons rouges en lamelles, 1 cuillerée à soupe de *vinaigrette à l'huile d'olive* *(salade de poulet à la vinaigrette)*

Apport calorique approximatif : 310

▸ 1 tasse de *salade de pâtes au thon*
▸ ½ tasse de carottes râpées ou d'autres crudités assaisonnées d'une vinaigrette soit à base d'huile d'olive, soit à base d'huile de colza

Apport calorique approximatif : 370

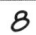

▸ 1 sandwich de dinde *(85 g de dinde, 1 cuillerée à soupe rase de **mayonnaise à base d'huile de colza**, 2 tranches de pain complet, des feuilles de laitue, des tranches de tomate)*
▸ ¾ de tasse de lait écrémé ou 150 g de fromage frais maigre

Apport calorique approximatif : 390

▸ salade grecque *(1 tomate, ½ concombre, 30 g de feta, 8 olives, 1½ cuillerée à soupe de **vinaigrette à l'huile d'olive**)*
▸ 1 petit pain complet

Apport calorique approximatif : 420

▸ salade composée *(des légumes verts variés, 60 g de thon, 2 cuillerées à soupe de **vinaigrette à l'huile d'olive**)*

Apport calorique approximatif : 250

11

▶ 1 sandwich de dinde *(85 g de blanc de dinde rôti, 2 cuillerées à café de* **mayonnaise à base d'huile de colza**, *des feuilles de laitue, des tranches de tomate, 1 tranche de pain complet)*
▶ 1 tasse de lait écrémé ou 200 g de fromage frais maigre

Apport calorique approximatif : *380*

12

▶ mélange de différentes variétés de salade verte avec des morceaux de pommes et des noix et 2 cuillerées à soupe de *vinaigrette à l'huile d'olive* *(salade de roquette aux pommes et aux noix)*
▶ 1 cuillerée à café du *mélange huile de colza/beurre*
▶ 1 petit pain aux grains complets

Apport calorique approximatif : *460*

13

▶ 1 sandwich à la salade de thon *(1 tranche de pain complet ou ½ tranche de* **pain au lin et au miel**, *¼ de tasse de thon au naturel, 1 cuillerée à soupe de* **mayonnaise à base d'huile de colza**, *des oignons verts, de la laitue)*
▶ 200 mL de jus de légumes

Apport calorique approximatif : *280*

14

▶ 1 tasse de soupe de légumes *(soupe de pois cassés)*
▶ légumes verts en salade assaisonnés de vinaigrette

Apport calorique approximatif : *350*

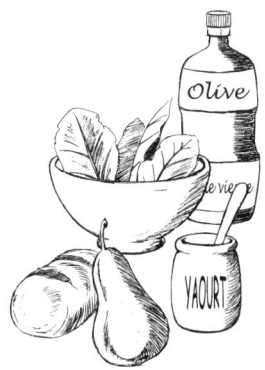

15

▸ 1 sandwich au jambon *(100 g de jambon maigre (2 tranches),
1 tranche de pain complet ou ½ tranche de **pain au lin et
au miel**, 1 cuillerée à café de **mayonnaise à base d'huile
de colza**, des tranches de tomate, des feuilles de laitue)*
▸ ¾ de tasse de lait écrémé

APPORT CALORIQUE APPROXIMATIF : 375

16

▸ 1 tasse de soupe de haricots
▸ légumes verts en salade assaisonnés
d'1 cuillerée à soupe de vinaigrette

APPORT CALORIQUE APPROXIMATIF : 370

17

▸ 1 *sandwich aux légumes grillés*

APPORT CALORIQUE APPROXIMATIF : 370

18

▸ salade de poulet *(100 g de blanc de poulet sans peau,
1 assiette d'un mélange de laitue, oignons verts
et poivrons rouges, 1 cuillerée à soupe de vinaigrette
à base d'huile de colza)*
▸ 1 tranche de pain complet (40 g)

APPORT CALORIQUE APPROXIMATIF : 350

19

▸ poulet fajita *(60 g de blanc de poulet grillé sans peau,
1 tortilla (galette mexicaine), des légumes grillés
dans 1 cuillerée à soupe d'huile d'olive ou de colza,
½ tasse de salsa fraîche)*

APPORT CALORIQUE APPROXIMATIF : 325

20

> ▸ 1 steak haché de bœuf maigre ou 1 escalope végétale
> ▸ 1 petit pain aux céréales
> ▸ de la laitue, quelques tranches de tomate, des légumes frais
> ▸ 2 cuillerées à café de *mayonnaise à base d'huile de colza*
> ▸ ½ pomme de terre cuite au four

Apport calorique approximatif : 380

21

> ▸ yaourt et salade de fruits frais
> *(2 tasses de fruits frais en morceaux, 1 yaourt maigre*
> *ou 125 g de fromage frais maigre)*

Apport calorique approximatif : 195

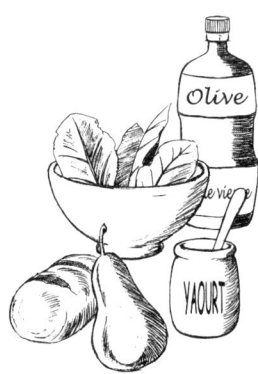

21 menus de dîners – programme à 1200 calories

1

▸ 115 g de poisson gras grillé, cuit à feu doux dans du vin
ou du bouillon ou sauté à l'huile d'olive
ou à l'huile de colza *(truite mijotée au vin blanc)*
▸ ½ tasse de courge (ou un autre légume jaune-orangé)
cuite au four
▸ ½ tasse de *salade de chou frais*

Apport calorique approximatif : 470

2

▸ 115 g de poulet sans peau, cuit avec 1 cuillerée à café
d'huile d'olive ou d'huile de colza *(poulet au feu d'enfer)*
▸ ½ tasse de petits pois ou d'autres légumes
▸ légumes verts en salade *(1 tasse de crudités ou de légumes
cuits variés, 1 cuillerée à soupe de **vinaigrette à l'huile d'olive**)*

Apport calorique approximatif : 375

3

▸ 1 steak haché de bœuf maigre (115 g) ou 1 escalope végétale
▸ ½ petit pain complet
▸ 1 cuillerée à soupe rase de
mayonnaise à base d'huile de colza
▸ des feuilles de salade et des tranches de tomate
▸ ¾ de tasse de carottes cuites marinées dans 1 cuillerée
à soupe de *vinaigrette à l'huile d'olive* (servir froid)

Apport calorique approximatif : 510

4

▸ 1 tranche maigre de gigot d'agneau grillé (140 g)
▸ 1 tasse de brocolis cuits à la vapeur et brièvement sautés
avec de l'ail dans 1 cuillerée à café d'huile d'olive
▸ ½ petit pain (30 g)
▸ carottes râpées assaisonnées de jus de citron frais

Apport calorique approximatif : 350

5

- ▸ 140 g de viande maigre grillée
- ▸ légumes en salade assaisonnés de 2 cuillerées à soupe de *vinaigrette à l'huile d'olive*
- ▸ 1 tranche de pain complet (40 g)

Apport calorique approximatif : 475

6

- ▸ 115 g de saumon au citron et à l'ail poêlé dans 2 cuillerées à café d'huile d'olive ou de colza
- ▸ ½ tasse de patates douces ou d'igname
- ▸ ½ tasse de haricots verts

Apport calorique approximatif : 405

7

- ▸ 140 g de poulet sans peau, grillé
- ▸ 1 tasse de courge (ou d'un autre légume jaune-orangé) cuite au four
- ▸ légumes verts en salade *(salade aux noix et aux oranges)*

Apport calorique approximatif : 420

8

- ▸ 85 g de blanc de poulet rôti sans la peau
- ▸ ½ de tasse de riz, de boulgour ou de couscous sauté avec des oignons et du céleri dans 1 cuillerée à café d'huile de colza
- ▸ légumes verts en salade assaisonnés de 2 cuillerées à café de *vinaigrette à l'huile d'olive*

Apport calorique approximatif : 450

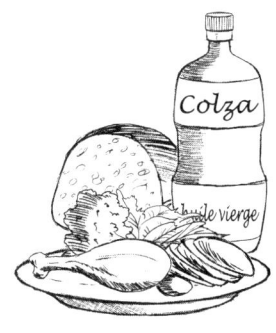

9

▸ 115 g de rôti de bœuf maigre
▸ 1 pomme de terre cuite au four
▸ 2 cuillerées à café du *mélange huile de colza/beurre*
▸ 1 tasse de courge (ou d'un autre légume jaune-orangé) cuite au four

APPORT CALORIQUE APPROXIMATIF : 450

10

▸ 115 g de poisson gras poché, cuit au four ou sauté *(thon accompagné de tomates séchées au soleil)*
▸ 1 tasse de brocolis (ou d'un autre légume) cuits à la vapeur
▸ ¾ de tasse de boulgour ou de riz
▸ 1 cuillerée à café du *mélange huile de colza/beurre*

APPORT CALORIQUE APPROXIMATIF : 500

11

▸ poulet accompagné de riz *(poulet à l'orange accompagné de riz)*
▸ ½ tasse de *choux de Bruxelles à l'huile de noix et au citron*

APPORT CALORIQUE APPROXIMATIF : 500

12

▸ 115 g de poisson gras *(thon mariné à l'aneth)*
▸ 1 portion de *chou frisé au citron*, d'épinards ou de feuilles de moutarde
▸ 1 petit pain complet ou 1 tranche de *pain au lin et au miel*
▸ 1 cuillerée à soupe de *hummus*

APPORT CALORIQUE APPROXIMATIF : 480

13

▸ 1 tasse de soupe de haricots
▸ 1 morceau de *pain de maïs*
▸ 1 cuillerée à café du *mélange huile de colza/beurre*

APPORT CALORIQUE APPROXIMATIF : 470

14

‣ 1½ tasse de légumes sautés *(sauté thaï)*
‣ ½ tasse de riz
‣ légumes verts en salade accompagnés de vinaigrette

Apport calorique approximatif : 530

15

‣ 1½ tasse de sauté de porc *(porc ou bœuf sauté)*
‣ ½ tasse de riz ou de boulgour

Apport calorique approximatif : 500

16

‣ 1 portion de haricots noirs quesadilla
‣ ½ tasse de salsa aux haricots noirs

Apport calorique approximatif : 350

17

‣ 140 g de saumon accompagné de légumes
  (saumon à la coriandre et aux légumes grillés)
‣ 1 petit pain aux céréales
‣ 1 cuillerée à café de *mayonnaise à base d'huile de colza*

Apport calorique approximatif : 540

18

‣ 1½ tasse de *pad thaï*
‣ 1 tasse de haricots verts frais sautés dans
  2 cuillerées à café d'huile d'olive
‣ jus de citron frais pour assaisonner

Apport calorique approximatif : 550

19

‣ 140 g de truite grillée
  (truite au vin et aux herbes)
‣ 1 portion de *bettes aux noix et aux raisins*

Apport calorique approximatif : 490

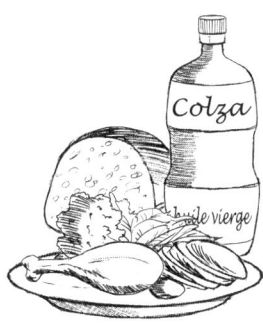

20

▸ 170 g de thon grillé
▸ ½ tasse de courge cuite au four
▸ ¾ de tasse d'épinards cuits à la vapeur
▸ 1 petit pain

Apport calorique approximatif : 510

21

▸ *agneau au curry accompagné de pommes et de poivrons*
▸ 1 tasse de carottes cuites
▸ 1 cuillerée à café d'huile d'olive et du jus de citron
▸ 1 tranche de pain complet (40 g)

Apport calorique approximatif : 510

Collations saines à *50* calories

150 g environ de carottes cuites à la vapeur
200 g environ de haricots verts cuits à la vapeur
1 petit verre de jus de légumes
15 g de fromage
150 mL de lait écrémé
1 yaourt maigre nature
3 abricots frais moyens
¾ de tasse de fruits rouges frais
1 tranche de melon (environ 150 g)
1 petite poire
1 tasse de fraises fraîches (environ 150 g)
½ pamplemousse
1 pêche moyenne
1 nectarine moyenne
3 à 4 cerneaux de noix

Collations saines à *100* calories

30 g de fromage
1 grosse pomme
40 g de pommes séchées
220 g de jus de pomme
½ tasse de compote de pomme
6 abricots frais moyens
50 g d'abricots secs
¾ de tasse d'abricots en boîte (au naturel)
150 g de nectar d'abricot
1 petite banane
40 g de banane mi-sèche
1 ½ tasse de mûres fraîches
1 ½ tasse de myrtilles fraîches
300 g de melon
1 grand verre de jus de carottes
1 tasse de cerises fraîches (150 g)

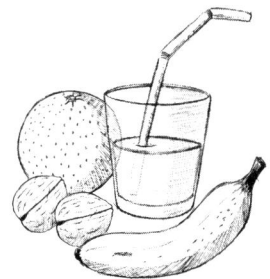

200 g de fromage frais maigre
1 grand épi de maïs
100 g de grains de maïs en boîte
100 g de chair de crabe
2 grosses figues fraîches
40 g de figues sèches
1 grosse boule de sorbet aux fruits
½ tasse de compote de fruits
150 g environ de raisin
170 g de jus de raisin (sans sucre ajouté)
1 pamplemousse moyen
250 g de jus de pamplemousse (sans sucre ajouté)
2 kiwis moyens
⅔ de tasse de haricots de Lima
3 mandarines moyennes
1 tasse de lait demi-écrémé
1¼ tasse de lait écrémé
1 grosse nectarine
12 grosses olives
1 grosse orange
250 g de jus d'orange (sans sucre ajouté)
⅔ d'une papaye moyenne (soit environ 200 g)
140 g de nectar de papaye
2 pêches moyennes
140 g de pêches au sirop léger
140 g de nectar de pêche
1 grosse poire
170 g de poires au sirop léger
150 g de nectar de poire
150 g de petits pois cuits à la vapeur
1 petit kaki
3 petites ou 2 grosses prunes
⅔ de tasse de prunes au sirop léger (environ 170 g)
1 grenade moyenne
5 pruneaux
3 pruneaux farcis avec des cerneaux de noix
3 cuillerées à soupe de raisins secs
1⅔ tasse de framboises fraîches (soit 200 g environ)
50 g de saumon fumé
2 tasses de fraises fraîches (environ 300 g)
6 à 8 cerneaux de noix

14. Dans la cuisine Oméga

Ce chapitre reprend les 50 recettes qui illustrent les Sept Points Principaux Diététiques du **Plan Oméga**. Parcourez-les rapidement ! Vous y trouverez un grand nombre de dénominateurs communs. Vous remarquerez d'emblée que l'huile d'olive et l'huile de colza en sont les matières grasses principales, avec des apparitions occasionnelles du beurre ou de l'huile de noix. On utilise des graines de lin, de la farine de lin et des noix (riches en ALA) dans beaucoup de plats cuits au four. Toutes ces recettes sont relativement pauvres en acides gras saturés et en oméga-6, et elles ne contiennent pas d'huiles partiellement hydrogénées. Les principales sources de protéines sont les viandes maigres, le poulet, le poisson, le fromage et les légumineuses. Le rapport oméga-6/oméga-3 est maintenu en dessous de 4 ; on trouve des acides gras oméga-3 à tous les repas, exactement comme dans le régime traditionnel crétois et dans l'étude *cardiologique* de Lyon.[1,2]

La plupart des recettes sont relativement pauvres en calories et conviennent aux personnes qui suivent un des **Plans amaigrissants Oméga**. Si vous n'avez pas de problème de poids, consommez des portions plus importantes ou choisissez les options les plus caloriques en ajoutant des noix ou de l'huile. Certaines recettes vous offrent le choix entre l'utilisation d'œufs entiers ou de blancs d'œufs, ou d'une combinaison des deux. Si vous avez beaucoup de cholestérol (ou des antécédents familiaux d'excès de cholestérol), utilisez des œufs enrichis en oméga-3, des blancs d'œufs ou une combinaison des jaunes et des blancs. Dans tous les cas, des œufs enrichis en oméga-3 sont préférables aux œufs standards.

La plupart des recettes se terminent par une analyse nutritionnelle. En plus des catégories habituelles [lipides totaux, acides gras saturés, calories, hydrates de carbone, protéines, sodium], vous trouverez des informations à propos des acides gras oméga-6, de l'acide linoléique (LA) et des trois acides gras oméga-3 [l'acide eicosapentaénoïque (EPA), l'acide docosahexaénoïque (DHA) et l'acide alpha-linolénique (ALA)]. La dernière colonne du bilan nutritionnel montre le rapport acides gras oméga-6/acides gras oméga-3.[3,4]

Nous avons fait un grand effort pour vous proposer des recettes simples. La plupart ne demande, au maximum, que 15 minutes de temps de préparation. Pour vous simplifier encore la vie, nous avons composé des listes détaillées d'achats pour chaque recette, listes que vous trouverez à la fin du chapitre suivant. Emportez ce livre au magasin, ainsi vous pourrez composer vos menus en faisant les courses.

Si vous cuisinez rarement, ne vous découragez pas. Le prochain chapitre vous apprendra à commander des repas plus sains dans les restaurants et à acheter des aliments pratiques "amis des omégas" dans votre supermarché.

CRÉEZ VOS PROPRES RECETTES "AMIES DES OMÉGAS"

Les recettes de ce chapitre peuvent vous servir de modèle pour élaborer vos propres recettes. Regardez la recette **Les brownies de Jo**. La recette originale était une recette classique de brownies. Nous avons réduit la quantité de sucre d'¼ de tasse, éliminant ainsi des calories sans intérêts. Ensuite, nous avons réduit la quantité de graisse de 8 cuillerées à soupe à 5 et remplacé le beurre par un mélange de beurre et d'huile de colza.

De cette façon, nous avons diminué la quantité d'acides gras saturés et introduit des acides gras oméga-3. Ces modifications ne sont pas suffisamment importantes pour altérer le délicieux goût chocolaté des brownies. En effet, il n'y a aucun intérêt à transformer une recette de dessert au point qu'elle ne soit plus appétissante. Ces changements ont néanmoins entraîné une économie de 50 calories par brownie, éliminé 49 mg de cholestérol, fait chuter la quantité de graisse saturée et permis d'introduire des acides gras oméga-3.

Vous pouvez appliquer ce type de modification à d'autres recettes. Elles sont assez simples.

✓ Si une recette nécessite des œufs, utilisez des œufs enrichis en acides gras oméga-3 ou substituez deux blancs d'œuf à un jaune ;

✓ si une recette nécessite du sucre, essayez d'en utiliser un peu moins ;

✓ si une recette nécessite une huile végétale, utilisez de l'huile de colza, de l'huile d'olive ou une combinaison de ces deux huiles ;

✓ si une recette nécessite une graisse solide comme le beurre ou la margarine, diminuez la quantité totale de graisse si c'est possible. Ensuite, remplacez cette quantité restante par un mélange beurre/huile de colza ou beurre/huile d'olive ;

✓ pour chaque tasse de farine, remplacez 2 cuillerées à soupe de farine de froment par 2 cuillerées à soupe de farine de lin.

Certaines recettes sont très délicates et ne supporteront pas ces modifications mais, pour la majorité d'entre elles, ce n'est pas le cas. *Il vous faudra donc réaliser vos propres expériences.*

CONSEILS CULINAIRES POUR L'UTILISATION DE LA FARINE DE LIN OU DES GRAINES DE LIN

Comme indiqué plus haut, une façon d'ajouter des acides gras oméga-3 à votre régime est d'utiliser de la farine de lin dans vos plats. Cet ingrédient nutritionnel fera plus que vous apporter des fibres et des acides gras essentiels ; il augmentera aussi le volume et améliorera la texture des pains, muffins et cookies, tout en allongeant leur temps de conservation. En effet, la farine de lin est un excellent liant de l'eau ; en conséquence, les préparations restent fraîches plus longtemps.

Pour avoir les meilleurs résultats, essayez de suivre les conseils qui suivent :

✓ Vous pouvez remplacer 10 à 15% de la quantité de farine d'une recette et obtenir d'excellents résultats. Ce qui signifie que, pour chaque tasse de farine de froment, vous pouvez remplacer jusqu'à 2 cuillerées à soupe de farine de froment par de la farine de lin.

✓ La farine de lin est riche en graisse (des graisses saines). Donc, quand vous en ajoutez à une recette, vous pouvez réduire un peu la quantité des autres graisses si vous le souhaitez. En règle générale, vous pouvez substituer trois parts de farine de lin à une part d'huile. Si vous ajoutez 3 cuillerées à soupe de farine de lin dans une recette, vous pouvez donc éliminer une cuillerée à soupe d'huile.

✓ La farine de lin permet une cuisson plus rapide des préparations, ainsi réduisez la température de 25 degrés ou raccourcissez le temps de cuisson (dans une machine à pain, utilisez le réglage "croûte fine").

✓ Lorsque vous ajoutez de la farine de lin à un pain levé, augmentez la quantité de levure de 25% et ajoutez un peu plus d'eau.

✓ La farine de lin ne contient pas de gluten (qui est la protéine de la farine qui crée la structure interne permettant au pain de lever). Quand vous ajouterez une quantité significative de farine de lin au pain levé, vous obtiendrez un meilleur résultat si vous ajoutez aussi du gluten. Ajoutez une cuillerée à soupe de gluten pour une demi-cuillerée à soupe de farine de lin.

✓ Si vous utilisez des graines de lin entières, faites les tremper 10 minutes dans l'eau chaude avant de les ajouter dans vos préparations.

Les personnes qui ne mangent absolument pas d'œufs peuvent les remplacer par de la farine de lin dans beaucoup de recettes. En effet, les graines de lin en poudre possèdent une gomme naturelle qui a un pouvoir liant semblable à celui des œufs. Pour remplacer un œuf, mélangez une cuillerée à soupe de farine de lin avec trois cuillerées à soupe d'eau. Laissez reposer une ou deux minutes et ajoutez la mixture obtenue comme vous le feriez avec un œuf.

Les recettes où le rapport oméga-6/oméga-3 est supérieur à 4 sont rares. Ce sont celles qui reposent exclusivement sur l'huile d'olive et ne comportent pas de poisson. Quand on associe ces plats à d'autres qui possèdent un rapport oméga-6/oméga-3 plus faible, l'apport total quotidien suit les points principaux du **Plan Oméga**.

QUELQUES COMMENTAIRES SUPPLÉMENTAIRES À PROPOS DES CALCULS DES ACIDES GRAS

✓ Dans la plupart des cas, le rapport oméga-6/oméga-3 indiqué dans les tableaux est le rapport LA/ALA et ces acides gras proviennent principalement des huiles.

✓ Dans les recettes comprenant du poisson, nous incluons les quantités d'EPA et de DHA car ce sont les sources principales d'acides gras oméga-3 dans le poisson. Bien que les œufs et quelques autres produits animaux contiennent aussi de l'EPA et du DHA, nous n'en tenons pas compte car soit ces quantités sont soit négligeables, soit nous ne possédons pas de données valables, soit encore il y a trop de différences d'un produit à l'autre. Par exemple, les œufs de poules élevées dans un environnement totalement naturel contiennent beaucoup plus d'EPA et de DHA que les œufs des poules ordinaires.[3]

✓ Nous ne donnons aucune information sur le contenu en acides gras des plats à base de viande (bien que toutes les viandes contiennent des acides gras), car les données publiées à propos du contenu en acides gras de ces aliments ne sont, en général, pas très exactes.

Les bases

Mélange huile de colza/beurre ou Mélange huile d'olive/beurre

Préparez-vous à faire des mélanges huile de colza/beurre et huile d'olive/beurre vos pâtes à tartiner quotidiennes. Ces préparations renferment moitié moins de graisse saturée que le beurre normal et, contrairement à la majorité des margarines (vendues aux USA), ne possèdent que des traces négligeables d'acides gras trans. Chacun de ces mélanges à base de beurre a une parfaite consistance pour être tartiné juste à la sortie du réfrigérateur. Attention, si on les laisse à température ambiante (20 à 24°C) pendant une heure ou plus, ils deviennent presque liquides.

Les deux pâtes à tartiner sont assez différentes. Le mélange huile de colza/beurre a plutôt le goût du beurre, tandis que le mélange huile d'olive/beurre conserve la saveur de l'huile d'olive. Ils ont aussi un contenu nutritionnel différent. Le mélange huile de colza/beurre vous apporte des acides gras monoinsaturés et des acide gras oméga-3, alors que le mélange huile d'olive/beurre fournit des acides gras monoin-saturés et une substance appelée "squalène" qui peut, par sa seule présence, dimi-nuer le taux de cholestérol. Essayez-les tous deux et voyez lequel vous préférez. Certaines personnes apprécient le mélange huile de colza/beurre au petit déjeuner, mais préfèrent le mélange huile d'olive/beurre sur les petits pains du dîner.

Aux USA, vous pouvez acheter un mélange d'huile de colza et de beurre dans des magasins d'aliments diététiques. La seule différence entre la variété achetée au magasin et la préparation maison est que le produit commercial contient un stabili-sant qui empêche la séparation de l'huile et du beurre. Ce type de produit n'existe pas actuellement sur le marché français.

Quantité : 1 tasse
Temps de préparation : 5 minutes

Huile de colza/beurre
½ tasse de beurre (coupé en morceaux) amené à la température de la pièce • ½ tasse d'huile de colza

Huile d'olive/beurre
½ tasse de beurre (coupé en morceaux) amené à la température de la pièce • ½ tasse d'huile d'olive

Placez le beurre et l'huile dans un bol ou dans un robot ménager. Mélangez jusqu'à l'obtention d'un mélange homogène (la pâte à tartiner aura la consistance d'un yaourt ou d'une crème épaisse). Versez dans une tasse, dans un bol ou dans un moule ; couvrez et placez au réfrigérateur pour raffermir.

Pour d'autres variantes, vous pouvez ajouter des herbes de votre choix, des zestes d'agrumes ou de l'ail (frais uniquement).

VALEUR NUTRITIONNELLE POUR 1 CUILLERÉE À CAFÉ

Huile de colza/beurre

Calories	Protéines	Sucres	Sodium	Graisses totales	Graisses saturées	Cholestérol
37	< 1 g	0 g	20 mg	4 g	1 g	5 mg

LA	ALA	EPA	DHA	Oméga-6 / Oméga-3
0,4 g	0,2 g	0 g	0 g	2

Huile d'olive/beurre

Calories	Protéines	Sucres	Sodium	Graisses totales	Graisses saturées	Cholestérol
37	< 1 g	0 g	20 mg	4 g	1 g	5 mg

LA	ALA	EPA	DHA	Oméga-6 / Oméga-3
0,2 g	0,03 g	0 g	0 g	6,6

Mayonnaise à base d'huile de colza

Vous ne pouvez pas trouver dans les magasins de la mayonnaise à base d'huile de colza exclusivement ? Faîtes-la vous-même !

C'est plus facile que vous ne le pensez. Si vous aimez les expériences, vous pouvez ajouter d'autres ingrédients comme l'ail, l'orange, l'estragon ou le vinaigre. Vous pouvez aussi utiliser de l'huile d'olive au lieu de l'huile de colza pour obtenir une saveur complètement différente.

Les puristes recommandent de confectionner la mayonnaise avec un fouet métallique mais vous pouvez réussir une délicieuse mayonnaise avec un batteur à œufs, un mixeur, un mélangeur ou un autre robot ménager.

Quantité : environ 1¾ de tasse
Temps de préparation : 10 minutes

1 œuf • 1 pincée de sel • 4 cuillerées à café de moutarde • 1 pincée de poivre de Cayenne • ½ cuillerée à café de sucre • 1¼ de tasse d'huile de colza • 4 cuillerées à soupe de jus de citron (frais, pas en bouteille)

Attendez que l'huile et l'œuf se trouvent à la température de la pièce (vous pouvez accélérer les choses en plaçant le doseur rempli d'huile dans de l'eau chaude pendant 10 minutes). Placez ¼ de tasse d'huile, l'œuf, le sel, la moutarde, le poivre de Cayenne et le sucre dans le robot ou dans le bol mélangeur. Battez jusqu'à l'obtention d'une combinaison homogène. Ajoutez ½ tasse d'huile en un très fin filet (à peu près le diamètre d'un fil). Après avoir versé la ½ tasse d'huile, ajoutez le jus de citron et mélangez brièvement pour homogénéiser. Ajoutez la ½ tasse restante, une fois encore, en un fin filet. Réfrigérez.

Pour varier, vous pouvez ajouter 2 gousses d'ail haché ou 1 cuillerée à café d'estragon séché, de l'aneth ou plus de poivre de Cayenne. Vous pouvez aussi substituer du vinaigre au citron. Pour une succulente sauce de poisson, utilisez du jus d'orange plutôt que du jus de citron et ajoutez une cuillerée à café de paprika pour plus de couleur. Pour préparer une mayonnaise basse calorie, faites un mélange 50/50 avec du yaourt maigre.

Valeur nutritionnelle pour 1 cuillerée à soupe

Calories	Protéines	Sucres	Sodium	Graisses totales	Graisses saturées	Cholestérol
91	0,24 g	0,28 g	46 mg	9,9 g	0,71 g	7,75 mg

LA	ALA	EPA	DHA	Oméga-6 / Oméga-3	
1,7 g	0,9 g	inconnu	inconnu	1,9	

FARINE DE LIN

La farine de lin (ou farine de graines de lin) est un ingrédient de base dans la cuisine oméga. Quand les graines de lin sont moulues en une texture semblable aux germes de blé, elles peuvent être introduites en petite quantité dans quasiment tout ce que vous cuisez au four sans provoquer d'altération notable du goût ou de la texture. Considérez cette farine comme votre ingrédient secret pour introduire des acides gras oméga-3 dans votre chaîne alimentaire, un must pour les gens qui ne mangent pas de poisson.

Vous pouvez acheter de la farine de lin dans certains magasins d'aliments naturels ou vous pouvez la commander par correspondance ou par internet. Pour confectionner votre propre farine de lin, vous aurez besoin d'un moulin à café ou d'un appareil analogue (vous ne pouvez pas moudre les graines de lin dans un robot ménager ou un mélangeur car elles vont rebondir en tous sens dans le récipient). Si vous n'avez pas de moulin à café ou d'autre moulin alimentaire, envisagez d'en faire l'acquisition. Les avantages nutritionnels qu'apporte la farine de lin fraîche en justifient le coût.

Quantité : 1¾ de tasse
Temps de préparation : 5 minutes

1 tasse de graines de lin complètes

Versez les graines de lin et choisissez le réglage fin (le réglage expresso du moulin à café). Conservez la farine dans une boîte fermée dans le réfrigérateur ou le congélateur. Utilisez-la dans les semaines qui suivent (si vous utilisez votre moulin à la fois pour le café et les graines de lin, nettoyez-le soigneusement entre les différents usages).

VARIANTE : LA FARINE DE LIN GRILLÉE

Vous pouvez griller la farine de lin et l'assaisonner avec du miel, de la cassonade ou du sirop d'érable. Vous créer ainsi une sauce nutritive pour napper les céréales, les fruits, le fromage blanc, le yaourt, les tartes, les gâteaux secs et les pâtisseries. Le goût de cette sauce ressemble à celui des germes de blé grillés, mais en meilleur.

VALEUR NUTRITIONNELLE POUR 1 TASSE DE GRAINES DE LIN

Calories	Protéines	Sucres	Sodium	Graisses totales	Graisses saturées	Cholestérol
675	31,5 g	0,38 g	traces	63 g	6 g	0 g

LA	ALA	EPA	DHA	Oméga-6 / Oméga-3	
11 g	36 g	0 g	0 g	0,3	

Les pains et les graines

Crêpes au babeurre et aux graines de lin

Ces crêpes légères et délicieuses sont riches en acides gras oméga-3. Servez-les avec le mélange huile de colza/beurre et nappez de sirop d'érable, de cerises, de yaourt, de compote, de cottage cheese, de confiture ou de sucre et de jus de citron. Hum !

Si vous avez déjà votre recette de crêpe favorite, vous pouvez augmenter la quantité d'oméga-3 en ajoutant 3 à 4 cuillerées à soupe de farine de lin. Mettez plus de lait si c'est nécessaire. Comme alternative, achetez un mélange pour crêpes (aux grains complets) dans le rayon diététique de votre supermarché et enrichissez-le avec de la farine de lin.

Quantité : 7 à 8 crêpes de 12 cm
Temps de préparation : 10 minutes + 10 minutes de cuisson

1 œuf • 1 cuillerée à soupe d'huile de colza • 1½ tasse de babeurre (ou 1 tasse de lait et ½ tasse de yaourt nature) • 3 cuillerées à soupe de graines de lin en poudre (farine de lin) • 1½ tasse de farine blanche ou de farine complète pour pâtisserie • 1 cuillerée à café de levure chimique • 1 pincée de sel • 1 à 2 cuillerées à soupe de sucre

Pour varier : ajoutez des zestes d'orange ou de citron, des cerises, des bananes coupées en rondelles ou des noix.

Chauffez une poêle à environ 160 degrés.

Battez les œufs, le lait et l'huile dans un petit bol. Mettez les ingrédients secs dans un grand bol et mélangez pour homogénéiser. Versez-y les ingrédients liquides et mélangez jusqu'à l'obtention d'une pâte homogène. Cuisez à la poêle jusqu'à ce que la pâte brunisse (ne cuisez pas trop).

Note – Pour des crêpes encore plus légères, séparez le jaune et le blanc d'œuf et battez le blanc séparément. Incorporez le blanc battu en neige dans la pâte à crêpe après avoir mélangé les ingrédients liquides et solides.

Valeur nutritionnelle pour 1 crêpe de 12 cm

Calories	Protéines	Sucres	Sodium	Graisses totales	Graisses saturées	Cholestérol
122	5 g	16 g	184 mg	4 g	0,59 g	32 mg

LA	ALA	EPA	DHA	Oméga-6 / Oméga-3	
0,6 g	0,7 g	inconnu	inconnu	0,86	

PAIN À LA BANANE

Quantité : 1 miche (10 tranches)
Temps de préparation : 20 minutes + 45 minutes de cuisson

⅓ de tasse d'huile de colza • 2 gros œufs ou 1 œuf et 2 blancs • ¼ de tasse de crème aigre maigre ou de yaourt • 1 tasse de purée de banane mûre • 1 cuillerée à café de vanille • 1½ tasse de farine blanche ou de farine complète pour pâtisserie • ⅔ de tasse de sucre • ½ sachet de levure chimique • 1 pincée de sel • ½ tasse de noix hachées • 4 cuillerées à soupe de farine de lin (graines en poudre)

Si vous utilisez une machine à pain, sélectionnez le programme rapide et suivez le mode d'emploi (vous devez savoir qu'il faut ajouter les bananes et les noix à mi-cycle).

Si vous procédez manuellement, préchauffez le four à 160 degrés. Huilez légèrement un moule à pain classique. Battez l'huile, les œufs, la crème aigre, la banane et la vanille avec un mixer, ou à la main, jusqu'à obtenir une consistance crémeuse. Mélangez les ingrédients solides dans un autre bol. Ajoutez les ingrédients solides aux ingrédients liquides jusqu'à l'obtention d'une pâte homogène. Ajoutez les noix et la farine de lin et mélangez un peu pour homogénéiser. Remplissez le moule et laissez cuire au moins 45 minutes.

Démoulez et laissez refroidir.

Note – Le pain à la banane est très calorique. Dans la version à 1200 calories du **Plan amaigrissant Oméga**, par exemple, on ne vous en octroiera qu'½ tranche. Pour réduire le nombre de calories, ne mettez pas de noix (comme les noix sont une bonne source d'acide linolénique, il serait préférable de les conserver et de partir faire une marche de 45 minutes).

VALEUR NUTRITIONNELLE POUR 1 BONNE TRANCHE (¹⁄₁₀ DE PAIN)

Calories	Protéines	Sucres	Sodium	Graisses totales	Graisses saturées	Cholestérol
260	4,9 g	32,6 g	164 mg	13 g	2,4 g	42,6 mg

LA	ALA	EPA	DHA	Oméga-6 / Oméga-3
3,4 g	1,4 g	inconnu	inconnu	2,4

Muesli au colza

D'un point de vue nutritionnel, ce muesli l'emporte de très loin sur les mueslis ordinaires. Les mueslis commerciaux contiennent moins de fruits, plus de sucre, un rapport oméga-6/oméga-3 élevé et souvent, aussi, une quantité significative d'huile partiellement hydrogénée.

Préparez une grande fournée de muesli de colza le week-end et vous en aurez pour toute la semaine. Si vous avez de jeunes enfants (ou des petits enfants), ils seront heureux de vous prêter main forte. Pour varier, vous pouvez ajouter des noisettes, des amandes, des graines de tournesol ou des graines de potiron. Avec le temps, beaucoup de gens créent leur propre muesli "maison". Cette recette particulière a un goût intermédiaire entre le muesli anglais et la variété américaine.

Quantité : 7 tasses
Temps de préparation : 10 minutes + jusqu'à 30 minutes de cuisson

6 tasses de gruaux d'avoine non cuits (variété à cuisson rapide ou normale) • ⅓ de tasse de graines de lin en poudre ou de noix hachées • 2 à 3 cuillerées à soupe d'huile de colza • 2 à 4 cuillerées à soupe de miel ou de cassonade (selon le goût) • 1 tasse de fruits secs comme les raisins, les mûres, les myrtilles ou les papayes • 1½ tasse de pommes séchées, coupées en morceaux de ½ cm (coupez les pommes avec un robot ménager ou à la main et trempez le couteau ou la lame dans de d'huile pour empêcher les pommes de coller).

Préchauffez le four à 180 degrés. Mélangez tous les ingrédients, sauf les fruits secs, dans un grand bol. Répartissez régulièrement dans un moule peu profond et cuisez pendant 15 minutes. Retirez-le du four et mélangez le muesli pour qu'il cuise uniformément. Poursuivez la cuisson jusqu'à ce que le mélange devienne doré (10 à 15 minutes supplémentaires, surveillez de près, mélangez si nécessaire). Retirez du four et mélangez aux fruits secs. Laissez refroidir et rangez dans un récipient fermé.

Valeur nutritionnelle pour ½ tasse

Calories	Protéines	Sucres	Sodium	Graisses totales	Graisses saturées	Cholestérol
191	5 g	34,4 g	193 mg	5 g	< 1 g	0 mg

LA	ALA	EPA	DHA	Oméga-6 / Oméga-3	
1,7 g	0,64 g	0 g	0 g	2,6	

PAIN DE MAÏS

Quantité : 8 portions
Temps de préparation : 10 minutes + 20 minutes de cuisson

1 œuf ou 2 blancs • 2 cuillerées à soupe d'huile de colza • 1 tasse de lait écrémé • 1 tasse de farine • 1 tasse de farine de maïs • 2½ cuillerées à café de levure chimique • 3 à 4 cuillerées à soupe de sucre • ½ cuillerée à café de sel • ¼ de tasse de farine de lin (graines de lin en poudre)

Préchauffez le four à 160 degrés. Mélangez l'œuf, l'huile et le lait et battez-les bien. Mélangez les ingrédients solides et versez-y le mélange à base d'œuf. Mélangez jusqu'à l'homogénéisation. Versez la pâte dans un moule à pain légèrement huilé et laissez cuire 25 minutes ou jusqu'à ce qu'une cuillère rebondisse légèrement en touchant le centre du pain.

VALEUR NUTRITIONNELLE POUR 1 PORTION (⅛ DE LA RECETTE COMPLÈTE)

Calories	Protéines	Sucres	Sodium	Graisses totales	Graisses saturées	Cholestérol
204	6 g	33 g	267 mg	6 g	< 1 g	27 mg

LA	ALA	EPA	DHA	Oméga-6 / Oméga-3
1,4 g	0,9 g	inconnu	inconnu	1,5

CRÊPES AU COTTAGE CHEESE

Ces crêpes sont à la fois moelleuses et croustillantes. Elles sont faciles à faire, apportent un peu d'originalité et sont beaucoup plus saines que les crêpes ordinaires. Les crêpes ordinaires contiennent deux fois plus de sodium, deux fois plus d'acides gras saturés, pas d'acides gras oméga-3 et seulement un tiers de la quantité de protéines de celles-ci.

Quantité : 7 à 8 crêpes de taille moyenne (environ ⅓ de tasse de pâte par crêpe)
Temps de préparation : 5 à 10 minutes

2 œufs ou 1 œuf et 2 blancs • ⅔ de tasse de cottage cheese maigre • 2 cuillerées à soupe de farine blanche ou complète • ½ tasse de farine de maïs • 1 cuillerée à café de levure chimique • 1 cuillerée à soupe de sucre • ⅓ de tasse de lait écrémé • 2 cuillerées à soupe de farine de lin • (zeste d'orange ou de citron)

Placez tous les ingrédients dans un mélangeur ou un robot ménager et mélangez pendant 5 à 10 secondes. Faire cuire sur une plaque en fonte chauffée à 180 degrés ou une poêle pas trop chaude légèrement huilée à l'huile de colza.

VALEUR NUTRITIONNELLE POUR 1 CRÊPE
(PÂTE FAITE AVEC 1 ŒUF ET 2 BLANCS SANS INCLURE DE BEURRE OU DE SIROP)

Calories	Protéines	Sucres	Sodium	Graisses totales	Graisses saturées	Cholestérol
83	5 g	12 g	161 mg	2 g	0,7 g	54 mg

LA	ALA	EPA	DHA	Oméga-6 / Oméga-3	
0,5 g	0,3 g	inconnu	inconnu	1,7	

MUFFINS AU SON ET AU LIN

Préparez une pleine fournée de ces muffins même si vous n'avez qu'une petite maisonnée. Conservez ceux qui vous restent au réfrigérateur. Les muffins constituent des collations excellentes ou des compléments à n'importe quel repas. Ils sont aussi idéals à emporter au travail. Si vous n'avez pas le temps de confectionner ces muffins d'après ces notes, achetez un mélange pour muffins au son (de préférence sans huile partiellement hydrogénée) et ajoutez ½ tasse de graines de lin en poudre et ¼ de tasse de lait. Utilisez de l'huile de colza pour la cuisson.

Quantité : 10 muffins de 6 cm
Temps de préparation : 10 minutes + environ 20 minutes de cuisson

1½ tasse de farine blanche pour tout usage ou de la farine complète pour pâtisserie •
½ tasse de son de blé • ½ tasse de farine de lin • ½ tasse de sucre blanc ou brun •
¼ de cuillerée à café de sel • 2½ cuillerées à café de levure chimique • 1 tasse de lait
écrémé ou de babeurre • 1 œuf • 2 cuillerées à soupe de mélasse • 2 cuillerées à soupe
d'huile de colza • (⅔ de tasse de raisins ou d'autres fruits secs) • (zeste d'orange)

Préchauffez le four à 180 degrés. Graissez les moules à muffin avec de l'huile de colza. Mélangez bien les ingrédients solides (y compris les éventuels fruits secs). Dans un autre bol, battez ensemble le lait, l'œuf, la mélasse et l'huile de colza. Versez les ingrédients liquides sur les solides et donnez rapidement quelques coups de fouet (plus vous battez la pâte à muffins, plus ils sont durs ; les muffins contiennent le rapport idéal de farine et d'eau pour la formation de gluten). Répartissez la pâte dans les moules et laissez cuire 20 minutes ou jusqu'à ce qu'ils soient cuits.

Pain au lin et au miel

Il existe de nombreuses raisons pour lesquelles le pain au lin et au miel devrait être votre pain quotidien. Premièrement, il est succulent. Deuxièmement, il est fait principalement de farine de blé complet qui renferme plus de nutriments et de fibres que la farine blanche. Troisièmement, il est riche en farine de lin et, ainsi, il a un rapport acides gras oméga-6/acides gras oméga-3 inférieur à 1 – en accord avec l'équilibre des acides gras trouvé au cours de l'évolution. La farine de lin vous apporte aussi une substance anticancéreuse appelée "lignane" et de considérables quantités de fibres solubles et insolubles. Prenez une tranche de pain au petit déjeuner et vous resterez rassasié jusqu'au déjeuner.

Pressé par le temps ? Vous pouvez faire du pain à la farine de lin à partir d'un mélange pour pain à base de farine de blé complète. Ajoutez simplement ½ tasse de farine de lin et 1 cuillerée à soupe d'eau à la recette normale. Aux Etats-Unis, certains magasins d'aliments naturels vendent du pain à la farine de lin.

Quantité : 1 grand pain (14 tranches)
Temps de préparation : 5 minutes si l'on utilise une machine à pain, 30 minutes de plus si l'on fait le pain à la main ou avec un mélangeur. Le pain doit lever pendant plusieurs heures puis comptez encore au moins 30 minutes de cuisson.

1½ tasse d'eau chaude (ajoutez un peu plus si nécessaire) • 1 tasse de farine blanche (de la farine à pain de préférence) • 3 tasses de farine de blé complète pour pain ou tout usage • ½ tasse de graines de lin en poudre (farine de lin) • 1 cuillerée à soupe d'huile de colza • 3 cuillerées à soupe de miel ou de sucre • 1 cuillerée à café de sel • 1 cuillerée à soupe plus 1 cuillerée à café de levure de boulanger

A la machine à pain, sélectionnez le réglage pour pain complet et croûte légère (la farine de lin fait brunir le pain plus vite). Introduisez les ingrédients dans l'ordre indiqué et commencez à mélanger. Après quelques minutes de pétrissage, assurez vous que la pâte a formé une boule ronde et lisse. Si ce n'est pas le cas, ajoutez un peu d'eau ou de farine.

A la main ou avec un mixer pour les pâtes lourdes, placez l'eau et la levure dans un grand bol mélangeur. Laissez reposer quelques minutes. Ajoutez la farine blanche et 1 tasse de farine complète. Battez jusqu'à obtenir une consistance spongieuse (utilisez le batteur le plus vigoureux du mixer). Incorporez le reste de la farine avec la farine de lin, l'huile, le miel et le sel. Pétrissez bien, soit à la main, soit au mixer.

Laissez lever dans un endroit chaud jusqu'à ce que la pâte double de volume. Rabattez la pâte, faites en un pain et placez-le dans un moule à pain graissé. Laissez lever encore et cuisez le pain dans un four préchauffé à 180 degrés pendant 30 minutes. Vérifier la cuisson.

VALEUR NUTRITIONNELLE PAR TRANCHE

Calories	Protéines	Sucres	Sodium	Graisses totales	Graisses saturées	Cholestérol
173	5 g	32 g	165 mg	3 g	< 1 g	0 mg

LA	ALA	EPA	DHA	Oméga-6 / Oméga-3
0,7 g	0,8 g	0 g	0 g	0,87

LES SALADES ET LES SALADES DRESSINGS

SALADE DE ROQUETTE AUX POMMES ET AUX NOIX

Quantité : 4 portions
Temps de préparation : 20 minutes

VINAIGRETTE
5 cuillerées à soupe d'huile de noix • 2 cuillerées à soupe d'huile d'olive • 3 cuillerées à soupe de vinaigre balsamique (ou du vinaigre de vin) • assaisonnez avec du sel et du poivre

SALADE
2 pommes (dont on a enlevé le trognon) épluchées • 1 botte de roquette (de préférence de jeunes plants) • ⅓ de tasse de noix concassées • (60 g de fromage de chèvre ou de feta émietté)

Préparez la sauce vinaigrette. Lavez la roquette et retirez les tiges ligneuses. Coupez les pommes en fines lamelles. Disposez les lamelles de pommes sur un lit de roquette et nappez de fromage, de noix et de sauce.

Comme vous pouvez le constater certaines salades sont assez riches en calories.

VALEUR NUTRITIONNELLE POUR ¼ DE LA RECETTE

Avec le fromage

Calories	Protéines	Sucres	Sodium	Graisses totales	Graisses saturées	Cholestérol
357	5 g	12 g	159 mg	33 g	6 g	11 mg
LA	ALA	EPA	DHA	Oméga-6 / Oméga-3		
12 g	3 g	0 g	0 g	4		

Sans fromage

Calories	Protéines	Sucres	Sodium	Graisses totales	Graisses saturées	Cholestérol
305	2 g	12 g	5 mg	29 g	3 g	0 mg
LA	ALA	EPA	DHA	Oméga-6 / Oméga-3		
10 g	2,7 g	0 g	0 g	3,7		

SALADE DE BETTERAVE AU FROMAGE BLEU

C'est une jolie et délicieuse salade que vous serez fier de servir à des invités.

Quantité : 2 portions
Temps de préparation : 10 minutes

1 tasse de betterave en morceaux et en boîte (ou des betteraves fraîchement cuites) •
30 g de Stilton ou d'un autre fromage bleu (le Stilton est un fromage bleu doux et cré-
meux) • *2 cuillerées à soupe de noix hachées* • *un lit de roquette ou de laitue*

Egouttez les betteraves et disposez-les sur un lit de roquette. Saupoudrez de fromage bleu émietté et de noix. Servez avec la **vinaigrette à l'huile de noix** ou une
autre sauce douce pour salade.

VALEUR NUTRITIONNELLE POUR ½ RECETTE

Calories	Protéines	Sucres	Sodium	Graisses totales	Graisses saturées	Cholestérol
105	5,2 g	7,6 g	439 mg	6,5 g	2,8 g	10,5 mg

LA	ALA	EPA	DHA	Oméga-6 / Oméga-3
2,5 g	0,5 g	0 g	0 g	5

SALADE DE POULET À LA VINAIGRETTE

A l'heure actuelle, il est possible d'acheter du poulet rôti auquel on n'a ajouté aucunes
matières grasses ou autres ingrédients. Achetez un poulet fermier de bonne qualité.
Il coûte plus cher mais quand vous aurez goûté la différence, vous trouverez que le
coût supplémentaire est justifié.

Quantité : 2 portions
Temps de préparation : 10 minutes + le temps de cuisson du poulet

170 g de blanc de poulet rôti sans peau, coupé en dés ou en lanières • *2 tasses de diffé-*
rentes variétés de salade verte • *1 carotte coupée* • *1 tomate fraîche coupée* • *½ poi-*
vron vert ou rouge haché

Assaisonnez avec 2 cuillerées à soupe de vinaigrette à l'huile d'olive ou utilisez de
l'huile de colza ou une combinaison d'huile de colza et d'olive pour abaisser le rapport oméga-6/oméga-3.

Salade de chou frais

Cette salade croustillante et rafraîchissante convient très bien aux plats de viande, en particulier aux côtes de porc, au poisson et aux viandes cuites au barbecue. Si vous utilisez du chou vert, utilisez des oignons rouges (l'association de chou et d'oignon constitue un puissant duo anticancéreux).

Quantité : 7 tasses
Temps de préparation : 15 minutes + au moins 12 heures de marinade

½ chou rouge ou vert • 1 oignon moyen (rouge ou blanc) • ⅓ de tasse de sucre • ½ cuillerée à café d'aneth séché ou 2 cuillerées à soupe d'aneth frais haché • ½ tasse de vinaigre • ½ cuillerée à café de sel pour assaisonner • 2 cuillerées à soupe d'huile de colza • 1 cuillerée à café de moutarde

Découpez le chou et l'oignon en fines tranches. Placez-les dans le fond d'un bol ou d'une casserole. Mélangez les autres ingrédients dans une marmite, amenez à ébullition et versez les sur le chou quand ils sont encore chauds. Laissez mariner dans le réfrigérateur 12 heures ou plus. Mélangez de temps en temps.

Valeur nutritionnelle pour 1 tasse

Calories	Protéines	Sucres	Sodium	Graisses totales	Graisses saturées	Cholestérol
100	1 g	16 g	178 mg	4 g	< 1 g	0 mg

LA		ALA	EPA	DHA	Oméga-6 / Oméga-3	
0,6 g		0,4 g	0 g	0 g	1,5	

SALADE VERTE AUX NOIX ET AUX ORANGES

Une manière (à laquelle on ne pense pas souvent) d'ajouter des fruits à un régime est de les introduire dans une salade de "légumes".

Cette salade en particulier réclame des tranches d'oranges mais essayez aussi avec des tranches de pomme, de poire, ou même de kiwi !

Quantité : 6 portions
Temps de préparation : 15 minutes

6 tasses de différentes variétés de feuilles de salade lavées et essorées • 2 oranges moyennes, épluchées et finement tranchées (ou 1 petite boîte de mandarines) • ⅓ de tasse de noix concassées • 1 tasse de céleri haché • 5 tiges d'oignons verts hachées • (60 g de fromage bleu ou de fromage de chèvre)

Découpez la salade et placez-la dans un saladier. Incorporez les ingrédients restants. Pour la sauce, vous pouvez choisir une **vinaigrette à l'huile de noix** ou **aux agrumes**.

SALADE DE PÂTES AU THON

Quantité : 4 ½ tasses
Temps de préparation : 30 minutes

2 tasses de pâtes cuites colorées en forme de coquillage • 1 boîte de thon (égoutté) ou 1 tasse de thon frais cuit • 1 poivron rouge haché • 3 cuillerées à soupe de mayonnaise à base de colza • 1 cuillerée à soupe de jus de citron vert • ½ tasse d'oignon vert haché

Faites cuire les pâtes dans de l'eau bouillante jusqu'à ce qu'elles soient "al dente". Mélangez le thon, le poivron, la mayonnaise, le jus de citron vert et l'oignon vert. Incorporez les pâtes. Servez chaud ou froid.

VALEUR NUTRITIONNELLE POUR 1 TASSE

Calories	Protéines	Sucres	Sodium	Graisses totales	Graisses saturées	Cholestérol
205	11 g	34 g	120 mg	3 g	0,5 g	10,3 mg

LA	ALA	EPA	DHA	Oméga-6 / Oméga-3	
1 g	0,6 g	0,13 g	0,44 g	0,85	

Sauce au babeurre

Il n'y a aucun intérêt à acheter une sauce toute prête quand vous pouvez en faire une plus saine et meilleure en quelques minutes. Cette sauce au babeurre se conservera dans votre réfrigérateur au moins une semaine.

Quantité : ¾ de tasse
Temps de préparation : 5 minutes

½ tasse de mayonnaise à base d'huile de colza ou d'olive • ¼ de tasse de babeurre • un peu d'aneth séché pour assaisonner • un peu d'ail (pressé au presse-ail) pour assaisonner • assaisonnez avec du sel et du poivre

Mélangez tous les ingrédients. Conservez au réfrigérateur.

Variantes

Vous pouvez ajouter à la place de l'aneth :

> *2 cuillerées à soupe de fromage bleu émietté ou 3 cuillerées à soupe de parmesan finement moulu*
> *ou bien de l'estragon, du ketchup, ou 2 cuillerées à café de moutarde et 1 cuillerée à café de miel liquide (l'ail est facultatif)*

Vinaigrette aux agrumes

Quantité : 4 portions
Temps de préparation : 10 minutes

¼ de tasse d'huile d'olive ou de colza • 5 cuillerées à soupe de jus d'orange (frais de préférence) • 2 cuillerées à soupe de vinaigre de saké ou d'un autre vinaigre • 1 cuillerée à café de moutarde de Dijon • 1 cuillerée à café d'estragon séché ou 1 cuillerée à soupe d'estragon frais • ½ cuillerée à café de paprika • 1 gousse d'ail émincé ou pressé au presse-ail • ¼ de cuillerée à café de sel • un peu de poivre pour assaisonner

Mélangez tous les ingrédients avec un fouet ou dans un mélangeur. Essayez cette vinaigrette sur une salade de légumes verts garnie de tranches d'oranges et de noix.

Utilisez de l'huile de colza ou une combinaison d'huile de colza et d'olive pour réduire le rapport oméga-6/oméga-3.

VINAIGRETTE À L'HUILE DE NOIX

L'huile de noix a une saveur délicate et un léger goût de noix délicieux pour les sauces salade ou pour l'assaisonnement des légumes cuits à la vapeur. Comme l'huile de colza, l'huile de noix est riche en acides gras oméga-3.

Quantité : ½ tasse
Temps de préparation : 5 minutes

⅓ de tasse d 'huile de noix • 2 cuillerées à soupe de vinaigre de saké ou un autre vinaigre • ½ cuillerée à café d'estragon séché ou 1 cuillerée à soupe d'estragon frais • 1 cuillerée à café de moutarde • assaisonnez avec du sel et du poivre

Mélangez tous les ingrédients. Conservez le reste de sauce au réfrigérateur

VALEUR NUTRITIONNELLE POUR 1 CUILLERÉE À SOUPE

Calories	Graisses totales	Graisses saturées	Cholestérol
81 mg	9 g	< 1 g	0 mg
LA	ALA	Oméga-6 / Oméga-3	
5,1 g	1,1 g	4,6	

Les soupes

Soupe de haricots

Quantité : 10 tasses
Temps de préparation : 20 minutes + au moins 3 heures de cuisson

500 g de haricots secs variés (ou utilisez des haricots en boîte) • 6 tasses de bouillon de bœuf dégraissé ou de bouillon de légumes • 2 carottes épluchées et coupées • 1 oignon moyen haché • 1 cuillerée à soupe d'huile d'olive • 1 grande boîte (environ 800 g) de tomates entières • 2 gousses d'ail émincé ou pressé avec un presse-ail • ½ cuillerée à café de thym • ½ feuille de laurier • ¼ de cuillerée à café de piment rouge • assaisonnez avec du sel et du poivre

Coupez les carottes et les oignons et faites-les sauter dans l'huile d'olive dans une casserole à feu moyen jusqu'à ce qu'ils brunissent légèrement et qu'ils caramélisent (environ 10 minutes). Ajoutez les haricots, les tomates, le bouillon. Laissez mijoter pendant 3 heures au moins (2 heures si vous avez utilisé des haricots en boîte).

Soupe au chou et à la betterave

Quantité : 8 tasses
Temps de préparation : 15 minutes + 30 à 45 minutes de cuisson

2 cuillerées à soupe d'huile de colza ou d'olive • ½ oignon rouge • ⅔ d'un petit chou coupé (environ 5 tasses) • ½ cuillerée à café de poivre fraîchement moulu • ½ cuillerée à café de graines de moutarde • 1 cuillerée à soupe d'aneth frais haché ou 1 cuillerée à café de feuilles séchées • 5 ½ tasses de bouillon de bœuf dégraissé (1,3 litres environ) • 2 boîtes de 450 g de betteraves coupées (utilisez aussi le jus) ou des betteraves fraîches cuites • 1 cuillerée à soupe de sauce Worcestershire • 1 yaourt nature maigre comme garniture

Faites sauter l'oignon rouge dans de l'huile jusqu'à ce qu'il s'attendrisse. Ajoutez le reste des ingrédients dans la casserole et laissez mijoter pendant 45 minutes. Servez avec quelques cuillerées à soupe de yaourt maigre dans chaque bol de soupe. Si vous le désirez, saupoudrez avec un peu d'aneth.

SOUPE PIQUANTE

Le tofu (fromage blanc de soja) est une excellente source d'ALA. Il contient aussi de la genistéine, un phytomicronutriment anticancéreux. Cette soupe est délicieuse et très pauvre en calories.

Quantité : 8 tasses
Temps de préparation : 40 minutes

6 tasses de bouillon de bœuf dégraissé • 10 shiitakes (champignons) frais ou déshydratés grossièrement hachés (si vous utilisez des champignons déshydratés, faites-les tremper 10 minutes dans l'eau chaude avant de les utiliser) • ½ tasse de pousses de bambou coupées • ½ tasse de châtaignes coupées • 1 cuillerée à café de gingembre frais émincé • 120 g de tofu assez ferme détaillé en petits dés • 1 cuillerée à soupe de sauce au soja • 2 cuillerées à soupe de vinaigre de saké • 60 g de vermicelles • 250 g d'épinard rincé et grossièrement haché ou des feuilles de moutarde • ½ cuillerée à café d'huile de piment rouge (ajustez-la quantité suivant votre goût) • 1 cuillerée à café d'huile de sésame

Amenez le bouillon à ébullition dans une grande casserole. Ajoutez les champignons, les pousses de bambou, les châtaignes et le gingembre. Laissez frémir pendant 10 minutes. Ajoutez le tofu, le soja, le vinaigre de saké, les vermicelles et les légumes. Amenez à la température de service. Retirez du feu et mélangez avec les huiles.

Soupe de pois cassés

Au lieu de faire tremper les pois toute la nuit, vous pouvez les faire bouillir pendant 2 minutes dans 6 tasses d'eau et ensuite les laisser tremper pendant 2 heures. La soupe de pois cassés a la réputation d'attacher au fond de la casserole et de brûler. Vous devrez y veiller pendant la dernière heure de cuisson.

Quantité : 5 ½ tasses
Temps de préparation : 10 à 15 minutes, laisser tremper pendant la nuit, 2 heures de cuisson minimum

2 tasses de pois cassés qui ont trempé toute la nuit, bien essuyés • 2 cuillerées à soupe d'huile de colza ou d'olive • 2 carottes de taille moyenne coupées en morceaux • 1 oignon de taille moyenne coupé en morceaux • ½ cuillerée à café de sel (ou assaisonnez selon votre goût) • poivre • ¼ de cuillerée à café de thym séché • 1 cuillerée à soupe de sauce Worcestershire • 1 à 2 gousses d'ail émincé ou pressé au presse-ail • 1 litre de bouillon de poulet dégraissé • (⅔ de tasse de lait écrémé en poudre) • (1 tasse de saumon fumé détaillé en morceaux de 1 cm environ)

Faites sauter les oignons et les carottes dans l'huile jusqu'à ce que les oignons soient caramélisés. Mettez tous les ingrédients, excepté le lait et le saumon, dans une casserole, couvrez et laissez mijoter à feu doux pendant au moins 2 heures. Pour obtenir une texture plus crémeuse, pressez et passez au chinois ou utilisez un moulin à légumes. Vous pouvez aussi mixer la préparation mais dans ce cas il apparaît un peu d'écume. Le lait et le saumon fumé (facultatifs) peuvent être ajoutés 10 minutes avant de servir.

Valeur nutritionnelle pour 1 tasse

Calories	Protéines	Sucres	Graisses totales	Graisses saturées	Cholestérol
248	20 g	24 g	8,2 g	1,4 g	11,4 mg

LES LÉGUMES ET LES ENTRÉES À BASE DE LÉGUMES

HARICOTS NOIRS OU BŒUF QUESADILLA

Vous pouvez utiliser plusieurs variétés de légumes dans ces quesadillas, y compris des poivrons verts ou rouges, des champignons ou du céleri. C'est une belle occasion de vider le compartiment à légumes de votre réfrigérateur.

Cette recette vous présente une nouvelle façon de "frire" les tortillas. Vous devrez les humecter avec un tout petit peu d'eau, ensuite les placer dans une poêle chaude légèrement huilée et les cuire jusqu'à ce qu'elles soient dorées. Vous aurez ainsi une quesadilla croustillante sans être grasse.

Quantité : 4 portions
Temps de préparation : 20 minutes

1 cuillerée à soupe d'huile de colza ou d'olive • 1 petit oignon haché • 1 carotte coupée en petits morceaux ou râpée • ½ tasse de chou rouge ou vert haché ou râpé • 2 tasses de feuilles d'épinard hachées (rincez bien et enlevez les tiges) • 3 cuillerées à soupe de coriandre ou de persil • 450 g de haricots noirs (en boîte ou cuits à la maison) ou 250 g de bœuf maigre coupé en lanières (facultatif) • un peu de sel • ½ cuillerée à café de cumin • ½ cuillerée à café de piment en poudre • 4 tortillas mexicaines (à la farine blanche ou complète) • 4 cuillerées à soupe de fromage émietté, en morceaux ou râpé (par exemple de la feta, de la mozzarella ou du parmesan) • nappage facultatif : yaourt, salsa et /ou des avocats

Faites sauter l'oignon, la carotte et le chou dans l'huile pendant 3 à 5 minutes. Ajoutez l'épinard, la coriandre ou le persil, les haricots (et le bœuf) et assaisonnez. Laissez sur le feu jusqu'à ce que l'épinard soit cuit. Conservez au chaud. Versez une cuillerée à soupe d'huile de colza dans une poêle et faites cuire à feu modéré (ne laissez pas fumer l'huile). Humectez les deux côtés d'une tortilla avec un peu d'eau. Placez-la dans la poêle et cuisez jusqu'à ce qu'elle soit dorée. La tortilla doit être croustillante (si vous le souhaitez, vous pouvez cuire la tortilla à la vapeur ou la frire dans une petite quantité d'huile). Versez-y la farce encore chaude et refermez-la. Saupoudrez chaque tortilla avec une cuillerée à soupe de fromage râpé. Nappez avec du yaourt et de la salsa si vous le désirez.

Salsa aux haricots noirs

La salsa maison est de loin supérieure à celle achetée dans les magasins, en particulier si vous utilisez des tomates savoureuses et bien mûres. Elle est facile à faire mais il vous faudra hacher de nombreux ingrédients.

Quantité : 3 tasses
Temps de préparation : 15 à 20 minutes

2 tomates fraîches bien mûres • ¼ à ½ tasse de coriandre hachée (ou de persil si vous n'aimez pas la coriandre) • ⅓ de tasse d'oignon blanc émincé • 1 à 2 piments selon votre goût pour les mets piquants • le jus de 2 citrons verts (utilisez des citrons verts frais) • ½ cuillerée à café de sel pour assaisonner • 1 boîte de 450 g de haricots noirs égouttés et rincés (ou utilisez des haricots cuits maison)

Coupez les tomates et placez-les dans un bol de taille moyenne. Hachez la coriandre ou le persil, coupez l'oignon et ajoutez les tomates. Ouvrez les piments, enlevez toutes les graines et coupez en très petits morceaux. Ajoutez les piments coupés, le sel, les haricots et le jus de citron. Couvrez et réfrigérez au moins 30 minutes pour laisser les légumes mariner. Si vous le désirez, jetez une partie du liquide.

Valeur nutritionnelle pour 2 cuillerées à soupe

Calories	Protéines	Sucres	Sodium	Graisses totales	Graisses saturées	Cholestérol
29	1,8 g	3 g	46 mg	0,14 g	0,03 g	0 mg

LA	ALA	EPA	DHA	Oméga-6 / Oméga-3
0 g	0 g	0 g	0 g	

CHOUX DE BRUXELLES À L'HUILE DE NOIX ET AU CITRON

Quantité : 2 portions
Temps de préparation : 15 minutes

2 tasses de choux de Bruxelles • 1 cuillerée à soupe d'huile de noix • 1 cuillerée à café de jus de citron • 2 cuillerées à soupe de noix hachées • assaisonnez avec du sel et du poivre

Cuisez les choux de Bruxelles à la vapeur pendant 10 minutes (veillez à ne pas trop les cuire).

Mettez-les dans l'huile et le jus de citron. Saupoudrez de noix et servez.

VALEUR NUTRITIONNELLE POUR 1 TASSE

Calories	Protéines	Sucres	Graisses totales	Graisses saturées
181	6,4 g	6,4 g	14,6 g	1,5 g
LA		ALA	Oméga-6 / Oméga-3	
7,9 g		1,9 g	4,2 g	

Bettes aux noix et aux raisins secs

Quantité : 4 portions
Temps de préparation : 20 minutes

1 botte de bettes • 2 cuillerées à soupe d'huile d'olive ou de colza • ¼ de tasse de noix hachées • ¼ de tasse de raisins secs ou de Corinthe • 1 à 2 gousses d'ail émincé ou pressé avec un presse-ail • Le jus de ½ citron • assaisonnez avec du sel et du poivre

Lavez les bettes soigneusement. Coupez les côtes de bettes en petits bâtonnets et les feuilles grossièrement. Faites cuire l'ensemble à la vapeur (environ 10 minutes). Pendant ce temps, chauffez l'huile dans une grande poêle et ajoutez les raisins et les noix. Faites sauter jusqu'à ce que les noix soient légèrement grillées. Ajoutez les bettes et l'ail. Mélangez rapidement. Assaisonnez avec du sel et du poivre et servez.

Valeur nutritionnelle pour ¼ de la recette

Calories	Protéines	Sucres	Sodium	Graisses totales	Graisses saturées	Cholestérol
159	3 g	12 g	182 mg	11 g	1 g	0 mg

LA	ALA	EPA	DHA	Oméga-6 / Oméga-3	
3 g	0,4 g	0 g	0 g	7,5*	

* Utilisez de l'huile de colza ou une combinaison d'huile d'olive et de colza pour diminuer ce rapport. Celui donné dans le tableau est basé sur l'huile d'olive.

SANDWICH AUX LÉGUMES GRILLÉS

Quantité : 1 sandwich
Temps de préparation : 10 minutes

2 tranches de pain au levain ou de pain complet • 2 cuillerées à café d'huile d'olive • assaisonnez avec du sel et du poivre • ¼ d'oignon rouge ou jaune coupé en rondelles • ½ poivron rouge coupé en tranches • 3 à 4 tranches de tomate fraîche • 30 g de fromage comme de la mozzarella ou du fromage suisse

Faites griller les légumes dans l'huile d'olive jusqu'à ce qu'ils soient bien tendres et assaisonnez. Placez les légumes cuits sur le pain, recouvrez de fromage et faites le fondre sous le grill. Ajoutez une tranche de pain sur l'ensemble ou pour moins de calories, laissez tel quel.

Note – Ce sandwich est plus riche en calories qu'on ne pourrait le penser.

VALEUR NUTRITIONNELLE POUR 1 SANDWICH AVEC 2 TRANCHES DE PAIN

Calories	Protéines	Sucres	Sodium	Graisses totales
365	13,2 g	31 g	501 mg	21 g

*   Utilisez de l'huile de colza ou une combinaison d'huile de colza et d'olive pour abaisser le rapport oméga-6/oméga-3.

Hummus

Quantité : 1½ tasse
Temps de préparation : 10 minutes

1 grande boîte (450 g) de pois chiches • 2 à 3 gousses d'ail coupé en menus morceaux ou pressé avec un presse-ail • 2 cuillerées à soupe de jus de citron • ½ tasse de yaourt maigre • 3 cuillerées à soupe d'huile d'olive • ¼ de cuillerée de sel • (1 pincée de poivre de Cayenne) • (1 cuillerée à soupe de tahini) vous trouverez du tahini (purée de graines de sésame) dans le rayon exotique de votre supermarché, dans une épicerie fine ou dans un magasin biologique ; vous pouvez confectionner du hummus sans tahini si vous le souhaitez

Mélangez tous les ingrédients avec un robot ménager ou un mélangeur jusqu'à l'homogénéité. Servez avec des légumes, du pain frais, des biscottes ou des petits bâtons de pain.

Valeur nutritionnelle pour 2 cuillerées à soupe

Calories	Protéines	Sucres	Sodium	Graisses totales	Graisses saturées	Cholestérol
99	3 g	8,1 g	193 mg	6,4 g	0,99 g	< 1 mg

LA	ALA	EPA	DHA	Oméga-6 / Oméga-3	
1,9 g	0,1 g	0 g	0 g	19*	

* Utilisez de l'huile de colza ou une combinaison d'huile d'olive et de colza pour diminuer ce rapport.

Chou frisé au citron

Quantité : 4 portions
Temps de préparation : 15 minutes

250 g de chou frisé • 2 cuillerées à soupe d'huile d'olive • ½ citron • (1 gousse d'ail)

Lavez, essuyez et hachez le chou frisé. Enlevez les tiges. Faites-le sauter au moins 5 minutes dans l'huile (jusqu'à ce qu'il soit bien tendre). Ajoutez de l'ail si vous le souhaitez. Dressez dans un plat de service et arrosez de jus de citron.

Valeur nutritionnelle pour 1 portion de légume cuit

Calories	Protéines	Sucres	Sodium	Graisses totales	Graisses saturées	Cholestérol
77	1 g	4 g	13 mg	7 g	1 g	0 mg

LA	ALA	EPA	DHA	Oméga-6 / Oméga-3
0,62 g	0,3 g	0 g	0 g	1,7*

* Pour diminuer le rapport oméga-6/oméga-3, utilisez de l'huile de colza ou une combinaison d'huile de colza et d'huile d'olive.

Pesto aux noix

Tandis que vous savourez ce pesto, dites-vous que c'est exactement ce que le médecin vous a prescrit.

Le pesto classique contient nombre d'ingrédients très sains. Le basilic, l'ingrédient principal, est riche en antioxydants et autres phytomicronutriments. L'ail renferme aussi beaucoup de phytomicronutriments. L'huile d'olive, comme vous le savez, a des propriétés anticancéreuses et est excellente pour le cœur. Cependant, cette recette est encore plus saine que d'ordinaire car les classiques pignons de pin ont été remplacés par des noix, augmentant ainsi énormément la quantité de ALA

Quantité : 4 à 6 portions selon les appétits
Temps de préparation : 10 minutes

2 tasses pleines de feuilles de basilic (environ 60 g) rincées et débarrassées de leur tige • ⅓ de tasse d'huile d'olive • ½ tasse de noix hachées menu • 2 gousses d'ail émincé ou pressé avec un presse-ail • ½ cuillerée à café de sel • ½ tasse de parmesan fraîchement râpé • (2 cuillerées à soupe de beurre travaillé)

Placez le basilic, l'huile d'olive, les noix, l'ail et le sel dans un mélangeur ou dans un robot ménager (ou utilisez un mortier et un pilon). Mélangez jusqu'à l'obtention d'une pâte homogène (si vous ne voulez pas de "croustillance" dans votre pesto assurez-vous de broyer les noix pour les réduire en farine). Ajoutez le parmesan et le beurre travaillé et mélangez pendant 5 à 10 secondes supplémentaires. Juste avant de servir, ajoutez 2 cuillerées à soupe d'eau chaude. Servez avec des pâtes ou tartinez sur du pain grillé (passez rapidement au grill).

Valeur nutritionnelle pour ⅙ de la recette sans beurre

Calories	Protéines	Sucres	Graisses totales	Graisses saturées	Cholestérol
207	4,4 g	1 g	20,6 g	3,6 g	8 mg

LA	ALA	Oméga-6 / Oméga-3	
4,6 g	0,9 g	5,1	

CASSEROLE PROVENÇALE

Une étude récente a montré que le fait de manger différentes variétés de légumes est aussi important pour la santé que de manger une grande quantité de légumes. Cette recette vous apporte à la fois la variété et la quantité. Servez-la avec une miche de pain frais et croustillant (et le mélange huile d'olive/beurre).

Quantité : 5 tasses
Temps de préparation : 15 minutes + à peu près 30 minutes de cuisson

1 oignon de taille moyenne coupé en tranches fines • 1 gousse d'ail finement émincé ou pressé avec un presse-ail • 2 cuillerées à soupe d'huile de colza ou d'olive • 1 petite (300 à 350 g) aubergine épluchée et détaillée en dés de 2 cm de côté environ • 1 boîte de 400 g de tomates entières (conservez leur jus) • 60 g de Portobellos ou d'autres champignons lavés, équeutés et coupés en tranches • 1 poivron rouge rôti préparé à la maison ou en boîte • 1 boîte de 450 g de haricots (au choix), égouttés et rincés • 1 sachet de 300 g de jeunes haricots de Lima surgelés • ½ cuillerée à café de sel • assaisonnez avec du poivre • ½ cuillerée à café de thym séché • 1 cuillerée à café de basilic séché • 1 cuillerée à soupe de vinaigre

Tranchez l'oignon. Placez l'huile dans une grande casserole ou dans un poêlon. Faites sauter l'oignon quelques minutes. Ajoutez l'ail, l'aubergine et les tomates. Laissez cuire quelques minutes de plus en mélangeant. Diminuez le feu et incorporez les champignons, le poivron rouge, les haricots en boîte, le sel, le thym et le vinaigre. Mélangez bien, couvrez et laissez mijoter à feu doux en mélangeant de temps en temps pendant à peu près 5 minutes. Ajoutez les haricots de Lima surgelés et poursuivez la cuisson jusqu'à ce qu'ils soient bien tendres.

Note – Si vous avez la possibilité et l'envie de consacrer plus de temps à la préparation de ce plat, cuisez vos propres haricots, faites griller vous-même le poivron rouge et utilisez des tomates fraîches.

VALEUR NUTRITIONNELLE POUR 1 TASSE

Calories	Protéines	Sucres	Sodium	Graisses totales	Graisses saturées	Cholestérol
240	10 g	36 g	654 mg	6,4 g	0,9 g	0 mg

LA	ALA	EPA	DHA	Oméga-6 / Oméga-3	
0,9 g	0,5 g	0 g	0 g	1,8	

Les poissons et les crustacés

Saumon à la coriandre et aux légumes grillés

Quantité : 2 à 4 portions
Temps de préparation : 20 minutes

500 g de filet de saumon • 4 gros Portobellos ou d'autres champignons (laissés entiers) • 1 petite aubergine coupée en tranches de 8 mm environ • 1 poivron rouge coupé en tranches

Marinade
⅓ de tasse d'huile de colza ou d'olive • ½ tasse de bouillon de volaille dégraissé • ¼ de tasse de jus de citron ou de citron vert (frais) • ¼ de tasse de coriandre fraîche hachée • 1 à 3 gousses d'ail émincé ou pressé avec un presse-ail • ½ cuillerée à café de paprika • 1 cuillerée à café de cumin en poudre • (¼ de cuillerée à café de poivre de Cayenne) • assaisonnez avec du sel et du poivre

Mettez ensemble tous les ingrédients de la marinade. Laissez mariner le saumon, les champignons, l'aubergine et le poivron dans un grand plat pendant au moins 1 heure. Cuisez au barbecue ou au grill (chacun de ces aliments requiert un temps de cuisson différent, aussi, surveillez-les de près).

Pour griller ou cuire au barbecue le saumon, commencez en tournant la peau vers la source de chaleur. Retournez une fois. On comptera approximativement 8 à 10 minutes de cuisson par tranche de 2,5 cm d'épaisseur.

Valeur nutritionnelle pour 115 g de saumon accompagné de légumes grillés

Calories	Protéines	Sucres	Sodium	Graisses totales	Graisses saturées	Cholestérol
407	33 g	7 g	169 mg	27 g	4,2 g	56 mg

LA		ALA	EPA	DHA	Oméga-6 / Oméga-3	
1,7 g		0,8 g	0,5 g	1 g	0,7	

TRUITE MIJOTÉE AU VIN BLANC

Quantité : 2 truites
Temps de préparation : 30 minutes

2 truites • 2 cuillerées à soupe d'huile d'olive ou de colza • ⅓ de tasse d'échalotes ou d'oignons émincés • ⅔ de tasse de carottes râpées • ⅔ de tasse de chanterelles (ou un autre champignon frais) coupées en petits morceaux • 1 tasse de vermouth ou de vin blanc • 1 cuillerée à soupe de thym frais (½ cuillerée s'il est sec) • 3 cuillerées à soupe de persil frais

Faites revenir les échalotes, les carottes et les champignons dans l'huile chaude jusqu'à ce que les échalotes soient bien tendres. Ajoutez le vin et assaisonnez. Laissez mijoter pendant quelques minutes. Ajoutez la truite et cuisez 6 minutes de chaque côté (réduisez le temps de cuisson si vous utilisez des filets de truite).

VALEUR NUTRITIONNELLE POUR 1 TRUITE

Calories	Protéines	Sucres	Graisses totales		Graisses saturées
413	25 g	7 g	25 g		2 g
LA		ALA	EPA	DHA	Oméga-6 / Oméga-3
1,4 g		0,3 g	0,25 g	1 g	0,9

Truite au vin et aux herbes

Un ami a dit de cette recette : "c'est la première fois que j'ai apprécié un poisson sans sauce tartare."

Quantité : 2 filets
Temps de préparation : 20 minutes

2 filets de truite • 2 cuillerées à soupe d'huile de colza ou d'olive ou 2 cuillerées à soupe du mélange huile de colza/beurre ou huile d'olive/beurre • 4 cuillerées à soupe de vin blanc sec ou de vermouth • ¼ de tasse d'herbes fraîches (persil, estragon, ciboulette, basilic, aneth, thym…) • 1 gousse d'ail émincé ou pressé • sel et poivre

Essuyez le poisson. Couvrez-le avec une bonne quantité d'herbes fraîches. Faites sauter rapidement la truite dans l'huile. Ajoutez le vin et l'ail et laissez cuire jusqu'à ce que la truite soit à point. Assaisonnez avec du sel et du poivre.

Valeur nutritionnelle pour 1 filet

Calories	Protéines	Sucres	Sodium	Graisses totales	Graisses saturées	Cholestérol
273	23 g	1,3 g	51 mg	17 g	2,6 g	62 mg

LA	ALA	EPA	DHA	Oméga-6 / Oméga-3
2 g	0,7 g	0,3 g	1 g	1

THON MARINÉ À L'ANETH

Quantité : 4 portions
Temps de préparation : 20 minutes + 6 heures de marinade

750 g de thon frais

MARINADE
3 cuillerées à soupe d'aneth frais haché • 1 cuillerée à soupe de persil haché • le jus d'1 citron • 2 à 3 cuillerées à soupe d'huile d'olive • 1 cuillerée à café de sucre • sel et poivre

Coupez des tranches de thon d'environ 1 cm d'épaisseur. Laissez mariner pendant 6 heures. Faites sauter le thon dans l'huile d'olive 10 à 12 minutes ou jusqu'à ce qu'il soit cuit.

VALEUR NUTRITIONNELLE POUR 1 PORTION

Calories	Protéines	Sucres	Graisses totales		Graisses saturées	Cholestérol
281	40 g	4 g	11 g		1,8 g	76 mg

LA	ALA	EPA	DHA	Oméga-6 / Oméga-3
0,7 g	0,3 g	0,45 g	1,5 g	0,3

Thon accompagné de tomates séchées au soleil

Quantité : 4 portions
Temps de préparation : 20 minutes + 1 heure pour la marinade

750 g de thon frais (pas en boîte)

Marinade
Le jus d'1 citron • 1 gousse d'ail émincé ou pressé avec le presse-ail • 1 cuillerée à café de moutarde • du poivre en poudre • ½ tasse de bouillon de volaille dégraissé • 2 cuille-rées à soupe d'huile d'olive

Farce
½ tasse de tomates séchées au soleil (conditionnées à l'huile d'olive ou dans leur propre jus) • 2 gousses d'ail émincé ou pressé au presse-ail • ½ tasse de persil haché, d'épi-nard ou de coriandre • (2 cuillerées à soupe de câpres) • assaisonnez avec du sel

Mélangez tous les ingrédients de la marinade et faites mariner le thon pendant au moins 1 heure.

Faites des "poches" dans le thon grâce à des incisions horizontales (ne coupez pas sur toute la longueur). Remplissez avec la farce. Faites griller environ 5 minutes de chaque côté ou jusqu'à ce que cela soit cuit. Vous pouvez vous dispenser de ces "poches" si vous le voulez et simplement déposer la farce sur les steaks environ 2 minutes avant la fin de la cuisson.

Comme variante, vous pouvez servir accompagné d'une sauce blanche.

THAI POÊLÉ

Quantité : 5 tasses
Temps de préparation : 20 minutes

2 cuillerées à soupe d'huile de colza • 1 gros oignon coupé en demi-rondelles de 7 mm d'épaisseur • 1 à 3 gousses d'ail émincé • 1 cuillerée à café de gingembre coupé fin • 1 poivron rouge tranché en deux dans le sens de la longueur et coupé en demirondelles de 7 mm d'épaisseur • 1 poivron vert tranché dans le sens de la longueur et coupé en demi-rondelles de 7 mm d'épaisseur • 1 cuillerée à soupe de sucre • assaisonnez avec du sel • entre une pincée et ½ cuillerée à soupe de poivre de Cayenne (selon votre goût) • 500 g de crevettes (décortiquées) ou de calamars (coupez-les pour les ouvrir puis hachez-les en morceaux de ½ cm d'épaisseur)

Mettez l'huile dans un wok ou dans une poêle à frire et chauffez à feu moyen (ne la laissez pas fumer). Ajoutez l'oignon, l'ail, le gingembre, cuisez quelques minutes jusqu'à ce que l'oignon soit bien tendre. Mettez les poivrons, le sucre, le sel et le poivre de Cayenne et continuez la cuisson pendant quelques minutes. Finalement, ajoutez les crevettes ou le calamar et faites-les sauter rapidement jusqu'à ce que tout soit cuit. Servez sur du riz.

VALEUR NUTRITIONNELLE POUR 1 TASSE (SANS COMPTER LE RIZ)

Calories	Protéines	Sucres	Graisses totales	Graisses saturées	Cholestérol
170	19 g	9 g	6 g	< 1 g	138 mg

LA	ALA	EPA	DHA	Oméga-6 / Oméga-3
1 g	0,5 g	0,1 g	0,1 g	1,4

Les volailles et les viandes

Poulet au feu d'enfer

Vous devez vous demander – *qui peut bien goûter une sauce qui contient 2 tasses* (ce n'est pas une faute de frappe) *de vinaigre* ?? C'est délicieux ! Comme on a laissé réduire le vinaigre et le vin en les faisant bouillir, leur aigreur s'est atténuée et vous laisse une saveur relevée audacieuse mais délicieuse. Essayez !

Quantité : 6 portions
Temps de préparation : 10 minutes + 30 à 40 minutes de cuisson

Cuisses de poulet ou blancs de poulet (750 g sans peau et sans os) • 1 à 2 cuillerées à soupe d'huile de colza ou d'olive • 2 tasses de vinaigre balsamique ou d'un vinaigre de vin rouge • ½ tasse de vin blanc sec ou de vermouth • 3 gousses d'ail émincé ou pressé avec un presse-ail • 1 cuillerée à soupe de purée de tomate (pas de sauce) • 3 cuillerées à soupe d'herbes fraîches finement coupées (estragon, basilic, persil…)

Faites sauter les cuisses de poulet ou le blanc de poulet dans l'huile. Couvrez et cuisez à feu doux jusqu'à ce qu'elles soient à point. Retirez le poulet de la poêle et réservez-le au chaud. Dégraissez le jus de cuisson. Ajoutez le vinaigre, le vin, l'ail et la purée de tomate dans la poêle. Faites réduire à feu vif (à gros bouillons) jusqu'à ce que la sauce se soit épaissie (on réduira la sauce d'environ ⅔). Ajoutez les herbes. Remettez le poulet dans la poêle et faîtes chauffer encore 5 minutes à feu doux.

POULET OU TOFU HOISIN

Quantité : 3 portions
Temps de préparation : 15 minutes + 30 à 40 minutes de cuisson

400 g de cuisses de poulet (ou de blancs) sans peau et sans os ou 300 g de tofu bien ferme (1% de matière grasse) • 1 cuillerée à soupe d'huile de colza • 1 cuillerée à soupe de jus de citron • ¼ de tasse de sauce Hoisin (disponible dans le rayon exotique de certains magasins) • ½ tasse de bouillon de volaille dégraissé • ¼ de tasse d'oignons verts coupés • 1 cuillerée à café de gingembre frais coupé en petits morceaux • ¼ de cuillerée à café de poivre de Cayenne ou d'huile piquante pour donner du goût • 1 gousse d'ail émincé

Faites sauter le poulet ou le tofu dans l'huile. Si vous utilisez du poulet, couvrez et laissez chauffer jusqu'à ce qu'il soit presque cuit (le tofu ne demande pas de cuisson supplémentaire). Mélangez les ingrédients restants dans un petit bol puis versez dans un poêlon. Couvrez et laisser cuire encore 10 minutes.

Remarque – La sauce hoisin est préparée à partir de haricots de soja, de piments séchés et d'épices. Elle se trouve difficilement en France. Une alternative sera la sauce soja.

VALEUR NUTRITIONNELLE POUR 1 PORTION

Poulet

Calories	Protéines	Sucres	Graisses totales		Graisses saturées		Cholestérol
223	23 g	2,5 g	13 g		3 g		71 mg
LA		ALA	EPA	DHA		Oméga-6 / Oméga-3	
1,9 g		0,4 g	0 g	0,3 g		4,4	

Tofu

Calories	Protéines	Sucres	Graisses totales		Graisses saturées		Cholestérol
102	9 g	3 g	6 g		< 1 g		< 1 mg
LA		ALA	EPA	DHA		Oméga-6 / Oméga-3	
0,8 g		1 g	0 g	0,3 g		0,8	

Poulet à l'orange accompagné de riz

Quantité : 4 portions
Temps de préparation : 10 minutes + au moins 60 minutes de cuisson

500 g de poulet sans os et sans peau découpés en morceaux de 5 cm • 1 à 2 cuillerées à soupe d'huile de colza ou d'olive • 1 oignon de taille moyenne grossièrement haché • bouillon de volaille dégraissé (400 mL environ) • 1½ tasse de jus d'orange • 1 à 3 cuillerées à café de curry • 2 gousses d'ail émincé ou pressé avec un presse-ail • un doigt de cannelle • (3 cuillerées à soupe de raisins secs) • ½ tasse de riz blanc ou brun • assaisonnez avec du sel et du poivre

Faites sauter le poulet et l'oignon dans l'huile jusqu'à ce qu'ils brunissent. Ajoutez le bouillon, le jus d'orange et les épices. Couvrez et laissez mijoter pendant 45 minutes. Ajoutez les raisins secs (facultatif) et le riz dans la même casserole, diminuez le feu et couvrez. Poursuivez jusqu'à ce que le riz soit cuit (il faut compter 25 minutes ou plus selon le type de riz. Ajoutez de l'eau ou du bouillon si c'est nécessaire.

Poulet au parmesan et au yaourt

Quantité : environ 4 petites cuisses de poulet
Temps de préparation : 10 minutes + 1 heure de cuisson

1 kilo de cuisses de poulet (ou hauts de cuisses ou pilons) sans peau (pesées avec les os) • 2 cuillerées à soupe de jus de citron ou de citron vert • 1 cuillerée à soupe d'huile d'olive ou de colza • 1 tasse de yaourt nature maigre • 3 cuillerées à soupe de mayonnaise à base d'huile de colza (allégée si vous le désirez) • 1 cuillerée à soupe de moutarde de Dijon • 1 cuillerée à soupe de sauce Worcestershire • ½ cuillerée à café de thym séché (2 cuillerées si le thym est frais) • ¼ de cuillerée à café de poivre de Cayenne (ou selon votre goût) • ¼ de tasse d'oignons verts coupés en rondelles • (¼ de tasse de parmesan râpé, frais, non râpé à l'avance)

Préchauffez le four à 180 degrés. Mélangez le citron et l'huile et couvrez-en les cuisses de poulet. Placez les cuisses dans un plat à four peu profond et laissez cuire approximativement 50 minutes. Retirez du four et enlevez tous les jus de cuissons. Dans un bol, mélangez les ingrédients restants, excepté le parmesan, et versez le mélange sur le poulet. Saupoudrez la préparation avec le parmesan. Faites griller au four jusqu'à ce que le parmesan fonde et commence juste à brunir.

AGNEAU AU CURRY ACCOMPAGNÉ DE POMMES ET DE POIVRONS

Ce plat indien vous apporte tous les bénéfices des nombreux phytomicronutriments se trouvant dans les épices qui entrent dans la composition du curry – curcuma, cumin, ail et poivre de Cayenne.

Quantité : 4 à 5 portions
Temps de préparation : 15 minutes + 2 à 3 heures de cuisson

1 gros oignon grossièrement haché • 750 g d'agneau sans os, dégraissé et coupé en dés de 2,5 cm de côté • 1½ cuillerée à soupe d'huile de colza ou d'olive • 1 poivron vert et 1 poivron rouge coupés en morceaux • 2 pommes acidulées épluchées et grossièrement tranchées (ou ¾ de tasse de pommes séchées) • 2 gousses d'ail émincé ou pressé avec un presse-ail • 1 à 3 cuillerées à soupe de poudre de curry selon votre goût • 400 mL de bouillon de volaille dégraissé • sel et poivre

Faites revenir l'agneau et l'oignon dans l'huile. Ajoutez les épices et le bouillon, couvrez et laissez mijoter à feu doux pendant au moins 2 heures (jusqu'à ce qu'il soit bien tendre). Ajoutez de l'eau si nécessaire. Ajoutez les pommes et poursuivre la cuisson pendant environ 20 à 30 minutes ; c'est-à-dire suffisamment longtemps pour que les poivrons soient tendres et aient absorbé les jus de cuisson mais pas assez pour perdre leurs couleurs brillantes.

Servez avec du pain, du riz ou du boulgour.

VALEUR NUTRITIONNELLE POUR 1 PORTION

Calories	Protéines	Sucres	Sodium	Graisses totales	Graisses saturées	Cholestérol
314	28 g	13 g	361 mg	17 g	5 g	83 mg

LA	ALA	EPA	DHA	Oméga-6 / Oméga-3
2,2 g	0,8 g	0 g	0,1 g	2,8

Pad thai

Quantité : 6 tasses
Temps de préparation : 15 minutes + 40 minutes pour faire tremper les pâtes

230 g de nouilles (au riz) pad thaï • 1 à 2 cuillerées à soupe d'huile de colza • 1 tasse de crevettes (décortiquées) ou de poulet • ¼ de tasse de ketchup • ⅓ de tasse de vinaigre de vin blanc • ⅓ de tasse de sauce au poisson (vous pouvez la remplacer par une sauce de soja ou d'huître ; toutes ces sauces se trouvent au rayon des aliments exotiques des grandes surfaces) • 3 cuillerées à soupe de sucre • 2 gousses d'ail pressé ou émincé • ½ cuillerée à café de poivre de Cayenne (mettez-en plus si vous aimez les plats piquants) • ⅔ de tasse d'oignons verts coupés en morceaux obliques de 2,5 cm • ½ tasse de coriandre hachée • 120 g (approximativement 2 tasses) de germes de soja frais • le jus d'1 ou 2 citrons verts • (3 cuillerées à soupe de cacahuètes hachées)

Laissez tremper les nouilles dans de l'eau chaude pendant 40 minutes puis égouttez.

Faites sauter les crevettes ou le poulet dans l'huile jusqu'à ce qu'ils soient pratiquement cuits. Mélangez le ketchup, le vinaigre, la sauce de poisson, le sucre, l'ail et le poivre de Cayenne. Ajoutez cette mixture aux crevettes ou au poulet en même temps que les nouilles attendries. Mélangez et laissez cuire jusqu'à ce que les nouilles aient absorbé tous les liquides (pas trop, ou les nouilles deviendront collantes). Ajoutez les oignons, la coriandre et les germes de soja juste avant de servir. Arrosez avec le jus de citron vert et saupoudrez de cacahuètes. Servez.

Porc ou bœuf sauté

Quantité : 4 portions
Temps de préparation : 15 minutes

250 g de porc ou de bœuf maigre coupé en fines tranches ou en lanières • 2 cuillerées à soupe d'huile de colza • 4 tasses d'un mélange de légumes (surgelés ou frais) • ajoutez de la sauce au soja ou du sel et du poivre pour assaisonner

Faites sauter le porc dans l'huile de colza. Ajoutez les légumes et terminez la cuisson.

LES DESSERTS

GÂTEAU AUX POMMES

Quantité : 6 portions
Temps de préparation : 15 minutes + 35 à 40 minutes de cuisson

1 œuf ou 2 blancs • ¾ de tasse de sucre • ½ tasse de farine pour pâtisserie blanche ou complète • ¼ de cuillerée à café de sel • 1 cuillerée à café de cannelle • 2 tasses de pommes coupées en fines tranches • ½ tasse de noix

Battez bien les œufs. Doucement, ajoutez le sucre en continuant à battre. Mélangez les ingrédients secs et versez-les dans les œufs battus. Placez les tranches de pommes et les noix sur le fond légèrement graissé d'un moule de 20 cm. Recouvrez avec la pâte. Laisser cuire à 180 degrés pendant 35 à 40 minutes.

VALEUR NUTRITIONNELLE POUR 1 PORTION

Calories	Protéines	Sucres	Sodium	Graisses totales	Graisses saturées	Cholestérol
230	4 g	40 g	129 mg	6 g	< 1 g	30 mg
LA		ALA	EPA	DHA	Oméga-6 / Oméga-3	
3,4 g		0,6 g	inconnu	inconnu	5,6	

Gâteau aux carottes

Cette recette est une manière délicieuse d'ajouter des légumes et des acides gras oméga-3 à votre régime. Vous bénéficierez de la valeur nutritionnelle des carottes et de l'ALA de l'huile de colza et des graines de lin.

Quantité : 8 portions
Temps de préparation : 15 à 20 minutes

¾ de tasse d'huile de colza • 2 œufs ou 1 œuf et 2 blancs • 1 tasse de sucre • 1⅓ tasse de farine pour pâtisserie blanche ou complète (non tamisée) • ½ cuillerée à café de sel • ½ sachet de levure chimique • 1 cuillerée à soupe de cannelle • 1½ tasse de carottes râpées • ½ tasse de graines de lin en poudre (ou ½ tasse de noix hachées) • ½ tasse de raisins secs • 1 cuillerée à café de zeste d'orange

Préchauffez le four à 180 degrés. Battez l'huile, les œufs et le sucre à l'aide d'un mixer (ou à la main) jusqu'à ce que le mélange soit crémeux. Mélangez les ingrédients solides dans un autre bol et incorporez-les dans le mélange d'œufs. Battez encore une minute. Versez la pâte dans un moule légèrement graissé d'environ 20 cm et laisser cuire au moins 30 à 40 minutes.

Valeur nutritionnelle pour 1 portion (⅛ de gâteau)

Calories	Protéines	Sucres	Sodium	Graisses totales	Graisses saturées	Cholestérol
440	5 g	54 g	251 mg	23 g	2 g	53 mg
LA		ALA	EPA	DHA	Oméga-6 / Oméga-3	
4 g		3 g	inconnu	inconnu	1,3	

COMPOTE DE FRUITS

Vous pouvez faire une compote avec pratiquement n'importe quelle sorte de fruit. Cette recette particulière est pratique car elle peut se faire avec uniquement des fruits secs ou surgelés – aliments que vous avez toujours sous la main.

Envisagez de faire une bonne quantité de compote et de garder les restes au réfrigérateur. On peut utiliser la compote de multiples façons. Au petit déjeuner, on peut en mettre sur du yaourt ou le fromage frais maigre ou encore la servir avec du lait. Entre les repas, elle constitue une excellente collation. Au déjeuner, la compote est un accompagnement rafraîchissant d'une viande savoureuse. Enfin, la compote est un excellent dessert. Pour des occasions spéciales, essayez la compote chaude avec une boule de glace à la vanille. Assurez-vous qu'il y ait plus de fruits que de glace (la tradition américaine est malheureusement de verser un peu de nappage – généralement très riche en sucre – sur une montagne de crème glacée).

Quantité : 4 portions
Temps de préparation : 40 minutes + 1 heure pour faire tremper les fruits secs

1 tasse de pruneaux • 1 tasse de figues sèches • 2 tasses de framboises fraîches ou surgelées (ou d'autres fruits rouges) • 1 à 3 cuillerées à soupe de sucre • 1 cuillerée à café de jus de citron • (2 grandes cuillerées de brandy triple sec ou d'une autre liqueur)

Couvrez les fruits secs d'eau chaude et laissez les gonfler pendant 1 heure au moins. Faites cuire à feu doux pendant au moins 40 minutes jusqu'à ce que les fruits soient bien tendres. A la dernière minute, ajoutez les baies, le sucre, le jus de citron et prolongez la cuisson jusqu'à ce que le tout soit chaud.

VALEUR NUTRITIONNELLE POUR 1 TASSE

Calories	Protéines	Sucres	Sodium	Graisses totales	Graisses saturées	Cholestérol
297	3 g	67 g	13 mg	1,1 g	< 1 g	0 mg

LA		ALA		EPA		DHA	
0 g		0 g		0 g		0 g	

Les brownies de Jo

Pour adapter ces brownies aux points principaux du **Plan Oméga**, le beurre a été remplacé par un mélange de beurre et d'huile de colza et la quantité de sucre a été réduite.

Remarque – Gardez à l'esprit que certaines personnes n'aiment pas les noix et d'autres y sont allergiques.

> *Quantité : 12 brownies*
> *Temps de préparation : 10 minutes + 25 minutes de cuisson*
>
> *60 g de chocolat fondant • 2 cuillerées à soupe de beurre • 3 cuillerées à soupe d'huile de colza • 2 œufs • ¾ de tasse de sucre blanc • ½ tasse de farine blanche • ¼ de cuillerée à café de sel • ½ cuillerée à café de vanille • (⅓ de tasse de noix hachées)*

Préchauffez le four à 160 degrés. Placez le chocolat, le beurre et l'huile dans un bol qui supporte le four à micro-ondes. Chauffez au micro-ondes environ 2 minutes (jusqu'à ce que le chocolat ait fondu) à la puissance maximale ou faites fondre le chocolat au bain-marie. Laissez de côté.

Dans un autre bol, battez les œufs avec un fouet et incorporez progressivement le sucre. Mélangez les autres ingrédients y compris le chocolat fondu. Versez la pâte dans un moule légèrement graissé d'environ 15 cm sur 20 (c'est un petit plat) et faites cuire au moins 25 minutes (pas trop, le centre doit être légèrement mou).

Doublez la recette pour une grande famille.

Valeur nutritionnelle pour 1½ recette

Fabrication à base de noix

Calories	Protéines	Sucres	Graisses totales		Graisses saturées	Cholestérol
200	2,9 g	23 g	10,5 g		2,9 g	49 mg

LA	ALA	EPA	DHA	Oméga-6 / Oméga-3	
2,3 g	0,53 g	inconnu	inconnu	4,3	

TARTE AUX POMMES ET AU CITRON

Cette tarte aux pommes et au citron est l'adaptation d'une recette qui utilise 100% de beurre, plus de sucre et pas de pommes. En remplaçant le beurre par un mélange colza/beurre, en réduisant le sucre et en ajoutant des pommes, la nouvelle recette est plus pauvre en acides gras saturés et en calories et renferme plus d'acides gras oméga-3. En outre, les pommes apportent un bénéfice nutritionnel.

Cependant, remarquez qu'un petit morceau – 5 cm sur 8 – contient 253 calories. Si vous suivez un des régimes amaigrissants, vous devrez rester raisonnable. Les calories comptent !

Quantité : 8 morceaux (5 cm sur 8)
Temps de préparation : 10 à 15 minutes + environ 35 à 40 minutes de cuisson

1 tasse de farine pour pâtisserie blanche ou complète • 6 cuillerées à soupe d'un mélange colza/beurre (3 cuillerées à soupe de beurre et 3 cuillerées à soupe d'huile de colza mélangées ensemble ; préparez le mélange à l'avance et mettez-le 30 minutes dans le réfrigérateur) • ¼ de tasse de sucre en poudre • 2 petites pommes ou une grosse • 2 œufs • 1 cuillerée à café de zeste de citron • 2 cuillerées à soupe de jus de citron • ⅔ de tasse de sucre cristallisé • 2 cuillerées à soupe de farine • ½ cuillerée à café de levure chimique

Préchauffez le four à 180 degrés. Mélangez la farine, le mélange colza/beurre et le sucre en poudre. Pétrissez à la main ou à l'aide d'une fourchette jusqu'à l'obtention d'une pâte homogène. Placez-la dans un petit moule (approximativement 25 cm sur 15) et faites cuire environ 15 minutes ou jusqu'à ce que le gâteau soit légèrement doré.

Pendant la cuisson de la pâte, épluchez les pommes et coupez les en fines lamelles.

Placez les œufs, le zeste de citron, le jus de citron, le sucre cristallisé, la farine et la levure chimique dans un bol mélangeur ou dans un robot ménager et battez pour homogénéiser (ne battez pas trop). Retirez la pâte du four et couvrez avec les lamelles de pommes. Nappez avec le mélange à base d'œufs. Réduisez la température du four à 160 degrés et laissez cuire encore environ 30 minutes ou jusqu'à ce que la cuisson soit terminée.

VALEUR NUTRITIONNELLE POUR 1 MORCEAU DE 5 CM SUR 8

Calories	Protéines	Sucres	Sodium	Graisses totales	Graisses saturées	Cholestérol
253	3 g	38 g	70 mg	10 g	3 g	38 mg

LA	ALA	EPA	DHA	Oméga-6 / Oméga-3
1 g	0,5 g	inconnu	inconnu	2

Gâteau aux pommes du sud

Pour rendre cette recette plus "amie des omégas", on a remplacé le beurre par le mélange colza/beurre, on a réduit la quantité de sucre et on a substitué une partie de la farine par de la farine de lin. Servez ce gâteau comme dessert ou faites-en la vedette de votre brunch du dimanche.

Remarque – Le brunch est une façon très américaine de cumuler petit déjeuner et déjeuner dans un repas unique, vers 11-12 h, après une grasse matinée dominicale..

Quantité : 12 petites portions
Temps de préparation : 20 minutes + 50 à 60 minutes de cuisson

⅔ de tasse de colza/beurre (ou ⅓ de tasse de beurre et ⅓ de tasse d'huile de colza) • 1½ tasse de sucre blanc • 2 œufs • ½ cuillerée à café de vanille • (1 zeste d'orange ou de citron) • 1⅔ tasse de farine pour pâtisserie blanche ou complète • ⅓ de tasse de farine de lin • 2 cuillerées à café de bicarbonate de soude (pas de levure chimique) • ½ cuillerée à café de sel • 2 cuillerées à café de cannelle plus 1 cuillerée à café de noix de muscade ou 1 cuillerée à soupe d'épices pour tourte au potiron • 3 grosses pommes ou 4 moyennes épluchées et coupées (5 tasses) • (½ tasse de noix hachées)

Préchauffez le four à 180 degrés (160 degrés si vous utilisez un moule en verre).

Dans un grand bol, faites une crème avec le mélange colza/beurre et le sucre. Ajoutez les œufs et battez encore. Ajoutez tous les ingrédients restants, excepté les morceaux de pommes, et mélangez bien. Incorporez les morceaux de pommes (et les noix) à la main.

Versez dans un moule de 20 cm sur 20 ou de 20 cm sur 25, graissez et faites cuire 50 à 60 minutes ou jusqu'à ce que la cuisson soit terminée.

Remarque – Pour accélérer la préparation, vous pouvez utiliser des pommes séchées à la place des fraîches. Faites-les simplement gonfler pendant à peu près 30 minutes dans du jus de pomme ou d'orange.

VALEUR NUTRITIONNELLE POUR 1 PORTION

Fabrication sans noix

Calories	Protéines	Sucres	Sodium	Graisses totales	Graisses saturées	Cholestérol
309	28 g	20 g	381 mg	13 g	4 g	49 mg

LA	ALA	EPA	DHA	Oméga-6 / Oméga-3
1,4 g	1 g	inconnu	inconnu	1,4

Fabrication à base de noix

Calories	Protéines	Sucres	Sodium	Graisses totales	Graisses saturées	Cholestérol
332	29 g	20 g	381 mg	16 g	4,3 g	49 mg

LA	ALA	EPA	DHA	Oméga-6 / Oméga-3
3 g	1,5 g	inconnu	inconnu	2

15. Astuces pour une alimentation saine

→ *Comment suivre le Plan Oméga quand on mange à l'extérieur et "sur le pouce" ?*

Aujourd'hui, beaucoup de gens absorbent la moitié de leurs calories dans des repas pris hors de chez eux. Il y a donc autant de chances de les voir acheter de la nourriture dans les fast-foods, chez un vendeur ambulant ou au restaurant, que de les voir manger chez eux. De plus, même quand ils mangent à la maison, il n'est pas rare qu'ils dînent avec des plats prêts à l'emploi, des pizzas venant du rayon frais ou des entrées surgelées réchauffées au micro-ondes. Comme la plupart des plats préparés sont riches en calories, sel, sucre et mauvaises graisses, la poursuite du **Plan Oméga** dans ces conditions nécessite de bonnes connaissances et une forte détermination.

Pour commencer, voici trois principes généraux à connaître.

✓ La plupart des graisses des produits préparés du commerce sont des "mauvaises graisses". Elles sont soit saturées, soit riches en acides gras trans, soit très riches en acides gras oméga-6.

✓ Pratiquement tous les établissements de la restauration servent des portions de nourriture beaucoup trop grosses par rapport aux besoins. Cette remarque concerne surtout les Etats-Unis, mais ceci devient fréquent en France et en Europe en général. Comme, de plus, ces repas sont souvent riches en sel et en sucres rapides – ingrédients qui peuvent déclencher un désir insatiable de nourriture – il peut se révéler difficile de garder la ligne.

✓ La plupart des produits préparés du commerce contiennent des additifs artificiels. Amusez-vous à comparer les ingrédients d'une recette de pain maison (farine, huile, levure et sel) avec ceux trouvés dans un petit pain pour hamburger d'une chaîne de fast-food : farine enrichie (niacine, fer, mononitrate de thiamine, riboflavine et acide folique), eau, sucre, shortenings végétaux, sel, gluten de froment, levure, levure alimentaire (sulfate de calcium, iodure de potassium, bromure de potassium et/ou sulfate d'ammonium), conditionneurs de pâte (polysorbate 60, peroxyde de calcium [oxydant], sels de calcium, sulfates, phosphates et sels d'ammonium), agents renforçant la structure de la pâte (stéroyllactylate de sodium et/ou de calcium ou des mono- et des diglycérides d'éthoxylate), des assouplissants de pâte (des mono- et des diglycérides et/ou des protéases), des inhibiteurs d'humidité (propionate de calcium), des conservateurs (sorbate de potassium), des antioxydants (acide ascorbique, phosphate de potassium/calcium).

Méfiez-vous donc de ce que vous achetez !

QUE COMMANDER?

Le petit déjeuner

Si vous mangez votre petit déjeuner hors de chez vous, vous pouvez toujours emporter un fruit frais ou commander un jus de fruit frais. Les céréales, préparées ou non, se révèlent des choix raisonnables si vous utilisez du lait écrémé. Du fromage blanc maigre ou du yaourt avec des fruits constituent un petit déjeuner sain. Les œufs pochés ou les œufs durs vous permettent d'aborder la journée avec des protéines, sans pour autant vous alourdir avec des calories. Méfiez-vous cependant des omelettes car elles tendent à être "éléphantesques", et à couvrir la moitié de votre assiette. Elles sont cuites dans une huile dont vous ne connaissez pas l'origine et sont généralement recouvertes d'une bonne couche de fromage. Vous pouvez demander une omelette faite avec deux blancs d'œuf ou avec un œuf et deux blancs. Si vous désirez du fromage, demandez une pincée de parmesan râpé plutôt qu'une épaisse couche de gruyère.

Le déjeuner

Déjeuner dans un "salad-bar" est devenu une tradition américaine, et cette pratique devient de plus en plus fréquente dans les grandes villes européennes. Si vous choisissez intelligemment vos aliments, vous pouvez prendre un excellent repas. En l'absence de sauce à base d'huile de colza ou d'huile d'olive, demandez que la sauce soit servie à part et usez-en avec modération. De plus en plus d'établissements permettent à leur clientèle de confectionner leur propre assaisonnement et proposent différentes variétés d'huile, de vinaigre et autres condiments. Il n'est pas rare de trouver sur le buffet une bouteille d'huile d'olive.

La plupart des soupes se révèlent un bon choix de déjeuner, en particulier la soupe aux pois, la soupe au pistou, la bouillabaisse, la soupe au chou, la soupe piquante, la soupe miso, la soupe julienne, la soupe à l'oignon, la soupe de courges ou au potiron et la soupe aux palourdes de Nouvelle-Angleterre. Méfiez-vous des croûtons. A moins qu'ils ne soient exempts de matières grasses, ils sont très probablement imbibés d'acides gras trans. Il est souvent préférable de choisir du pain. Le poisson grillé constitue un excellent déjeuner, spécialement le saumon, la truite, le poisson bleu, le hareng, les sardines, le requin, l'espadon et le thon. Les autres variétés de poissons ne sont pas aussi riches en acides gras oméga-3, mais elles restent cependant recommandables car elles sont pauvres en calories et riches en protéines, et le faible taux de graisse qu'elles contiennent sont des graisses saines.

Les femmes enceintes consommeront uniquement de petites portions de (ou même éviteront totalement) requin, d'espadon ou de thon du fait des récentes alarmes concernant leur contenu en métaux lourds. Même s'il s'agit d'un risque un peu "théorique", mieux vaut être prudent. Evitez aussi les poissons frits car, en général, pour les fritures du lieu, du cabillaud ou du carrelet – poissons pauvres en acides gras oméga-3 – on utilise des huiles hydrogénées ou riches en oméga-6. Vous absorbez donc plus de mauvaises graisses que de bonnes.

Si vous désirez des pommes de terre pour le déjeuner, évitez les frites et commandez des pommes de terre cuites au four ou à la vapeur.

Quelques exemples de choix sains dans un salad-bar

- Betterave
- Brocoli
- Carotte
- Chou
- Chou-fleur
- Coriandre
- Courgette
- Epinard
- Feta
- Graines de tournesol
- Haricots

- Huile de colza
- Huile d'olive
- Œufs durs
- Oignons
- Pois
- Radis
- Salade verte : laitue, batavia, scarole doucette, roquette…
- Sauce à base d'huile de colza
- Sauce à base d'huile d'olive
- Tofu

Le dîner

La plupart des recommandations que nous avons faites pour le déjeuner s'appliquent aussi au dîner. Commandez de la viande maigre, du poisson, du poulet ou un plat végétarien. Considérez les légumes et les salades comme les mets les plus importants de votre repas. Commandez la quantité de nourriture qui correspond à vos besoins énergétiques et pas à votre appétit.

Aux Etats-Unis, les restaurants situés dans les étages tendent à offrir des aliments plus sains que ceux situés au rez-de-chaussée. Les portions sont plus petites, les légumes cuits avec plus d'imagination et de raffinement, on vous servira une salade variée plutôt qu'une salade iceberg "anémique", vous trouverez fréquemment des sauces à base d'huile d'olive et une petite bouteille d'huile d'olive pourra accompagner votre pain. Bien que les portions soient plus petites que dans les chaînes de restaurants, vous mangerez encore beaucoup trop si vous devez consommer tous les plats proposés des amuse-gueule au dessert. Beaucoup de gens prenant place dans des restaurants gastronomiques confessent se sentir rassasiés bien avant l'arrivée du plat principal. Envisagez de ne commander qu'un potage et une salade, ou une entrée, ou encore un hors-d'œuvre et une salade. C'est une expérience rare de déguster un merveilleux repas et de quitter le restaurant sans avoir le ventre trop lourd. Généralement, les authentiques restaurants "ethniques" offrent plus d'aliments riches en oméga-3 que les versions américanisées. Dans un authentique restaurant mexicain, par exemple, vous trouverez des suggestions saines comme le poulet cuit au four dans des feuilles de bananes, du poisson grillé, de la *sopa marinera* (soupe de fruits de mer), des huîtres avec du jus de citron, du *pescado rellano* (poisson farci), du poulet à la sauce *tomatillo* ou à la *salsa*, et de la salade *jicama*. Dans un restaurant mexicain, on vous sert des *burritos*, des *enchiladas*, des *tacos* et des *chimichangas* invariablement accompagnés de sauce aigre, de fromage et de purée d'avocat.

Dans un restaurant japonais, il est difficile de se tromper car les aliments ne contiennent que très peu de mauvaises graisses et les plats de poissons abondent. Si vous n'aimez ni les *sushi* ni les *sashimi*, vous pouvez commander du *teriyaki* ou du *yakitori* (viande et poisson grillés, nappés de sauce) ou de la soupe aux nouilles (udon).

Ne perdez pas de vue les restaurants végétariens et les restaurants qui servent des aliments bio. Les légumes y reçoivent la place qui leur est due, on y sert du pain complet fraîchement préparé et on utilise des ingrédients naturels pour tous les plats. N'oubliez pas cependant de vous renseigner sur les huiles utilisées car certains emploient encore des huiles riches en oméga-6 plutôt que les huiles de colza ou d'olive.

LES ALIMENTS PRÊTS À L'EMPLOI

Certaines personnes ont des vies tellement remplies qu'elles trouvent difficilement le temps de manger, et encore moins de cuisiner. Pour elles, les aliments prêts à l'emploi sont une manière de vivre. Malheureusement, il est extrêmement "pratique" pour les fabricants d'utiliser de l'huile partiellement hydrogénée dans la plupart des produits. C'est le seul moyen de conserver de la nourriture pendant de longues périodes sans qu'elle ne rancisse. Comme vous le savez, lorsque vous lisez les mots "huile partiellement hydrogénée" sur l'étiquette, les aliments contiennent des acides gras trans.

Comme déjà mentionné plus tôt, vous n'avez pas à renoncer totalement à tous les plats prêts à l'emploi pour éviter les mauvaises graisses. Vous devez toutefois faire une partie de vos achats dans des magasins spécialisés en alimentation naturelle. Aux USA, vous trouverez dans ces magasins des douzaines de produits fabriqués à base d'huile de colza, y compris des gaufres à réchauffer, des mélanges pour cake, crêpes et muffins, des tartes-minute, des céréales, des biscottes, des cookies, des gâteaux, du pain, des chips, des bretzels et des tortillas. En France, certaines grandes surfaces présentent des salades (taboulés, céleri rémoulade…) à l'huile de colza, des pizzas et autres produits préparés à l'huile d'olive.

Que dire de tous les produits préparés maigres ou pauvres en graisse, et de tous les mélanges actuellement sur le marché ? Le bon côté est qu'ils ne contiennent ni graisses saturées, ni acides gras trans, ni huiles riches en acides gras oméga-6. Le mauvais côté est qu'ils ne vous apportent aucun acide gras oméga-3, ni aucun mono-insaturé. Autre inconvénient fréquent : leur richesse en sucre (ou en édulcorants artificiels) pour essayer de remédier au manque de goût de gras.

L'achat de légumes surgelés réduit considérablement les temps de préparation. Il y a quelques années, les seules denrées disponibles étaient le maïs, les petits pois, les haricots verts et les haricots de Lima. Aujourd'hui, les supermarchés ordinaires présentent une douzaine de différents assortiments de légumes. Certains sont excellents. Essayez-les jusqu'à ce que vous trouviez ceux qui sont à votre goût.

Les "machines à pains" sont une bénédiction pour les Américains "pressés", mais pas pour les Français qui, même quand ils sont "pressés", restent fidèles à leurs boulangères. Avec une "machine à pain", vous ne devez plus vous préoccuper du levage de la pâte, ni attendre de pouvoir mettre le pain au four, ni nettoyer un bol mélangeur crasseux ou un moule à pain. Tout est automatisé ; le pain peut être cuit durant votre sommeil. La possession d'une machine à pain permet, même aux gens les plus pressés, de faire leur propre pain complet plusieurs fois par semaine (voyez la recette pour le *pain au lin et au miel* au chapitre 14).

Un fruit frais est un "fast food" excellent. Commencez par manger une banane, une pomme, une poire ou une poignée de raisins et vous êtes sur le bon chemin.

Si vous choisissez de faire du poisson pour le dîner, celui-ci peut être prêt en dix minutes. Faites-le griller ou sauter dans un peu d'huile d'olive et assaisonnez-le avec un peu de jus de citron frais. Ouvrez un sachet de salade triée et prélavée et arrosez-la d'huile d'olive, de vinaigre et d'une pincée de sel et de poivre. Sortez le pain et le mélange huile de colza/beurre. Le dîner est prêt.

Un dessert ?

Pourquoi pas un fruit ? Frais, bien sûr !

RATIONALISEZ VOS ACHATS

Le reste de ce chapitre est consacré à des listes d'achat détaillées pour chacune des 50 recettes rapides et faciles, décrites au chapitre précédent. Les recettes sont reprises par ordre alphabétique. Prenez ces listes pour aller faire vos courses et vous pourrez revenir à la maison avec tout ce dont vous avez besoin pour un fabuleux repas sans autres préparatifs.

Les ingrédients de chaque recette sont classés en deux colonnes. La colonne "ingrédients spéciaux" contient les denrées que vous n'avez pas nécessairement sous la main. Comme vous le verrez, nous supposons que vous disposez d'un certain nombre d'ingrédients comme l'huile d'olive, l'ail frais, les graines de lin, les noix, la mayonnaise à base de colza et l'huile de colza. Vous devez avoir ces ingrédients en réserve car vous les utiliserez fréquemment.

LISTES D'ACHAT

AGNEAU AU CURRY ACCOMPAGNÉ DE POMMES ET DE POIVRONS

Quantité : 4 à 5 portions
Temps de préparation : 15 minutes + 2 à 3 heures de cuisson

Ingrédients spéciaux

1 poivron vert
1 poivron rouge
2 pommes acidulées
  (ou ¾ de tasse de pommes séchées)
1 à 3 cuillerées à soupe de poudre de curry
Bouillon de volaille dégraissé en cube
1 oignon
750 g d'agneau désossé et dégraissé
2 gousses d'ail

Dans le garde-manger

Huile de colza ou d'olive
Sel
Poivre

LES BROWNIES DE JO

Quantité : 12 brownies
Temps de préparation : 10 minutes + 25 minutes de cuisson

Ingrédients spéciaux

60 g de chocolat fondant
2 cuillerées à soupe de beurre
⅓ de tasse de noix hachées (facultatif)

Dans le garde-manger

Huile de colza
Farine
Sucre
Vanille
2 œufs
Sel

CASSEROLE PROVENÇALE

Quantité : 5 tasses
Temps de préparation : 15 minutes + à peu près 30 minutes de cuisson

Ingrédients spéciaux

1 petite aubergine
1 boîte de 400 g de tomates entières
60 g de Portobellos (ou d'autres champignons)
1 poivron rouge frais ou grillé en conserve
1 boîte de 420 g de haricots (au choix)
1 sachet de 300 g de jeunes haricots de Lima
1 gousse d'ail
1 oignon

Dans le garde-manger

Huile d'olive ou de colza
Vinaigre
Basilic
Sel

CHOU FRISÉ AU CITRON

> Quantité : 4 portions
> Temps de préparation : 15 minutes

Ingrédients spéciaux

250 g de chou frisé
1 citron
1 gousse d'ail (facultatif)

Dans le garde-manger

Huile d'olive

CHOUX DE BRUXELLES À L'HUILE DE NOIX ET AU CITRON

> Quantité : 2 portions
> Temps de préparation : 15 minutes

Ingrédients spéciaux

2 tasses de choux de Bruxelles, frais ou surgelés
1 cuillerée à soupe d'huile de noix
1 cuillerée à soupe de jus de citron
2 cuillerées à soupe de noix hachées

Dans le garde-manger

Sel
Poivre

COMPOTE DE FRUITS

> Quantité : 4 portions
> Temps de préparation : 40 minutes + 1 heure pour faire tremper les fruits secs

Ingrédients spéciaux

1 tasse de pruneaux
1 tasse de figues sèches
2 tasses de framboises
  ou d'autres baies fraîches ou surgelées
1 cuillerée à café de brandy triple sec
  ou d'une autre liqueur (facultatif)

Dans le garde-manger

Sucre

CRÊPES AU BABEURRE ET AUX GRAINES DE LIN

> Quantité : 7 à 8 crêpes de 12 cm
> Temps de préparation : 10 minutes + 10 minutes de cuisson

Ingrédients spéciaux

1½ tasse de babeurre (ou 1 tasse de lait écrémé
  et ½ tasse de yaourt nature)

Dans le garde-manger

1 œuf
Sucre
Farine
Huile de colza
Farine de lin
Levure chimique
Sel

CRÊPES AU COTTAGE CHEESE

Quantité : 7 à 8 crêpes de taille moyenne (environ ⅓ de tasse de pâte par crêpe)
Temps de préparation : 5 à 10 minutes

Ingrédients spéciaux

⅔ de tasse de cottage cheese maigre
½ tasse de farine de maïs
Zeste d'orange ou de citron (facultatif)

Dans le garde-manger

2 à 3 œufs
Farine
Sucre
Levure chimique
Lait écrémé
Farine de lin

FARINE DE LIN

Quantité : 1¾ tasse de farine
Temps de préparation : 5 minutes

Ingrédients spéciaux

1 tasse de graines de lin

GÂTEAU AUX CAROTTES

Quantité : 8 portions
Temps de préparation : 15 à 20 minutes

Ingrédients spéciaux

1½ tasse de carottes râpées
1 cuillerée à café de zeste d'orange
½ tasse de raisins secs

Dans le garde-manger

Huile de colza
2 à 4 œufs
Farine
Cannelle
Levure chimique
Sucre
Sel
Farine de lin

Gâteau aux pommes du sud

Quantité : 12 petites portions
Temps de préparation : 20 minutes + 50 à 60 minutes de cuisson

Ingrédients spéciaux

Zeste d'orange ou de citron
3 à 4 pommes
½ tasse de noix (facultatif)
Bicarbonate de soude

Dans le garde-manger

2 œufs
Mélange huile de colza/beurre
Sucre
Vanille liquide
Farine
Farine de lin
Sel
Cannelle
Noix de muscade

Haricots noirs ou bœuf quesadilla

Quantité : 4 portions
Temps de préparation : 20 minutes

Ingrédients spéciaux

1 carotte
½ tasse de chou rouge haché
2 tasses de feuilles d'épinard
3 cuillerées à soupe de coriandre fraîche
    ou de persil
2 cuillerées à café de piment en poudre
4 tortillas mexicaines
    (à la farine complète ou à la farine blanche)
4 cuillerées à soupe de fromage émietté,
    en morceaux ou râpé
    (feta, mozzarella ou parmesan)
1 oignon
450 g de haricots noirs
    (en boîte ou cuits à la maison)
½ cuillerée à café de cumin
250 g de bœuf maigre (facultatif)

Dans le garde-manger

Huile de colza ou d'olive
Sel

Mélange huile de colza/beurre ou Mélange huile d'olive/beurre

Quantité : 1 tasse
Temps de préparation : 5 minutes

Ingrédients spéciaux
½ tasse de beurre

Dans le garde-manger
Huile de colza ou d'olive

Hummus

Quantité : 1½ tasse
Temps de préparation : 10 minutes

Ingrédients spéciaux
1 boîte de 450 g de pois chiches
2 cuillerées à soupe de jus de citron
½ tasse de yaourt maigre
1 cuillerée à soupe de tahini
    (purée de graines de sésame)
1 à 3 gousses d'ail
1 pincée de poivre de Cayenne (facultatif)

Dans le garde-manger
Huile d'olive
Sel

Mayonnaise à base d'huile de colza

Quantité : environ 1¾ de tasse
Temps de préparation : 10 minutes

Ingrédients spéciaux
1 petite pincée de poivre de Cayenne
4 cuillerées à soupe de jus de citron frais

Dans le garde-manger
Huile de colza
Moutarde
1 œuf
Sucre
Sel

Muesli au colza

Quantité : 7 tasses
Temps de préparation : 10 minutes + jusqu'à 30 minutes de cuisson

Ingrédients spéciaux
6 tasses d'avoine crue
    à cuisson rapide ou normale
2 à 4 cuillerées à soupe de miel ou de sucre brun
1 tasse de raisins secs ou de mûres
    ou de myrtilles séchées ou de papaye
1½ tasse de pommes séchées

Dans le garde-manger
Huile de colza
Graines de lin
Noix

Muffins au son et au lin

Quantité : 10 muffins de 6 cm
Temps de préparation : 10 minutes + environ 20 minutes de cuisson

Ingrédients spéciaux

½ tasse de son de blé
2 cuillerées à soupe de mélasse
Zeste d'orange
⅔ tasse de raisins secs ou d'un autre fruit sec

Dans le garde-manger

Huile de colza
Sucre
Levure chimique
1 œuf
Farine de lin
Farine
Sel
Lait écrémé

Pad thai

Quantité : 6 tasses
Temps de préparation : 15 minutes + 40 minutes pour faire tremper les pâtes

Ingrédients spéciaux

230 g de nouilles pad thaï (au riz)
1 tasse de crevettes décortiquées ou de poulet
⅓ de tasse de sauce au poisson
    ou de sauce soja ou de sauce aux huîtres
⅔ de tasse d'oignons verts
½ tasse de coriandre fraîche
2 tasses de germes de soja frais
⅓ de tasse de vinaigre de vin blanc
2 gousses d'ail
½ cuillerée à café de poivre de Cayenne
2 citrons verts
3 cuillerées à soupe de cacahuètes hachées
    (facultatif)

Dans le garde-manger

Huile de colza
¼ de tasse de ketchup
Sucre

PAIN À LA BANANE

Quantité : 1 miche (10 tranches)
Temps de préparation : 20 minutes + 45 minutes de cuisson

Ingrédients spéciaux	Dans le garde-manger
¼ de tasse de crème aigre ou de yaourt nature	Huile de colza
1 tasse de banane mûre écrasée	2 à 3 œufs
½ tasse de noix hachées	Vanille liquide
	Farine
	Sucre
	Levure chimique
	Sel
	Farine de lin

PAIN AU LIN ET AU MIEL

Quantité : 1 grand pain (14 tranches)
Temps de préparation : 5 minutes avec une machine à pain + 30 minutes de cuisson

Ingrédients spéciaux	Dans le garde-manger
3 tasses de farine de froment complète, pour pain	Huile de colza
3 cuillerées à soupe de miel ou de sucre	Farine blanche
1 cuillerée à soupe et 1 cuillerée à café de levure de boulanger	Farine de lin
	Sel

PAIN DE MAÏS

Quantité : 8 portions
Temps de préparation : 10 minutes + 20 minutes de cuisson

Ingrédients spéciaux	Dans le garde-manger
1 tasse de farine de maïs	1 à 2 œufs
	Huile de colza
	Levure chimique
	Sucre
	Farine
	Farine de lin
	Lait écrémé
	Sel

Pesto aux noix

Quantité : 4 à 6 portions selon les appétits
Temps de préparation : 10 minutes

Ingrédients spéciaux

2 tasses bien pleines de feuilles de basilic
    (environ 60 g)
½ tasse de noix hachées
2 gousses d'ail
½ tasse de parmesan fraîchement râpé
2 cuillerées à soupe de beurre (facultatif)

Dans le garde-manger

Huile d'olive
Sel

Poulet à l'orange accompagné de riz

Quantité : 4 portions
Temps de préparation : 10 minutes + au moins 60 minutes de cuisson

Ingrédients spéciaux

500 g de poulet sans os et sans peau
Bouillon de volaille dégraissé en cube
1½ tasse de jus d'orange
1 à 3 cuillerées à café de poudre de curry
1 oignon
2 gousses d'ail
½ tasse de riz blanc ou de riz brun
3 cuillerées à soupe de raisins secs (facultatif)

Dans le garde-manger

Huile de colza ou d'olive
Cannelle
Sel
Poivre

Poulet au feu d'enfer

Quantité : 6 portions
Temps de préparation : ≤10 minutes + 30 à 40 minutes de cuisson

Ingrédients spéciaux

Cuisses de poulet sans os et sans peau
    ou escalope (750 g)
2 tasses de vinaigre balsamique
    ou de vinaigre de vin rouge
½ tasse de vin blanc sec ou de vermouth
1 cuillerée à soupe de pâte de tomate
3 cuillerées à soupe d'herbes fraîches hachées
    (estragon, basilic, persil...)
3 gousses d'ail

Dans le garde-manger

Huile de colza ou d'olive

POULET AU PARMESAN ET AU YAOURT

Quantité : 7 portions
Temps de préparation : 10 minutes + 1 heure de cuisson

Ingrédients spéciaux

1 kg de cuisses de poulet
    ou hauts de cuisse ou pilons
2 cuillerées à soupe de jus de citron
    ou de citron vert
1 tasse de yaourt nature maigre
3 cuillerées à soupe de mayonnaise
    à base d'huile de colza
1 cuillerée à soupe de moutarde de Dijon
1 cuillerée à soupe de sauce Worcestershire
¼ de cuillerée à café de poivre de Cayenne
¼ de tasse d'oignons verts coupés en rondelles
¼ de tasse de parmesan
    fraîchement râpé (facultatif)

Dans le garde-manger

Huile de colza ou d'olive
Thym

POULET OU TOFU HOISIN

Quantité : 3 portions
Temps de préparation : 15 minutes + 30 à 40 minutes de cuisson

Ingrédients spéciaux

350 g de cuisses ou de blancs de poulet sans
    peau et sans os ou 300 g de tofu assez ferme
    (1 % de matière grasse)
1 cuillerée à soupe de jus de citron
¼ de tasse de sauce hoisin
⅙ de tasse d'oignons verts émincés
1 cuillerée à café de gingembre frais haché
½ tasse de bouillon de volaille dégraissé
¼ de cuillerée à café de poivre de Cayenne
    ou d'huile piquante
1 gousse d'ail

Dans le garde-manger

Huile de colza

PORC OU BŒUF SAUTÉ

Quantité : 4 portions
Temps de préparation : 15 minutes

Ingrédients spéciaux

250 g de porc ou de bœuf
4 tasses d'un mélange de légumes
    (frais ou surgelés)
Sauce au soja

Dans le garde-manger

Huile de colza
Sel
Poivre

Salade de betterave au fromage bleu

Quantité : 2 portions
Temps de préparation : 10 minutes

Ingrédients spéciaux

1 tasse de betterave en boîte ou fraîche coupée en tranches
30 g de Stilton ou d'un autre fromage bleu
2 cuillerées à soupe de noix hachées
Un lit de roquette ou d'une autre salade verte

Salade de chou frais

Quantité : 7 tasses
Temps de préparation : 15 minutes + au moins 12 heures de marinade

Ingrédients spéciaux

½ chou rouge ou blanc
½ cuillerée à café d'aneth séché
   ou 2 cuillerées à soupe d'aneth frais
½ tasse de vinaigre
1 cuillerée à café de moutarde
1 oignon

Dans le garde-manger

Sucre
Huile de colza
Sel

Salade de pâtes au thon

Quantité : 4 ½ tasses
Temps de préparation : 30 minutes

Ingrédients spéciaux

2 tasses de pâtes colorées en forme de coquillages
1 boîte de thon ou 1 tasse de thon frais cuit
1 poivron rouge
3 cuillerées à soupe de mayonnaise à base d'huile de colza
1 cuillerée à soupe de jus de citron
½ tasse d'oignons rouges hachés

SALADE DE POULET À LA VINAIGRETTE

Quantité : 2 portions
Temps de préparation : 10 minutes + le temps de cuisson du poulet

Ingrédients spéciaux

170 g de blanc de poulet rôti sans peau, coupé en dés ou en lanières
    (ou utilisez un reste de viande froide)
2 tasses de différentes variétés de salade verte
1 carotte
1 tomate
½ poivron vert ou rouge

SALADE DE ROQUETTE AUX POMMES ET AUX NOIX

Quantité : 4 portions
Temps de préparation : 20 minutes

Ingrédients spéciaux

5 cuillerées à soupe d'huile de noix
3 cuillerées à soupe de vinaigre balsamique
2 pommes
1 botte de roquette
⅓ de tasse de noix concassées
60 g de fromage de chèvre
    ou d'un autre fromage (facultatif)

Dans le garde-manger

Huile d'olive
Sel
Poivre

SALADE VERTE AUX NOIX ET AUX ORANGES

Quantité : 6 portions
Temps de préparation : 15 minutes

Ingrédients spéciaux

6 tasses de différentes variétés de feuilles de salade (350 g environ)
2 oranges ou 1 petite boîte de mandarines
⅓ de tasse de noix concassées
1 tasse de céleris hachés
5 oignons verts
60 g de fromage bleu ou de fromage de chèvre (facultatif)

Salsa aux haricots noirs

Quantité : 3 tasses
Temps de préparation : 15 à 20 minutes

Ingrédients spéciaux

2 tomates fraîches
¼ à ½ tasse de coriandre fraîche ou de persil
⅓ de tasse d'oignons émincés
1 ou 2 piments
2 citrons verts
450 g de haricots noirs

Dans le garde-manger

Sel

Sandwich aux légumes grillés

Quantité : 1 sandwich
Temps de préparation : 10 minutes

Ingrédients spéciaux

2 tranches de pain au levain
    ou à la farine complète
¼ d'oignon rouge ou jaune
½ poivron rouge
3 à 4 tranches de tomates
30 g de mozzarella ou de fromage suisse

Dans le garde-manger

Huile d'olive
Sel
Poivre

Sauce au babeurre

Quantité : ¾ de tasse
Temps de préparation : 5 minutes

Ingrédients spéciaux

½ tasse de mayonnaise à base d'huile de colza
¼ de tasse de babeurre
Aneth
Ail

Dans le garde-manger

Sel
Poivre

Saumon à la coriandre et aux légumes grillés

Quantité : 2 à 4 portions
Temps de préparation : 20 minutes

Ingrédients spéciaux

500 g de filets de saumon
4 gros Portobellos (ou autres champignons)
    laissés entiers
1 petite aubergine
1 poivron rouge
½ tasse de bouillon de volaille dégraissé
¼ de tasse de jus de citron ou de citron vert
¼ de tasse de coriandre fraîche
½ cuillerée à café de paprika
1 cuillerée à café de cumin en poudre
1 à 3 gousses d'ail
Poivre de Cayenne (facultatif)

Dans le garde-manger

Huile d'olive ou de colza
Sel
Poivre

Soupe au chou et à la betterave

Quantité : 8 tasses
Temps de préparation : 15 minutes + 30 à 45 minutes de cuisson

Ingrédients spéciaux

½ oignon rouge
1 cœur de chou
1 cuillerée à soupe d'aneth frais
    ou 1 cuillerée à café d'aneth séché
1 cuillerée à soupe de sauce Worcestershire
Cube de bouillon de bœuf dégraissé
2 boîtes de 450 g de betteraves coupées
    accompagnées de leur jus
½ cuillerée à café de moutarde
Yaourt nature maigre en garniture

Dans le garde-manger

Huile de colza ou d'olive
Poivre

Soupe de haricots

Quantité : 10 tasses

Temps de préparation : 20 minutes + au moins 3 heures de cuisson

Ingrédients spéciaux

500 g de haricots secs variés
6 à 8 tasses de bouillon de bœuf ou de légumes
2 carottes
1 grande boîte de tomates entières
¼ de cuillerée à café de pétales de piment rouge
1 oignon
2 gousses d'ail
½ feuille de laurier

Dans le garde-manger

Huile d'olive
Sel
Poivre
Thym

Soupe de pois cassés

Quantité : 5 ½ tasses

Temps de préparation : 10 à 15 minutes, laisser tremper pendant la nuit

2 heures de cuisson minimum

Ingrédients spéciaux

2 tasses de pois cassés secs
2 carottes
Bouillon de volaille dégraissé (1 litre)
1 oignon
1 cuillerée à soupe de sauce Worcestershire
2 gousses d'ail
⅔ de tasse de lait écrémé en poudre (facultatif)
1 tasse de saumon fumé (facultatif)

Dans le garde-manger

Huile d'olive ou de colza
Thym
Sel
Poivre

SOUPE PIQUANTE

Quantité : 8 tasses
Temps de préparation : 40 minutes

Ingrédients spéciaux

Bouillon de bœuf dégraissé en cube
10 shiitakes (champignons chinois) frais ou déshydratés
½ tasse de pousses de bambou
½ tasse de châtaignes
1 cuillerée à café de gingembre frais haché
120 g de tofu assez ferme
1 cuillerée à soupe de sauce soja
2 cuillerées à soupe de vinaigre de saké ou d'un autre vinaigre
½ cuillerée à café d'huile de piment rouge
1 cuillerée à café d'huile de sésame
60 g de vermicelles
250 g d'épinard haché ou de feuilles de moutarde

TARTE AUX POMMES ET AU CITRON

Quantité : 8 morceaux (5 cm sur 8)
Temps de préparation : 10 à 15 minutes + environ 35 à 40 minutes de cuisson

Ingrédients spéciaux

2 pommes
1 cuillerée à café de zeste de citron
    et 2 cuillerées à soupe de jus
    (utilisez du jus frais,
    pas du jus de citron en bouteille)

Dans le garde-manger

Farine pour pâtisserie
Farine
6 cuillerées à soupe de
mélange huile de colza/beurre
2 œufs
Sucre semoule
Sucre cristallisé
Levure chimique

TARTE AUX POMMES ET AUX NOIX

Quantité : 6 portions
Temps de préparation : 15 minutes + 35 à 45 minutes de cuisson

Ingrédients spéciaux

2 à 4 pommes
½ tasse de noix concassées

Dans le garde-manger

1 à 2 œufs
Sucre
Farine pour pâtisserie
Sel
Cannelle

Thai poêlé

Quantité : 5 tasses
Temps de préparation : 20 minutes

Ingrédients spéciaux

1 cuillerée à café de gingembre émincé
1 poivron rouge
1 poivron vert
Poivre de Cayenne
500 g de crevettes décortiquées ou de calamars
1 gros oignon
1 à 3 gousses d'ail

Dans le garde-manger

Huile de colza
Sucre
Sel

Thon accompagné de tomates séchées au soleil

Quantité : 4 portions
Temps de préparation : 20 minutes + 1 heure pour la marinade

Ingrédients spéciaux

750 g de thon frais
Le jus d'un citron
1 cuillerée à café de moutarde
½ tasse de tomates séchées au soleil
     conservées dans de l'huile d'olive
     (gardez celle-ci)
½ tasse de persil italien frais,
     d'épinard ou de coriandre
3 gousses d'ail
½ tasse de bouillon de volaille dégraissé
2 cuillerées à soupe de câpres (facultatif)

Dans le garde-manger

Huile d'olive
Sel
Poivre

Thon mariné à l'aneth

Quantité : 4 portions
Temps de préparation : 20 minutes + 6 heures de marinade

Ingrédients spéciaux

750 g de thon frais
3 cuillerées à soupe d'aneth frais
1 cuillerée à soupe de persil haché
Le jus d'un citron

Dans le garde-manger

Huile d'olive
Sucre
Sel
Poivre

TRUITE AU VIN ET AUX HERBES

Quantité : 2 filets
Temps de préparation : 20 minutes

Ingrédients spéciaux

2 filets de truite
4 cuillerées à soupe de vin blanc sec
    ou de vermouth
Herbes fraîches (persil, estragon, ciboulette,
    basilic, aneth ou thym…)
1 gousse d'ail

Dans le garde-manger

Huile de colza
Sel
Poivre

TRUITE MIJOTÉE AU VIN BLANC

Quantité : 2 truites
Temps de préparation : 30 minutes

Ingrédients spéciaux

2 truites
⅔ de tasse d'échalotes ou d'oignons hachés
⅔ de tasse de carottes
⅔ de tasse de chanterelles
    (ou autres champignons) coupées menu
1 tasse de vermouth ou de vin blanc
1 cuillerée à soupe de thym frais
    (½ cuillerée à café de thym séché)
3 cuillerées à soupe de persil

Dans le garde-manger

Huile d'olive ou de colza

VINAIGRETTE À L'HUILE DE NOIX

Quantité : ½ tasse
Temps de préparation : 5 minutes

QutesIngrédients spéciaux

⅓ de tasse d'huile de noix
2 cuillerées à soupe de vinaigre de saké
    ou d'un autre vinaigre
½ cuillerée à café d'estragon séché
    ou 30 g d'estragon frais
1 cuillerée à café de moutarde

Dans le garde-manger

Sel
Poivre

Vinaigrette aux agrumes

Quantité : 4 portions
Temps de préparation : 10 minutes

Ingrédients spéciaux

5 cuillerées à soupe de jus d'orange
2 cuillerées à soupe de vinaigre
1 cuillerée à café de moutarde de Dijon
1 cuillerée à café d'estragon sec
    ou 1 cuillerée à soupe d'herbe fraîche
½ cuillerée à café de paprika
1 gousse d'ail

Dans le garde-manger

Huile d'olive
Sel
Poivre

ANNEXES

ANNEXE 1. EXEMPLE DE FICHE POUR JOURNAL ALIMENTAIRE

DATE _____ POIDS _____

L'OBJECTIF DU JOUR _____

HEURE	ALIMENTS	CALORIES	HUMEUR OU SITUATION

TOTAL CALORIQUE	COMMENTAIRES GÉNÉRAUX	

TYPE D'EXERCICE	DURÉE OU QUANTITÉ	COMMENTAIRES

ANNEXE 2. COURBE DE POIDS

DATE																			
+ 3																			
+ 2																			
+ 1																			
0																			
− 1																			
− 2																			
− 3																			
− 4																			
− 5																			
− 6																			
− 7																			
− 8																			
− 9																			
− 10																			
− 11																			
− 12																			
− 13																			

ACIDE LINOLÉIQUE ET ACIDE ALPHA-LINOLÉNIQUE

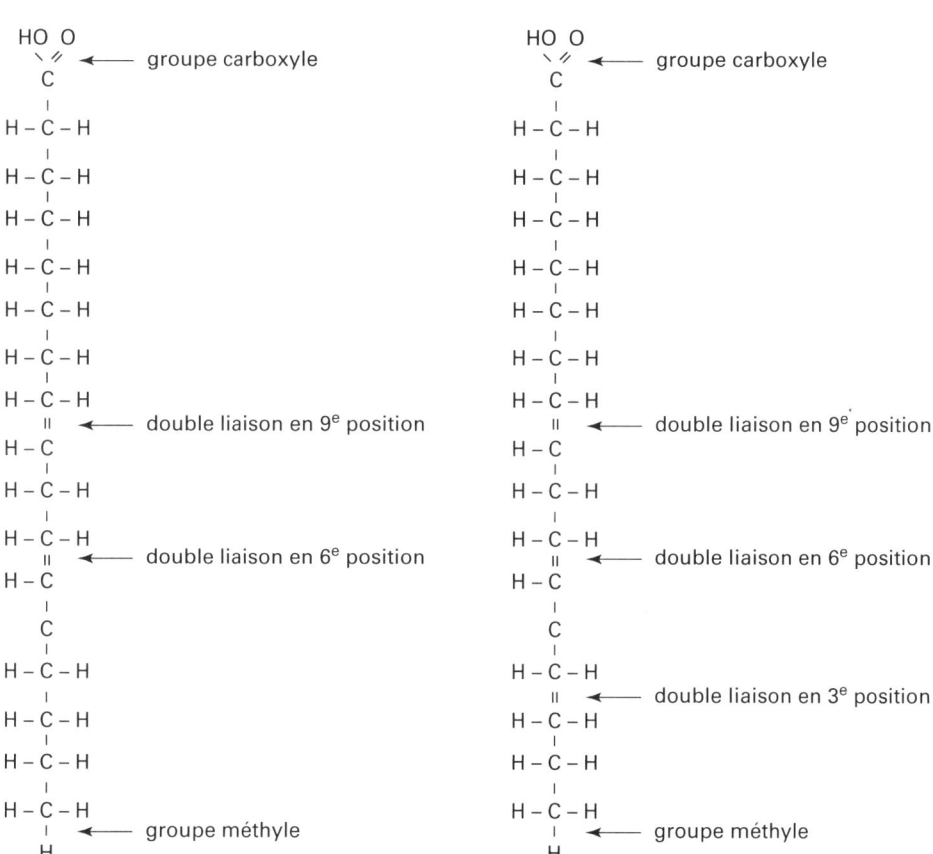

ACIDE LINOLÉIQUE   ACIDE ALPHA-LINOLÉNIQUE

✓ *L'acide linoléique* a sa première double liaison au niveau du 6e carbone et fait partie de la famille des acides gras **oméga-6**.

✓ *L'acide alpha-linolénique* a une double liaison supplémentaire par rapport à l'acide linoléique. Elle est située en 3e position, ce qui lui confère des propriétés particulières et lui vaut son appartenance à la famille des acides gras **oméga-3**.

ANNEXE 4. COMPOSITION EN ACIDES GRAS D'ALIMENTS CONSOMMÉS COURAMMENT EN FRANCE

Beaucoup des données indiquées concernant les poissons, les crustacés et les mollusques proviennent de l'ouvrage *Health and Effects of Polyunsaturated Fatty Acids in Seafoods*, édité par Artémis SIMOPOULOS, Robert KIFER et Roy MARTIN, et publié en 1986.

Certaines valeurs ont été modifiées ou ajoutées par les auteurs français pour tenir compte du fait que certains aliments ou produits américains sont très différents de ceux consommés en France (les corps gras par exemple).

Certaines données proviennent de la base de données de l'USDA, d'autres des documents du CIQUAL, des informations fournies par des industriels de l'agro-alimentaire ou d'autres enfin de dosages réalisés par les auteurs français eux-mêmes, notamment dans le Laboratoire de Biologie Intégrée (Directeur Alain FAVIER) du CHU de Grenoble.

La quantité de graisse et la composition en acides gras des poissons sont très variables pour une espèce donnée (surtout pour les espèces pélagiques comme le hareng, le maquereau, le thon et la sardine). Elles dépendent de nombreux facteurs, notamment pour le poisson sauvage, de la zone de pêche et de la saison (et du cycle biologique de l'espèce). A titre d'exemple, la teneur en graisses totales de la sardine peut varier de 1,2%, en mars, à 18,4%, en septembre. Pour le poisson d'élevage, elles dépendront surtout des techniques d'alimentation utilisées par les éleveurs. Pour plus de détails, les lecteurs peuvent se référer à une récente publication [C. CAHU, P. SALEN, M. DE LORGERIL - Farmed fish and wild fish for the prevention of cardiovascular disease : assessing possible differences in lipid nutritional value. *Nutr Met Cardiovasc Dis* **14** : 34-41 (2004)].

La quantité de graisses et la composition en acides gras des viandes et des volailles sont également très variables. Elle dépend principalement de la nourriture de l'animal. Le même raisonnement s'applique pour la composition en acides gras des œufs de poule (et autres gallinacés), comme discuté dans le chapitre *"Informations pratiques"* à propos des graines de lin utilisées par certains éleveurs pour améliorer la qualité des œufs.

A propos des fromages, il faut noter que ceux qui sont fabriqués à partir de lait d'animaux élevés dans les pâturages alpins (donc en été et au printemps) présentent des teneurs en ALA plus élevées que ceux produits dans des conditions plus classiques. La dénomination "fromage de montagne" n'est donc pas anodine car les différences sont importantes comme l'a montrée une récente publication suisse [C.B. HAUSWIRTH *et al.* - High omega-3 fatty acid content in Alpine cheese. The basis for an alpine paradox. *Circulation* (2003)].

Finalement, lorsque de grandes discordances étaient observées entre les données américaines et européennes, nous avons évidemment choisi d'indiquer les données européennes.

COMPOSITION EN ACIDES GRAS DES ALIMENTS
[en grammes d'acides gras pour 100 g d'aliments]

POISSONS	TOTAL DES OMÉGA-6	OMÉGA-3		
		ALA	EPA	DHA
Anchois	0,2	–	0,5	0,9
Anguille	0,5	0,06	1,0	0,4
Bar	0,1	Tr	0,1	0,3
Brochet	0,1	Tr	Tr	0,1
Cabillaud [Atlantique]	Tr	Tr	0,1	0,2
Cabillaud [Pacifique]	Tr	Tr	0,1	0,1
Carpe	0,8	0,3	0,2	0,1
Eglefin	–	Tr	0,1	0,1
Eperlan	0,4	0,3	0,2	0,1
Espadon	–	–	0,1	0,1
Esturgeon	0,1	0,1	0,2	0,1
Flétan [Pacifique]	0,2	0,1	0,1	0,3
Flétan noir commun [Groenland]	0,5	Tr	0,5	0,4
Hareng [12% MG]	0,3	0,07	1,5	2,6
Hareng au vinaigre [15% MG]	0,5	0,1	1,3	5
Lavaret	0,7	0,2	0,3	1,0
Lieu	–	–	0,1	0,4
Lotte	0,1	–	0,1	0,1

POISSONS	TOTAL DES OMÉGA-6	OMÉGA-3		
		ALA	EPA	DHA
Loup [Atlantique]	0,2	Tr	0,3	0,3
Maquereau [Atlantique, 14% MG]	0,5	0,2	1,6	3,1
Merlan	–	Tr	Tr	0,1
Merlu argenté	0,3	0,1	0,2	0,3
Merlu du Pacifique	0,2	Tr	0,2	0,2
Mérou	0,1	Tr	Tr	0,3
Morue charbonnière	0,5	0,1	0,7	0,7
Perche	0,4	Tr	0,1	0,2
Plie [carrelet]	0,2	Tr	0,1	0,1
Requin	0,3	–	Tr	0,5
Roussette	0,7	0,1	0,7	1,2
Sardine en conserve à l'huile d'olive [égouttée, 14% MG]	0,7	0,05	0,5	0,7
Sardine fraîche [9% MG]	0,4	0,2	1,1	2,6
Saumon [Atlantique, élevage, 11% MG]	0,9	0,2	1,1	1,5
Saumon sauvage argenté du Pacifique [surgelé, 5,5% MG]	1,2	0,01	0,04	1,1
Saumon fumé d'Ecosse [élevage, 8% MG]	0,5	0,1	0,7	1,5
Sébaste [rockfish]	0,1	Tr	0,2	0,3
Sole	0,1	Tr	Tr	0,1
Sprat	0,2	–	0,5	0,8
Tassergal	0,4	–	0,1	0,2
Thon albacore frais [dosage US]	0,2	–	0,1	0,3
Thon germon frais [thon blanc, dosage US]	0,3	0,2	0,3	1,0
Thon albacore [conserve au naturel, dosage France, 2% MG]	0,2	0,01	0,1	0,5

POISSONS	TOTAL DES OMÉGA-6	OMÉGA-3		
		ALA	EPA	DHA
Thon germon [conserve au naturel, dosage France, 6% MG]	0,3	0,05	0,5	1,7
Thon rouge de Méditerranée [5% MG]	0,3	0,01	0,2	2,4
Truite arc-en-ciel	0,6	0,1	0,1	0,4
Truite de mer	0,1	Tr	0,1	0,2
Truite, filet fumé [élevage, France, 9% MG]	0,8	0,2	0,7	1,6

CRUSTACÉS ET MOLLUSQUES	TOTAL DES OMÉGA-6	OMÉGA-3		
		ALA	EPA	DHA
Bigorneau	0,4	0,2	0,5	Tr
Calamar	0,1	Tr	0,1	0,2
Coquille Saint-Jacques	0,1	Tr	0,1	0,1
Crabe bleu	0,1	Tr	0,2	0,2
Crabe royal	–	Tr	0,2	0,1
Crevette nordique [crevette rose]	0,1	Tr	0,3	0,2
Ecrevisse	0,2	Tr	0,1	Tr
Encornet	0,1	Tr	0,2	0,4
Homard	–	–	0,1	0,1
Huître plate du Pacifique	0,3	Tr	0,4	0,2
Huître [Europe]	0,1	0,1	0,3	0,2
Langouste	0,3	Tr	0,2	0,1
Moule bleue	0,1	Tr	0,2	0,3
Moule de Méditerranée	0,1	–	0,1	0,1

CRUSTACÉS ET MOLLUSQUES	TOTAL DES OMÉGA-6	OMÉGA-3		
		ALA	EPA	DHA
Ormeau [Afrique du Sud]	0,2	Tr	Tr	Tr
Ormeau [Nouvelle-Zélande]	0,2	Tr	Tr	–
Palourde [Mye]	0,2	Tr	0,2	0,2
Palourde américaine	0,1	Tr	Tr	Tr
Palourde du Pacifique	0,1	Tr	Tr	Tr
Poulpe commun	0,1	–	0,1	0,1
Seiche	0,1	Tr	Tr	Tr

HUILES DE POISSON	TOTAL DES OMÉGA-6	OMÉGA-3		
		ALA	EPA	DHA
Huile de foie de morue	6,6	0,7	9,0	9,5
Huile de flétan	4,1	0,6	7,1	4,3
Huile de menhaden	7,8	1,1	12,7	7,9
Huile de saumon	9,0	1,0	8,8	11,1

VIANDES ET VOLAILLES	TOTAL DES OMÉGA-6	OMÉGA-3		
		ALA	EPA	DHA
Bœuf maigre, cru	0,1	Tr	–	–
Bœuf, entrecôte grillée [12% MG]	0,4	0,1	–	–

VIANDES ET VOLAILLES	TOTAL DES OMÉGA-6	OMÉGA-3		
		ALA	EPA	DHA
Bœuf, steak haché [15% MG]	0,3	0,1	–	–
Porc, filet, rôti maigre, cuit	0,5	0,03	–	–
Porc, côtelette grillée [15% MG]	1,2	0,1	–	–
Porc, jambon maigre cuit [6,5% MG]	0,6	0,07	–	–
Porc, jambon enrichi en oméga-3 "filière lin"* [7% MG]	0,9	Oméga-3 totaux = 0,33 dont ALA = 0,25		
Porc, lardons enrichis en oméga-3 "filière lin"* [14% MG]	1,7	Oméga-3 totaux = 0,7 dont ALA = 0,58		
Veau, rôti maigre	0,2	0,02	–	–
Agneau, côtelette grillée [16% MG]	0,3	0,2	–	–
Poulet, viande et peau rôties	1,8	0,2	–	–

*   Selon "Bleu-Blanc-Cœur"

ŒUFS ET PRODUITS LAITIERS	TOTAL DES OMÉGA-6	OMÉGA-3		
		ALA	EPA	DHA
Œuf entier, cru [10,5% MG]	1,6	0,05	–	–
Œuf entier enrichi en oméga-3, cru "filière lin"* [10,4% MG]	1,7	Oméga-3 totaux = 0,66		
Œuf entier enrichi en oméga-3 [Columbus]**	1,3	Oméga-3 totaux = 1,3		
Lait de vache 1/2 écrémé UHT	0,05	0,01	0	0
Lait de vache 1/2 écrémé UHT enrichi avec des huiles de poisson	0,05	0,01	0,028	0,026

ŒUFS ET PRODUITS LAITIERS	TOTAL DES OMÉGA-6	OMÉGA-3		
		ALA	EPA	DHA
Camembert [45% MG]	0,4	0,3	0	0
Mozzarella	0,3	0,1	0	0
Parmesan	0,3	0,3	0	0
Comté	1,1	0,4	0	0
Cheddar	0,5	0,4	–	–
Roquefort	0,6	0,7	–	–

* Selon "Bleu-Blanc-Cœur"
** Selon la société Belevo (Belgique)

CORPS GRAS [sauf margarines et pâtes à tartiner]	TOTAL DES OMÉGA-6	OMÉGA-3		
		ALA	EPA	DHA
Beurre	1,4	0,5	–	–
Graisse d'agneau	1,7	1,5	–	–
Graisse de bœuf	3	0,4	–	–
Graisse de porc	10,2	1,0	–	–
Graisse d'oie	9,8	0,3	–	–
Huile d'arachide	27,6	0,1	0	0
Huile de carthame	77	0,1	0	0
Huile de colza	20,4	9,3	0	0
Huile de germe de blé	54,8	6,9	0	0
Huile de graine de tomates	50,8	2,3	0	0
Huile de lin	12,7	53,3	0	0
Huile de maïs	61,3	1,1	0	0

CORPS GRAS [sauf margarines et pâtes à tartiner]	TOTAL DES OMÉGA-6	OMÉGA-3		
		ALA	EPA	DHA
Huile de moutarde	15,3	5,9	–	–
Huile de noix	56,8	11,3	0	0
Huile de palme	10	0,2	0	0
Huile de palmiste	1,7	0	0	0
Huile de pépins de raisin	69,9	0,1	0	0
Huile de soja	51,1	6,8	0	0
Huile de tournesol	62,8	0,2	0	0
Huile d'olive	7	0,7	0	0
Mélange huile d'olive et huile de lin [Belgique exclusivement]	6,21	6,58	0	0

MARGARINES ET PÂTES À TARTINER	SATURÉS	MONO-INSATURÉS	OMÉGA-6	OMÉGA-3
Effi doux [38% MG]	12,8	17,6	5,5	2,1
Fruit d'or [70% MG]	15,5	23,3	28,7	2,3
Fruit d'or olive [60% MG]	13	19,6	25,3	1,9
Ilo cuisine et tartine [53% MG]	12,2	29,1	8,3	3,1
Primevère spéciale cuisine [80% MG]	19,0	41,4	17,0	2,5
Pro-active fruit d'or cuisine [62% MG]	15,2	17,4	27,8	1,4
St Hubert oméga-3 [59% MG]	15,7	28,3	12,0	2,9
St Hubert 41 [38% MG]	13,3	17,9	4,8	1,8

LÉGUMES ET LÉGUMINEUSES	TOTAL DES OMÉGA-6	OMÉGA-3		
		ALA	EPA	DHA
Brocoli cru	0,04	0,1	0	0
Chou frisé cru	0,14	0,18	0	0
Chou-fleur cru	0,02	0,08	0	0
Epinards crus	0,02	0,14	0	0
Laitue crue	0,02	0,06	0	0
Pourpier cru	0,09	0,4	0	0
Farine de soja	10,3	1,4	–	–
Haricots blancs secs	0,2	0,2	0	0
Lentilles sèches	0,4	0,16	–	–
Pois chiches secs	2,2	0,1	–	–

FRUITS	TOTAL DES OMÉGA-6	OMÉGA-3		
		ALA	EPA	DHA
Avocat	0,9	0,1	0	0
Framboise fraîche	0,2	0,1	0	0
Fraise fraîche	0,1	0,1	0	0

NOIX ET GRAINES	TOTAL DES OMÉGA-6	OMÉGA-3		
		ALA	EPA	DHA
Noix du noyer cendré sèche	34	8,7	0	0
Graine de chia sèche	5,8	17,5	0	0
Graine de soja rôtie et grillée	11,2	1,5	0	0
Noix de Grenoble sèche	35,5	7,4	0	0
Noisette sèche	5,8	0,1	0	0
Pistache rôtie	7,7	0,3	0	0
Noix de cajou rôtie	8,4	0,08	0	0
Noix du Brésil	24	0,06	0	0
Cacahuète grillée*	13,4	0,4	0	0
Graine de sésame rôtie et grillée	20,7	0,4	0	0
Noix de pécan	24,7	1	0	0
Noix de coco, amande fraîche	0,37	0	0	0
Graine de lin	4,3	18,1	0	0

* La cacahuète est renseignée volontairement dans le tableau des noix et des graines, bien que ce soit une légumineuse.

Informations pratiques et lectures recommandées

L'intérêt d'un livre comme le **Plan Oméga** est d'apporter à ses lecteurs une vision synthétique d'un problème, ou le résumé d'une somme d'informations diverses, et donc nécessairement contradictoires. Les auteurs ont voulu servir de filtre, ou de tamis, pour aider les lecteurs à voir plus clair. Renvoyer en fin de livre ces lecteurs confiants et fidèles (puisqu'ils ont atteint vaillamment les derniers chapitres) vers de nouvelles sources d'information, c'est un peu les renvoyer vers la jungle après leur avoir montré un chemin pour en sortir.

Inversement, ces mêmes auteurs ne peuvent prétendre, malgré leur qualification reconnue par diverses instances internationales, tout savoir ou "avoir tout dit". Surtout, ces problématiques évoluent aussi vite que les modes de vie et les habitudes des populations ! Certains lecteurs seront donc avides d'avoir une suite, ou d'en savoir encore plus, ou de pouvoir regarder comment les choses évoluent, sans avoir obligatoirement à se procurer chaque année la dernière édition du livre.

Il nous faut donc nous aussi sacrifier à la pratique maintenant largement répandue des derniers chapitres consacrés aux "informations pratiques" et aux incontournables "références bibliographiques".

Informations pratiques

Ces sources d'informations pratiques varient elles-mêmes beaucoup d'une année sur l'autre et, si elles perdurent, vieillissent (pour ne pas dire "se dégradent") rapidement. Elles sont assez différentes d'un pays (ou d'une langue) à l'autre (et témoignent d'une certaine philosophie de l'existence), mais surtout peuvent être l'objet de certaines formes de manipulations ou même de désinformation. A titre d'exemple, certaines sociétés savantes ouvrent des sites d'information sur internet grâce à la collaboration (c'est-à-dire le financement) d'industriels dont le but n'est évidemment pas de promouvoir autre chose que leurs propres produits. Ces exemples de "conflit d'intérêt" sont fréquents et ne concernent pas seulement l'industrie pharmaceutique. Il ne s'agit d'ailleurs parfois que de naïveté, d'indifférence ou d'inculture ! Il est préférable de le savoir avant de souscrire benoîtement à une information sous prétexte qu'elle figure sur un site ou un document officiel.

Ceci étant dit, il n'est pas, selon nous, interdit (évidemment) de faire la promotion de ces produits à condition que cette promotion (ou ce conflit d'intérêt potentiel) soit clairement signalée. De même, nous nous autorisons, dans cet ouvrage, à indiquer aux lecteurs des sites internet ou des documents promotionnels dans la mesure où les produits "distingués" présentent un réel intérêt nutritionnel et/ou médical, de notre propre point de vue, qui ne sera pas forcément partagé par tous les industriels concernés. Nous assumons ces choix.

Dans cette édition française, adaptée d'un livre écrit par une américaine et initialement destiné à un public américain, nous avons pensé inutile de répéter la totalité des sources d'informations pratiques qui figuraient dans les premières éditions américaines. Inversement, il nous a paru nécessaire d'en ajouter un certain nombre en français, mais aussi en anglais car ce monde change rapidement. Nous ne prétendons pas être exhaustifs et nous nous excusons à l'avance auprès de ceux ou celles qui auraient certainement pu prétendre figurer sur cette liste et que, pour des raisons diverses, nous n'avons pas mentionnés.

Dans les paragraphes suivants, nous indiquons successivement des sites internets ou des documents à destination de lecteurs anglophones et francophones puis exclusivement francophones. Ensuite, nous citerons quelques produits qui ont retenu notre attention.

INFORMATION SUR INTERNET EN ANGLAIS

http://www.nlm.nih.gov

Récemment, le gouvernement américain a donné un accès public gratuit à "Medline", le compendium le plus complet d'articles de revues médicales. Si vous voulez lire des articles de recherches originaux dans n'importe quel domaine médical, c'est l'endroit où aller. La masse d'information y est considérable. Une version en espagnol est accessible à partir du même site.

A titre d'exemple, après avoir rejoint le site "US national Library of Medicine", cliquez sur "Health Information", puis sur "Health Topics" (en haut et à gauche). Dès lors, vous aurez le choix entre trouver ce que vous souhaitez par une recherche alphabétique ou bien (paragraphe du dessous) par une recherche du domaine d'intérêt. Concernant les questions de nutrition, vous devez cliquer sur "Food, Nutrition and Metabolism" qui est la première section du dernier paragraphe "Health and Wellness" de la deuxième colonne.

Une fois ce domaine de la Nutrition rejoint, vous avez le choix, par ordre alphabétique, de cliquez sur un des nombreux thèmes proposés.

Cliquez, par exemple sur la ligne 7, concernant l'allaitement maternel ("Breast Feeding" en anglais). Toutes sortes d'informations vous sont alors proposées, du plus classique au plus original et récent. Cliquez par exemple sur "Research" et vous trouvez (en décembre 2003) un article datant du 20 mars 2002 et concernant le quotient intellectuel d'enfants nourris au sein.

Alternativement, vous pouvez cliquez (en haut et à droite) sur "National Institute of Child Health and Human Development" et vous vous retrouvez sur un nouveau site dédié presque exclusivement à la pédiatrie. Et ainsi de suite, vous pouvez naviguer pour trouver l'information dont vous avez besoin. Attention ! Ce n'est pas parce que c'est indiqué sur un site "officiel" du gouvernement américain que c'est vrai ! Même raisonnement pour des sites "officiels" français ou européens.

http://www.healthfinder.gov/

Le gouvernement américain donne ce service gratuit pour guider le public vers des informations fiables (?) sur la santé. Vous serez dirigés vers des sites internets sélectionnés, des groupes de soutien et des agences gouvernementales. A nouveau, il est indispensable de lire l'anglais. C'est un site utile et très complémentaire du précédent car, conformément à l'ouverture d'esprit typique de nos cousins d'Amérique, il permet d'accéder à des sites originaux, par exemple de médecine alternative, de naturopathie ou de "nutrition ethnique" qui peuvent présenter un grand intérêt, hors des sentiers battus et conformistes de la science dite officielle. A considérer encore, évidemment, avec précaution.

http://www.healthandage.com

C'est un site que nous recommandons pour la qualité des informations concernant la nutrition, le vieillissement et le déclin cognitif, y compris dans le cadre des états démentiels (Alzheimer par exemple). Le site publie une *Newsletter* régulière de bonne qualité à laquelle on peut s'abonner. Bien d'autres informations sur la santé sont disponibles dans un style typiquement nord-américain et toujours en anglais. Francophone exclusif s'abstenir ! Désolé !

http://www.olen.com/food/

Ce site Internet donne une analyse nutritionnelle des aliments des fast-foods populaires. C'est valable uniquement pour les USA, évidemment. Mais, ça peut être intéressant pour le consommateur européen, de plus en plus confronté à ce type de restauration. Vous pouvez rechercher par chaîne de restaurant ou type d'aliment. Malheureusement, il n'offre aucun renseignement au sujet de la composition des aliments en acides gras particuliers.

http://www.arborcom.com

Voilà un site très intéressant, et indépendant, qui vous apportera de nombreuses informations et mises à jour ("Updates") sur des sujets variés. Il dispose d'une version française et constitue un relais vers de nombreux sites internet francophones notamment au Québec. On peut également s'abonner et recevoir par e-mail une *Newsletter* en anglais ou en français. Les résumés de la littérature récente ne sont pas toujours irréprochables, mais les auteurs ne font preuve d'aucune arrogance ou prétention et leurs informations (et bibliographies) peuvent constituer une bonne base de départ.

http://www.flax.com

Si vous voulez en savoir plus sur le lin, visitez la page d'accueil d'"Essential Nutrient Research Company" ou "ENRECO". Vous y trouverez des informations sur l'histoire et les bénéfices nutritionnels du lin et des centaines d'abrégés scientifiques à propos des acides gras oméga-3 ou oméga-6. Vous pourrez ainsi mesurer la différence de comportement des scientifiques français et américains concernant le problème posé par l'utilisation des graines (ou de l'huile) de lin en nutrition humaine. Pour la "vision française", se reporter à l'Avis rendu par l'Agence française de sécurité sanitaire des aliments (Afssa) le 1er août 2003 (l'adresse du site est indiquée ci-dessous) sous le numéro de saisine 2003-SA-0100 à propos du lin.

http://www.vitalchoice.com

Un site canadien qui fait la promotion du saumon sauvage d'Alaska (et d'autres ali-ments) et par la même occasion attaque les fermes marines nord américaines, leurs concurrents directs. Nul doute que certaines fermes marines, notamment aux USA, ont commercialisé des produits de qualité médiocre contenant des pesticides et des antibiotiques par exemple. La consultation de ce site permet de se renseigner (objectivement ?) à propos de cette polémique chronique. A partir de ce site, on peut donc aussi faire son marché, quoique les prix proposés soient un peu dissua-sifs. La qualité se mérite, effectivement ! Pour les lecteurs francophones euro-péens, ce sont surtout les informations (en anglais) qui font l'intérêt du site, mais il faut prendre les choses avec précaution car les conflits d'intérêt foisonnent ici, comme, par exemple, à propos des fermes marines…

http://www.coromega.com

A titre de curiosité, et pour un consommateur nord américain, un gâteau contenant des huiles de poisson. Surtout, pour le lecteur européen, une source d'information, certes quelque peu intéressée, mais amusante. Si vous goûtez le gâteau, dites nous ce que vous en pensez ! Merci !

http://www.pufanewsletter.com

C'est un site intéressant si l'on veut se documenter sur les acides gras polyinsatu-rés en général. Il est rédigé en anglais, mais il a le très grand avantage d'avoir sélec-tionné le site de nombreuses revues internationales qui publient des articles scien-tifiques sur ces acides gras. En allant sur le site, on peut faire un voyage dans le monde des revues spécialisées sans avoir à rechercher l'adresse de chaque site.

Finalement, nous nous permettons de citer un site sympathique, celui du Linus Pauling Institute (**http://lpi.oregonstate.edu/**) sur lequel, outre la vie du grand homme (illustrant l'idée peu répandue de nos jours [à qui la faute ?] que tous les scientifiques ne sont pas des apprentis sorciers) vous trouverez des informations sur les minéraux et vitamines importants pour une santé optimale.

Il existe d'autres sites intéressants et très instructifs, mais il est inutile de les citer, car un internaute pugnace (ou obsessionnel) pourra les trouver aisément à partir de ceux cités ci-dessus. Pour les moins motivés, les sites cités sont suffisants pour se faire une idée à propos d'une question particulière.

INFORMATION SUR INTERNET EN FRANÇAIS

Plutôt que d'indiquer des sites classiques, mais sans intérêt (selon nous) car répé-tant sans un minimum d'esprit critique les messages d'institutions ou d'associa-tions "officielles", nous avons préféré donner une sélection personnelle de sites qui, sans être au-dessus de tout soupçon, ont l'avantage d'apporter une vision, sinon originale, du moins évolutive et contradictoire, comme par exemple celui de l'Afssa (voir paragraphe précédent) ; car des progrès sont perceptibles. A consulter, néan-moins, avec prudence et circonspection !

http://www.afssa.fr

L'avantage de ce site est de faire connaître la position "officielle" de l'administration et cela peut intéresser certains lecteurs ou certains professionnels. En outre, il donne accès à d'autres sites, non moins officiels, tels ceux du Ministère de la Santé et de la Famille (et d'autres choses, mais l'intitulé exact est inutile car il changera avec les attributions du prochain ministre) et du Ministère de l'Agriculture et de la Pêche. Ce dernier site peut être très utile pour les professionnels évidemment, mais ces derniers n'ont pas besoin de nous pour le savoir.

Il dispose d'une version anglaise (anémique) et d'un site destiné aux enfants ("Apprendre à bien manger avec Arthur et Lisa"), à propos duquel le mieux est de ne rien dire !

Comme écrit ci-dessus, l'Afssa délivre des rapports et des avis qui peuvent être utiles, notamment pour les professionnels. Malheureusement, les informations ne sont pas toujours de "première main", les bibliographies sont succinctes, les avis rendus sont peu équilibrés et le sont dans une langue bureaucratique épouvantable. Mais, le principal problème reste que les avis donnés peuvent être contradictoires. Par exemple, concernant l'huile de lin (sujet brûlant pour certains industriels), l'Afssa a rendu un avis le 1er août 2003. Les rédacteurs de cet Avis écrivent notamment au deuxième paragraphe (ligne 10 et suivantes) "en l'absence de données de consommation mettant en évidence une carence d'apport potentiel en acide alpha-linolénique..." Ceci est en contradiction avec un autre Avis presque contemporain de l'Afssa (mais à propos des allégations concernant les acides gras oméga-3) où d'autres rédacteurs écrivent (sur la base de données publiées) que les apports moyens des français en acide alpha-linolénique n'est que le tiers des apports recommandés "officiellement". Ne soyons pas méchants avec cette jeune administration et considérons qu'il reste à définir ce qu'est une *carence d'apport* !

Le même type de contradiction "officielle" existe à propos de l'huile de colza (qui peut ou ne peut pas être chauffée !), dont la commercialisation est toutefois autorisée en France, contrairement à l'huile de lin (voir le chapitre consacré à cette question).

http://www.aprifel.com

C'est un site consacré à la promotion de la consommation des fruits et légumes frais. Vous y trouverez des informations très intéressantes sur leur histoire, leur composition, les différentes manières de les cuisiner... Il est associé à la publication de plusieurs documents réguliers et d'excellente tenue. Les informations dépassent le strict cadre des aliments concernés et s'attachent à fournir également des données scientifiques sur la prévention de maladies diverses (ou sur des concepts biologiques), la toxicologie, ou des populations spécifiques (3e âge, enfants, adolescents...). On trouve également des informations sur certains nutriments ou micronutriments. Evidemment, tout n'est pas à prendre pour "argent comptant" car les informations sont sélectionnées, c'est-à-dire rarement négatives.

D'autres sites, avec une approche comparable (mais plus "grand public") peuvent être consultés (par exemple : **http://www.servicevie.com**).

Sur ce site, canadien francophone, on peut trouver des informations originales (pour un internaute français par exemple) avec un ton et des commentaires particuliers, assez typiques du Québec. A nouveau, ce site peut servir de relais vers d'autres sites canadiens francophones.

http://www.ireb.com

C'est un site très utile (c'est celui de l'Institut de recherches scientifiques sur les boissons ou IREB) pour s'informer sur les boissons alcooliques. Les thèmes abordés sont multiples et concernent aussi bien la toxicologie, la médecine que les sciences humaines. On peut consulter une magnifique bibliographie et s'abonner à des périodiques qui font, de façon très ouverte et intelligente, le point de l'actualité scientifique internationale sur l'alcool. Bien que cet Institut soit financé par des industriels producteurs de boissons alcooliques, on n'a jamais l'impression de recevoir une information partiale dictée par le "lobbying". Le niveau scientifique est excellent et le site est plus destiné à des chercheurs et médecins.

http://www.ifremer.fr

Un site incontournable pour qui s'intéresse à la mer et aux poissons. Malheureusement, cet Institut "national" semble vouloir réserver la totalité des informations qu'il détient aux seuls membres de l'Institut. En général, les chercheurs de l'Institut, quand ils sont consultés, sont remarquablement coopératifs et ouverts vers le public. Malheureusement, la démarche devient compliquée si l'on doit contacter des personnes particulières. Ceci dit, même en suivant les chemins balisés du site, on arrive à glaner une foule d'informations utiles. On peut espérer que, dans l'avenir, l'Institut fera preuve de moins de "confidentialité" concernant des données scientifiques qui devraient, en principe, n'avoir rien de secret et appartenir aux citoyens qui financent l'Institut par leurs impôts. Plus que d'une vitrine de l'Ifremer, ces citoyens revendiquent un accès libre et gratuit à ces bases de données.

Faute de mieux, on pourra consulter un site grand public **http://www.ofimer.fr** qui dépend de l'Office national interprofessionnel des produits de la mer et de l'aquaculture. Vous y trouverez des informations sur les filières, les marchés, les espèces (c'est très bien fait et accessible aux profanes) et même une section "vie pratique" où l'on trouve des données concernant les réglementations, les dénominations, les calendriers de chasse. Vous trouverez également des informations sur les produits surgelés ou le surimi et un "coin des enfants" avec un certain Capitaine Curieux.

http://www.saveurs.sympatico.ca

Pour les gourmets, ce site québécois pour découvrir des cuisines et recettes du monde entier, avec illustrations et quelques blagues parfois un peu grivoises. A consulter quand on manque d'idées pour recevoir. Surtout si vos invités aiment les expériences culinaires. Donc, à ne pas utiliser le jour où l'on invite son patron ou sa belle-mère ! Il existe sans doute d'autres sites comparables, mais ce qu'on aime dans celui-là c'est l'ouverture vers le monde entier, sans a priori, et en français.

INFORMATION SUR INTERNET CONCERNANT DES PRODUITS PARTICULIERS

Il ne peut être question dans cet ouvrage de faire de la publicité pour tel ou tel produit commercialisé (ou non) en France ou en Europe. Toutefois, nos lecteurs peuvent attendre des auteurs que, à la suite des conseils généraux donnés dans cet ouvrage, ils leur fournissent un minimum d'informations très pratiques leur permettant de mettre en œuvre immédiatement ces nouvelles connaissances. Comme dit au début de ce chapitre, ce serait les renvoyer se promener dans la jungle (le mot n'est pas trop fort !) après leur avoir montré le chemin pour en sortir. Mais, il ne peut être question non plus de prétendre citer tous les produits qui mériteraient de l'être, simplement d'abord parce que nous ne les connaissons pas forcément, et aussi parce que nous ne pouvons pas toujours vérifier le sérieux des fabricants, ni de la qualité des produits mis à la disposition des consommateurs. Par exemple, nous ne connaissons pas le marché canadien et si nous ne citons aucun produit canadien (ou québécois), ce n'est pas qu'aucun produit canadien mériterait de l'être, c'est parce que nous avons renoncé à investiguer de façon systématique les différents marchés nationaux. Les produits cités le sont donc à titre d'exemple (que nous connaissons et utilisons personnellement) et non comme référence incontournable. Ceci étant dit, certaines approches agricoles ou industrielles, particulièrement innovantes et courageuses, seront citées à ce titre et non pas pour vanter un produit particulier.

Par exemple, les techniques consistant à enrichir certains aliments en acides gras oméga-3 méritent une attention particulière. L'une d'elle a pour base l'enrichissement de l'alimentation des animaux qui, à leur tour fourniront des produits (œufs, lait, viandes, par exemple) enrichis en oméga-3. Deux types de producteurs et donc deux sites internet méritent d'être consultés :

http://www.bleu-blanc-cœur.com

C'est le site d'une association d'agriculteurs, d'éleveurs et d'industriels français de l'agroalimentaire qui, constitués en réseau, proposent des produits issus d'une filière dont la principale caractéristique est d'utiliser la graine de lin dans l'alimentation animale pour enrichir les produits issus de ces animaux en acides gras oméga-3. Plutôt que de faire une mauvaise description de l'activité de ce réseau, nous invitons les lecteurs à visiter ce site.

http://www.belovo.com

La démarche de ces industriels belges est comparable à la précédente avec une focalisation très spécifique sur la production d'œufs enrichis en oméga-3. C'est le concept "Colombus". L'intérêt particulier des œufs enrichis en oméga-3 pour un lecteur qui souhaiterait adopter le **Plan Oméga** vient de la capacité des oiseaux (donc des poules) de synthétiser du DHA à partir de l'acide alpha-linolénique apporté par les graines de lin introduites dans l'alimentation des poules, sans passer par l'étape de l'EPA. En effet, les humains (et les mammifères, et même la majorité des poissons) ont un rendement très faible dans cette voie de synthèse. Comme précédemment, nous invitons les lecteurs intéressés à visiter ce site.

Dans les deux exemples précédents (mais il en existe et il en existera certainement d'autres), l'intérêt est d'offrir des *produits de l'agriculture traditionnelle* (donc tout à fait acceptables par le consommateur ordinaire), mais qui, du fait de leur enrichissement relatif en oméga-3, contribuent à rééquilibrer les apports en oméga-3 (au détriment des oméga-6) sans exiger des consommateurs en apparente bonne santé (donc sans la forte motivation résultant de la survenue d'une maladie dont on veut prévenir les récidives ou l'aggravation) un bouleversement de leurs habitudes alimentaires.

Concernant les *compléments nutritionnels* utilisables pour apporter des oméga-3 à des sujets (ou surtout à des patients) qui, pour des raisons diverses, ne peuvent en consommer les quantités nécessaires par une adaptation de leurs habitudes alimentaires, il nous est difficile de faire des recommandations précises car de nombreuses formes de commercialisation existent sur le marché.

Si l'on se limite, à titre d'exemple, aux *capsules contenant des huiles riches en acides gras oméga-3*, on peut trouver une dizaine de présentations que l'on peut se procurer dans les pharmacies ou par correspondance et internet.

Une liste, non exhaustive, peut être consulté sur le site **http://www.plan-omega.com**. Les caractéristiques de chaque produit sont indiquées. Malheureusement, un aspect absolument essentiel ne l'est pas, c'est la qualité des huiles contenues dans les capsules. On ne peut le reprocher aux fabricants de capsules car il est bien difficile aujourd'hui de qualifier "qualitativement" une huile, notamment de poisson. Certes, plus une huile est concentrée en oméga-3, et plus on peut espérer que le processus de concentration lipidique aura éliminé de nombreuses substances annexes, inutiles ou toxiques (notamment les métaux lourds et les pesticides). Par contre, on n'a aucune garantie concernant l'altération des acides gras par des phénomènes de peroxidation.

Les huiles de poisson sont très fragiles car elles contiennent surtout des acides gras comportant au moins 5 doubles liaisons, ce qui les rend sensibles à la toxicité de l'oxygène. Les huiles de noix et de lin sont considérées comme hyper-fragiles alors qu'elles ne contiennent que des acides gras avec 3 doubles liaisons; néanmoins, il est recommandé de les conserver au réfrigérateur, à l'abri de la lumière et de les consommer rapidement après leur production. On doit faire de même avec les huiles de poisson car elles sont encore plus fragiles. On pourrait dire que les huiles de poisson sont protégées de l'oxydation dans leurs capsules. Certes, mais les processus d'oxydation s'entretiennent par eux-mêmes (même dans une capsule) une fois qu'ils ont été initiés. Tout dépend donc de la qualité de l'huile encapsulée, donc de la façon dont elle a été "extraite" des poissons gras, puis manipulée (parfois concentrée), transportée, stockée et finalement encapsulée. Plus ces différentes étapes auront été précautionneuses, et plus ces huiles seront coûteuses, évidemment. Tous les laboratoires commercialisant des capsules d'huile de poisson se servent chez des grossistes (on peut consulter le site de l'un d'entre eux, à titre d'exemple : **http://www.polaris.fr**) qui apportent plus ou moins de garantie "qualitative". La manipulation et le stockage "sous azote" est une de ces précautions basiques. En l'absence de contrôle de qualité obligatoire, tout prescripteur devrait s'enquérir de la qualité des capsules qu'il recommande à ses patients. Nous avons fait quelques vérifications simples dans notre laboratoire à Grenoble et, bien que nous ne soyons pas un laboratoire spécialisé dans la vérification de la qualité des huiles de poisson, certaines de nos observations nous inquiètent. En d'autres termes, la logique économique voudrait que plus les capsules sont chères et plus elles sont de bonne qualité. Mais ce n'est pas une garantie absolue. On pourrait également penser que des productions récentes, fortes des données scientifiques les plus fraîches, apportent des meilleures garanties. Mais ceci reste encore aléatoire. Toujours est-il que les données scientifiques récentes (étude très positive, comme GISSI, ou étude négative, comme le "South Wales Trial") doivent conduire les prescripteurs à sélectionner prudemment les capsules d'huile de poisson.

Outre la qualité, le prix et les concentrations respectives en EPA et DHA des capsules d'oméga-3, il faut aussi retenir que peu de fabricants proposent des capsules contenant de l'acide alpha-linolénique (ALA). En mars 2004, en France, seuls les Laboratoires Synergia proposaient une capsule contenant un mélange d'EPA, DHA (huile de poisson) et ALA (huile de pépin de kiwi).

INFORMATION SUR INTERNET CONCERNANT DES QUESTIONS PARTICULIÈRES

On ne peut terminer cette section de chapitre sans mentionner des sites susceptibles de nous informer sur la contamination des aliments par différents toxiques, des pesticides dans les céréales et légumes aux métaux lourds concentrés dans les poissons pélagiques âgés.

On pourra évidemment consulter des sites "évidents" tel celui de Greenpeace, toujours très bien informé, ou des sites officiels.

Parmi ces derniers, nous recommandons (pour lecteurs anglophones) celui de l'US Environmental Protection Agency (**http://www.epa.gov/**) qui s'ouvre sur un vaste sommaire (y compris une version espagnole) permettant une quête d'information infinie. Ceux qui s'intéressent à la pollution de l'air comme ceux qui s'inquiètent de l'évolution des barrières coralliennes trouveront ce qui est trouvable actuellement. En rajoutant (**/waterscience/fish/**) à l'adresse précédente, on va directement aux questions de contamination des produits marins. Pas recommandé avant de se mettre à table !

Un autre site américain de la Food and Drug Administration (FDA), le Center for Food Safety & Applied Nutrition (CFSAN), est consacré uniquement aux aliments (**http://www.cfsan.fda.gov/**). A partir du site d'accueil, vous pouvez chercher votre information. A noter une Encyclopédie en image (de bonne qualité) permettant de visualiser les poissons que vous venez de manger, ou de pêcher.

LECTURES RECOMMANDÉES

Le but de ce livre est de répondre à un besoin à la fois pour les professionnels et pour toute personne souhaitant modifier ses habitudes alimentaires, parce que nous pensons qu'un ouvrage de synthèse comparable n'existe pas, notamment en français, actuellement. La liste des lectures additionnelles indispensables sera donc brève. Les premières références sont en anglais et étaient déjà citées dans les premières versions anglaises publiées aux USA. Nous les conservons pour les lecteurs anglophones et curieux et nous y ajoutons le livre assez récent de Andrew STOLL (concernant les oméga-3 et la "santé émotionnelle ou psychiatrique") qui est un bon complément au chapitre sur les oméga-3 du livre de David SERVAN-SCHREIBER en français. Les références en français qui suivent sont à consulter pour approfondir ses connaissances sur des points particuliers.

LECTURES SUGGÉRÉES EN ANGLAIS

A.P. SIMOPOULOS et al. - *The healing diet: how to reduce your risks and live a longer and healthier life if you have a family history of cancer, heart disease, diabetes, alcoholism, obesity, or food allergies.* Macmillan (1995).
→ *Ce livre peut vous aider à concevoir un régime visant à compenser une prédisposition familiale à certaines maladies communes. Un bon complément au Plan Oméga.*

M. BITTMAN - *Leafy greens.* Macmillan (1995).
→ *Si vous voulez mieux connaître la question des oméga-3 dans les légumes verts, ce livre vous y aidera.*

N. JENKINS - *The mediterranean diet cookbook.* Bantam (1994).
→ *Un livre de cuisine très prisé proposant des recettes méditerranéennes saines.*

M. DE LORGERIL & P. SALEN - Dietary intervention in coronary care units and in secondary prevention. In *Acute coronary syndromes. A companion to Braunwald's heart disease*, P. THÉROUX ed. Elsevier Science (USA) chapter 44 : 613-631 (2003).
→ *Le textbook de référence pour tous les professionnels de la cardiologie, et aussi les étudiants en médecine, les diététicien(ne)s et les personnels impliqués dans la réadaptation (la réhabilitation) des coronariens après un accident coronarien aigu.*

A.L. STOLL - *The omega-3 connection (The groundbreaking omega-3 antidepression diet and brain program).* Simon & Schuster (2001).
→ *Un livre très utile pour les lecteurs particulièrement intéressés par les questions psychiatriques et leurs relations avec la nutrition.*

R.S. WATSON & V.R. PREEDY eds - *Nutrition and Heart Disease. Causation and prevention.* CRC Press (2003).
→ *Un livre très récent (avec une kyrielle d'experts internationaux) permettant de mesurer l'évolution des esprits dans ce domaine de recherche.*

Lectures suggérées en français

A. Martin coordonnateur - *Apports Nutritionnels conseillés pour la population française* (3e édition). Editions TEC & DOC (1999).

→ Un document indispensable pour les professionnels, mais illisible pour les autres lecteurs potentiels tant le langage est technique et les prises de position ininterprétables à force de vouloir être "équilibrées" et consensuelles.

J.P. Curtay - *La nutrithérapie, Bases scientifiques et Pratiques médicales.* Editions Boiron (1998).

→ L'auteur prend ici des positions nettes et tranchées que l'on n'est pas forcément obligé de partager mais qui sont le plus souvent justifiées par une excellente documentation. A consulter donc systématiquement, ne serait-ce que pour les références citées.

P. Chappuis & A. Favier coordonnateurs - *Les oligoéléments en nutrition et en thérapeutique.* Editions TEC & DOC (2001).

→ Un document indispensable pour obtenir des informations, spécifiquement sur les oligo-éléments. Un peu ardu pour les non-professionnels.

L. Desaulniers & L. lambert-Lagacé - *Le végétarisme à temps partiel (le plaisir de mieux manger sans viande).* Les Editions de l'Homme (2001).

→ Très utile pour tout lecteur ou lectrice ayant des convictions "végétaristes".

J. Fricker & D. Laty - *Le régime crétois. Bienfaits et recettes pour la vie d'aujourd'hui.* Hachette (2000).

→ Pas trop de théorie et plus de 150 recettes "crétoises" et, en plus, quelques adresses "complices" de restaurants "initiés", malheureusement réservées aux lecteurs parisiens !

C. Fischler - *L'Homnivore.* Editions Odile Jacob (1998).

→ Un grand "classique", incontournable pour approfondir sa vision sociologique de la nutrition ; malheureusement, un peu "pédant" (pour ne pas dire arrogant) sur certains aspects médicaux et diététiques pour lesquels l'auteur manque à l'évidence de connaissances scientifiques.

D. Servan-Schreiber - *Guérir le stress, l'anxiété et la dépression sans médicaments ni psychanalyse.* Editions Robert Laffont (2003).

→ Déjà une référence. Le premier livre en français expliquant l'importance de la nutrition pour la santé "émotionnelle".

J.M. Bourre - *La diététique du cerveau, de l'intelligence et du cerveau.* Editions Odile Jacob (1990).

→ Un autre grand classique avec de nombreuses informations pratiques.

LECTURES SUGGÉRÉES POUR LES CHERCHEURS

Cette liste, forcément limitative, a pour but d'aider les chercheurs à retrouver la trace des données scientifiques (et leurs évolutions) qui ont conduit les auteurs (de chaque côté de l'Atlantique) à formuler les théories et propositions contenues dans ce livre. Il y retrouveront donc essentiellement des références des auteurs du livre, et quelques autres très importantes.

- A.P. SIMOPOULOS, R.R. KIFER & R.E. MARTIN eds - *Health effects of polyunsaturated fatty acids in seafoods*. Proceedings from the conference juin 1985, Orlando, FL : Academic Press (1986).

- A.P. SIMOPOULOS - *The eat well, be well cookbook*.
  Simon & Schuster, New York, NY (1986).

- A.P. SIMOPOULOS - Terrestrial sources of omega-3 fatty acids: purslane.
  In *Horticulture and human health: contributions of fruits and vegetables*,
  B. QUEBEDEAUX & F. BLISS eds, Englewood Cliffs, NJ : Prentice-Hall : 93-107 (1988).

- A.P. SIMOPOULOS - Opening address: nutrition and fitness from the first Olympiad in 776 BC to 393 AD and the concept of positive health.
  Am J Clin Nutr **49S** : 921-926 (1989).

- C. GALLI & A.P. SIMOPOULOS - *Dietary omega-3 and omega-6 fatty acids. Biological effects and nutritional essentiality*. New York : Plenum Press (1989).

- A.P. SIMOPOULOS - Childs. Genetic Variation and Nutrition. Extraits de la "Conférence internationale sur la variation génétique et la nutrition", 22-23 juin 1989, Washington, D.C. *World Rev Nutr Diet* **63**, Bâle : Karger (1990).

- A.P. SIMOPOULOS, R.R. KIFER, R.E. MARTIN & S.M. BARLOW eds - Health effects of omega-3 polyunsaturated fatty acids in seafoods. *World Rev Nutr Diet* **66** (1991).

- A.P. SIMOPOULOS - Omega-3 fatty acids in health and disease and in growth and development. *Am J Clin Nutr* **54** : 438-463 (1991).

- A.P. SIMOPOULOS & N. SALEM - Egg yolk as a source of longchain polyunsaturated fatty acids in infant feeding. *Am J Clin Nutr* **55** : 411-414 (1992).

- A.P. SIMOPOULOS & A. GALLI - Osteoporosis: Nutritional Aspects.
  World Rev Nutr Diet **73** (1993).

- C. GALLI, A.P. SIMOPOULOS & E. TREMOLI eds -
  Fatty acids and lipids: biological aspects. *World Rev Nutr Diet* **75** (1994).

- C. GALLI, A.P. SIMOPOULOS & E. TREMOLI eds - Effects of fatty acids and lipids in health and disease. *World Rev Nutr Diet* **76** (1994).

- A.P. SIMOPOULOS - Evolutionary aspects of diet: fatty acids, insulin resistance and obesity. In *Obesity: new directions in assessment and management*, T.B. VANLTALLIE & A.P. SIMOPOULOS eds. Philadelphie : Charles Press : 241-261 (1995).

- A.P. SIMOPOULOS ed. - Behavioral and metabolic aspects of breastfeeding: international trends. *World Rev Nutr Diet* **78** (1995).

- N. SALEM Jr, A.P. SIMOPOULOS, C. GALLI, M. LAGARDE &, H.R. KNAPP eds - Fatty acids and lipids from cell biology to human disease. Extraits du 2e congrès de ISSFAL "Les acides gras et les lipides de la cellule à la maladie chez l'homme" *Lipids* **31S** : S1-S326 (1996).

- A.P. SIMOPOULOS ed. - Metabolic consequences of changing dietary patterns, *World Rev Nutr Diet* **79** (1996).

- A.P. SIMOPOULOS - Trans fatty acids. In *Handbook of Lipids in Human Nutrition*, G.A. SPILLER ed. Boca Raton, Floride : CRC Press (1996).

- A.P. SIMOPOULOS ed. - *Nutrition and fitness, Volume I: Evolutionary sspects. Children's health, programs and policies.* Extraits de la troisième "Conference internationale sur la nutrition et le fitness". *World Rev Nutr Diet* **81** (1997).

- A.P. SIMOPOULOS ed. - *Nutrition and Fitness, Volume II: Metabolic and behavioral aspects in health and disease.* Extraits de la troisième "Conference internationale sur la nutrition et le fitness". *World Rev Nutr Diet* **82** (1997).

- A.P. SIMOPOULOS - Omega-3 fatty acids in the prevention-management of cardiovascular disease. *Can J Physiol Pharmacol* **75** : 234-239 (1997).

- A.P. SIMOPOULOS - New products from the agri-food industry: the return of n-3 fatty acids into the food supply.*Lipids* **34S** : S297-S301 (1999).

- A.P. SIMOPOULOS - Essential fatty acids in health and chronic disease. *Am J Clin Nutr* **70**(3S) : S560-S569 (1999).

- A.P. SIMOPOULOS - Workshop on the essentiality of and recommended dietary intakes for omega-6 and omega-3 fatty acids. *J Am Coll Nutr* **18**(5) : 487-489 (1999).

- A.P. SIMOPOULOS - Genetic variants, diet, and physical activity. *J Am Diet Assoc* **101**(3) : 302-304 (2001).

- A.P. SIMOPOULOS - The hippocratic concept of positive health in the 5th century BC and in the new millennium.*World Rev Nutr Diet* **89** : 1-4 (2001).

- A.P. SIMOPOULOS - The mediterranean diets: What is so special about the diet of Greece? The scientific evidence. *J Nutr* **131**(11S) : S3065-S3073 (2001).

- A.P. SIMOPOULOS - n-3 fatty acids and human health: defining strategies for public policy. *Lipids* **36S** : S83-S89 (2001).

- A.P. SIMOPOULOS - Evolutionary aspects of diet and essential fatty acids. *World Rev Nutr Diet* **88** : 18-27 (2001).

- A.P. SIMOPOULOS - Omega-3 fatty acids in inflammation and autoimmune diseases. *J Am Coll Nutr* **21**(6) : 495-505 (2002).

- A.P. SIMOPOULOS - Importance of the ratio of omega-6/omega-3 essential fatty acids: evolutionary aspects. *World Rev Nutr Diet* **92** : 1-22 (2003).

- M. DE LORGERIL, P. SALEN, P. DEFAYE, P. MABO & F. PAILLARD - Dietary prevention of sudden cardiac death. *Eur Heart J* **23** : 277-285 (2002).

- M. DE LORGERIL, S. RENAUD, N. MAMELLE *et al.* - Mediterranean alpha-linolenic acid-rich diet in secondary prevention of coronary heart disease. *The Lancet* **343** : 1454-1459 (1994).

- M. DE LORGERIL, P. SALEN, I. MONJAUD *et al.* - The diet heart hypothesis in secondary prevention of coronary heart disease. *Eur Heart J* **18** : 14-18 (1997).

- M. DE LORGERIL & P. SALEN - Modified Mediterranean diet in the prevention of coronary heart disease and cancer. *World Rev Nutr Diet* **87** : 1-23 (2000).

- M. DE LORGERIL, P. SALEN, M. ACCOMINOTTI *et al.* - Dietary blood antioxidants in patients with chronic heart failure. Insights into the potential importance of selenium in heart failure. *Eur J Heart Failure* **3** : 661-669 (2001).

- M. DE LORGERIL, P. SALEN, J.L. MARTIN *et al.* - Mediterranean diet, traditional risk factors and the rate of cardiovascular complications after myocardial infarction. Final report of the Lyon Diet Heart Study. *Circulation* **99** : 779-785 (1999).

- P. KRIS-ETHERTON, R. ECKEL, B. HOWARD, S. ST-JEOR & T. BAZZARRE - Lyon Diet Heart Study. Benefits of a mediterranean-style, National cholesterol education program/American heart association step I Dietary pattern on cardiovascular disease. *Circulation* **103** : 1823-1825 (2001).

- R. MARCHIOLI, F. VALAGUSSA, M. DEL PINTO *et al.* - Mediterranean dietary habits and risk of death after myocardial infarction. *Circulation* **102**(SII) : 379 (2000).

- G. SCHNYDER, M. ROFFI, R. PIN *et al.* - Decreased rate of coronary restenosis after lowering of plasma homocysteine levels. *N Engl J Med* **345** : 1593-1600 (2001).

- S. RENAUD & M. DE LORGERIL - Dietary lipids and their relation to ischaemic heart disease: from epidemiology to prevention. *J Intern Med* **225**(S1) : 39-46 (1989).

- M. DE LORGERIL - Dietary arginine and the prevention of cardiovascular diseases. *Cardiovasc Res* **37** : 560-563 (1998).

- M. DE LORGERIL & P. SALEN - Fish and n-3 fatty acids in the prevention and treatment of coronary heart disease: nutrition is not pharmacology. *Am J Med* 112 : 316-319 (2002).

- M. DE LORGERIL, P. SALEN, F. LAPORTE & J. DE LEIRIS - Alpha-linolenic acid in the prevention and treatment of coronary heart disease. *Eur Heart J* **3**(S D) : 26-32 (2001).

- M. DE LORGERIL, P. SALEN, F. LAPORTE, T. FOULON, N. PAYEN & J. DE LEIRIS - Rape-seed oil and rapeseed oil-based margarine in the prevention and treatment of coronary heart disease. *Eur J Lipid Sci Technol* **103** : 490-495 (2001).

- M. DE LORGERIL, P. SALEN, F. LAPORTE & J. DE LEIRIS - Potential use of nuts for the prevention and treatment of coronary heart disease: from natural to functional foods. *Nutr Metab Cardiovasc Dis* **11** : 362-371 (2001).

- C. CAHU, P. SALEN & M. DE LORGERIL - Farmed fish and wild fish in prevention of cardiovascular diseases: assessing possible differences in lipid nutritional value. *Nutr Metab Cardiovasc Dis* **14** : 34-41 (2004).

- M. DE LORGERIL & P. SALEN - Dietary prevention of post-angioplasty restenosis. From illusion and disillusion to pragmatism. *Nutr Metab Cardiovasc Dis* **13** : 345-348 (2003).

BIBLIOGRAPHIE ET COMMENTAIRES

1. LES NUTRIMENTS CRUCIAUX POUR UNE SANTÉ OPTIMALE ONT ENFIN ÉTÉ DÉCOUVERTS

1 A.P. SIMOPOULOS - Omega-3 fatty acids in health and disease and in growth and development. *Am J Clin Nutr* **54** : 438-463 (1991).

2 A.P. SIMOPOULOS, R.R. KIFER & R.E. MARTIN eds - *Health effects of polyunsaturated fatty acids in seafoods.*
Proceedings from the conference juin 1985, Orlando, FL : Academic Press (1986).

3 C. GALLI & A.P. SIMOPOULOS - *Dietary omega-3 and omega-6 fatty acids. Biological effects and nutritional essentiality.* New York : Plenum Press (1989).

4 A.P. SIMOPOULOS, R.R. KIFER, R.E. MARTIN & S.M. BARLOW eds - Health effects of omega-3 polyunsaturated fatty acids in seafoods. *World Rev Nutr Diet* **66** : 1-592 (1991).

5 C. GALLI, A.P. SIMOPOULOS & E. TREMOLI eds -
Fatty acids and lipids: biological aspects. *World Rev Nutr Diet* **75** :1-196 (1994).

6 C. GALLI, A.P. SIMOPOULOS & E. TREMOLI eds - Effects of fatty acids and lipids in health and disease. *World Rev Nutr Diet* **76** :1-152 (1994).

7 N. SALEM Jr, A.P. SIMOPOULOS, C. GALLI, M. LAGARDE &, H.R. KNAPP eds - Fatty acids and lipids from cell biology to human disease. *Lipids* **31S** : S1-S326 (1996).

8 A. KEYS, A. MENOTTI & H. TOSHIMA - The diet and 15-year death rate in the seven countries study. *Am J Epidemiol* **124** : 903-915 (1986).

9 A.P. SIMOPOULOS & N. SALEM J. -
Purslane: a terrestrial source of omega-3 fatty acids. *N Engl J Med* **315** : 83 (1986).

10 M. DE LORGERIL, S. RENAUD & J. DELAYE - Mediterranean alpha-linolenic acid-rich diet in secondary prevention of coronary heart disease. *The Lancet* **343** : 1454-1459 (1994).

11 S. RENAUD, M DE LORGERIL *et al.* - Cretan mediterranean diet for prevention of coronary heart disease. *Am J Clin Nutr* **61S** : S1360-S1367 (1995).

12 M. DE LORGERIL, P. SALEN & J. DELAYE - Effect of a mediterranean type of diet on the rate of cardiovascular complications in patients with coronary artery disease.
J Am Coll Cardiol **28** : 1103-1108 (1996).

13 M. DE LORGERIL, P. SALEN & JL. MARTIN - Mediterranean diet, traditional risk factors, and the rate of cardiovascular complications after myocardial infarction. Final report of the Lyon diet heart study. *Circulation* **6** :779-785 (1999).

14 M. DE LORGERIL, P. SALEN, E. CAILLAT-VALLET *et al.* - Control of bias in dietary trial to prevent coronary recurrences: the Lyon diet heart study.
Eur J Clin Nutr **51** : 116-122 (1997).

15 M. DE LORGERIL, P. SALEN, J.L. MARTIN, I. MONJAUD, P. BOUCHER & N. MAMELLE -
Mediterranean dietary pattern in a randomized trial: prolonged survival and possible reduced cancer rate. *Arch Intern Med* **158** : 1181-1187 (1988).

16 R.B. SINGH, S.S. RASTOGI, R. VERMA *et al.* - Randomised controlled trial of cardio-protective diet in patients with acute myocardial infarction: results of one year follow-up. *Brit Med J* **304** : 1015-1019 (1992).

17 GISSI-Prevenzione Investigators - Dietary supplementation with n-3 polyunsaturated fatty acids and vitamin E after myocardial infarction: results of the GISSI-Prevenzione trial. *The Lancet* **354** : 447-455 (1999).

18 R. MARCHIOLI, F. BARZI, E. BOMBA *et al.* - Early protection against sudden death by n-3 polyunsaturated fatty-acids after myocardial infarction: time-course analysis of the results of the Gruppo Italiano per lo Studio della Sopravvivenza nell'Infarto Miocardico (GISSI-Prevenzione). *Circulation* **105** : 1897-1903 (2002).

19 F. BARZI, M. WOODWARD, R.M. MARFISI *et al.* - GISSI-Prevenzione Investigators. Mediterranean diet and all-causes mortality after myocardial infarction: results from the GISSI-Prevenzione trial. *Eur J Clin Nutr* **57** : 604-611 (2003).

20 R.B. SINGH, G DUBNOV, M.A. NIAZ *et al.* - Effect of an indo-mediterranean diet on progression of coronary artery disease in high risk patients (Indo-mediterranean diet heart study): a randomised single-blind trial. *The Lancet* **360** : 1455-1461 (2002).

21 I. HJERMANN, I. HOLME & P. LEREN - Effect of diet and smoking intervention on the incidence of coronary heart disease. Report from the Oslo Study Group of a randomised trial in healthy men. *The Lancet* **II** : 1303-1310 (1981).

22 I. HJERMANN, I. HOLME & P. LEREN - Oslo study diet and antismoking trial. Results after 102 months. *Am J Med* **80** : 7-11 (1986).

23 M.L. BURR, A.M. FEHILY, J.F. GILBERT *et al.* - Effects of changes in fatt, fish and fibre intakes on death and myocardial reinfarction: diet and reinfarction trial (DART). *The Lancet* **II** : 757-761 (1989).

2. LA VÉRITÉ SUR LES GRAISSES

1 J. DORGAN *et al.* - Effects of dietary fat and fiber on plasma and urine androgens and estrogens in men: a controlled feeding study. *Am J Clin Nutr* **64** : 850-855 (1996).

2 C. GARTNER, W. STAHL & H. SIES - Lycopene is more bioavailable from tomato paste than from fresh tomatoes. *Am J Clin Nutr* **66** : 116-122 (1997).

3 M. KATAHN - *The T-Factor Diet.* New York : Norton (1999).

4 A. GOLAY *et al.* - Weight loss with a low or high carbohydrate diet? *Int J Obesity* **20** : 1062-1072 (1996).

5 Une étude conduite à l'Université Vanderbilt nous apporte un argument encore plus fort contre la théorie du "métabolisme rapide" de l'amaigrissement. Dans cette étude plus rigoureuse, les volontaires étaient soumis à un régime ultra-maigre à 17% de graisses pendant quatre mois. Après cette longue période de régime strict, les patients avaient un métabolisme encore plus bas qu'au début. Un régime amaigrissant pauvre en graisses et riche en hydrates de carbone avait en réalité refroidi leurs brûleurs métaboliques. D. SCHLUNDT - Randomized evaluation of a lowfat diet for weight reduction. *Int J Obesity* **17** : 623-629 (1993).

6 L.R. ROUSE, K.D. HAMMEL & M.D. JENSEN - Effects of isoenergetic, lowfat diets on energy metabolism in lean and obese women. *Am J Clin Nutr* **60** : 470-475 (1994).

7 L.C. HUDGINS, M. HELLERSTEIN, C. SEIDMAN & J. HIRSCH - Human fatty acid synthesis is stimulated by a eucaloric low fat, high carbohydrate diet. *J Clin Invest* **97** : 2081-2091 (1996).

8 J. COTTON, J. WESTSTRATE & J. BLUNDELL - Replacement of dietary fat with sucrose polyester: effects on energy intake and appetite control in nonobese males. *Am J Clin Nutr* **63** : 891 (1996).

9 J.B. ALLRED - Too much of a good thing? An overemphasis on eating low-fat foods may be contributing to the alarming increase in overweight among US adults. *J Am Dietetic Assoc* **95** : 417-418 (1995).

10 Cette illustration est tirée de l'article ci-dessus. Les données venaient de la National Health and Nutrition Examination Surveys, 1960-1991 et de la troisième National Health and Nutrition Examination Surveys, Phase 1, 1988-1991.

11 A.P. SIMOPOULOS - Characteristics of obesity: An overview. *Ann NY Acad Sci* **499** : 4-13 (1987).

3. POURQUOI MANGEONS-NOUS DES MAUVAISES GRAISSES ?

1 S.B. EATON, S.B.I. EATON & M. SHOSTAK - An evolutionary perspective enhances understanding of human nutritional requirements. *J. Nutr* **126** : 1732-1740 (1996).

2 A.P. SIMOPOULOS - The role of fatty acids in gene expression: Health implications. *Ann Nutr Metab* **40** : 303-311 (1996).

3 J. SINGH, R. HAMID & B.S. REDDY - Dietary fat and colon cancer: modulating effect of types and amount of dietary fat on ras-p21 function during promotion and progression stages of colon cancer. *Cancer Research* **57** : 253-258 (1997).

4 A.P. SIMOPOULOS - Omega-3 fatty acids in health and disease and in growth and development. *Am J Clin Nutr* **54** : 438-463 (1991). Les acides gras oméga-6 et les acides gras oméga-3 incitent tous deux nos gènes à produire moins de graisse, mais les acides gras oméga-3 sont plus efficaces.

5 S.B. EATON - An evolutionary perspective enhances understanding of human nutritional requirements. *J. Nutr* **126** : 1732-1740 (1996).

6 A.P. SIMOPOULOS, H.A. NORMAN & J.E. GILLASPY - Purslane in human nutrition and Its potential for world agriculture. *World Rev Nutr Diet* **77** : 47-74 (1995).

7 A.P. SIMOPOULOS - Terrestrial sources of omega-3 fatty acids: purslane. In *Horticulture and human health: contributions of fruits and vegetables*, B. QUEBEDEAUX & F. BLISS eds, Englewood Cliffs, NJ : Prentice-Hall : 93-107 (1988).

8 A.P. SIMOPOULOS & N.J. SALEM - Purslane: a terrestrial source of omega-3 fatty acids. *N Engl J Med* **315** : 833 (1986).

9 A.P. SIMOPOULOS, H.A. NORMAN & J.A. DUKE - Common purslane: a source of omega-3 fatty acids and antioxidants. *J Am Coll of Nutr* **11** : 374-382 (1992).

10 A.P. SIMOPOULOS & N. SALEM Jr. - n-3 Fatty acids in eggs from range-fed greek chickens. *N Engl J Med* **321** : 1412 (1989).

11 M.A. CRAWFORD - Fatty-acid ratios in free-living and domestic animals. *The Lancet* **1** : 1329-1333 (1968).

12 L'illustration est adaptée à partir de la référence **11**.

13 T.A. DOLECEK & G. GRANDITS - Dietary polyunsaturated fatty acids and mortality in the Multiple Risk Factor Intervention Trial (MRFIT). *World Rev Nutr Diet* **66** : 205-216 (1991).

14 De notre perspective moderne, nous savons qu'un taux de cholestérol élevé est juste un des nombreux facteurs de risque liés aux maladies cardiovasculaires. Les autres sont tout aussi importants y compris les taux sanguins en antioxydants, en acides gras oméga-3 et en homocystéine. L'obsession de l'abaissement du taux de cholestérol a éclipsé l'importance de ceux-ci et de beaucoup d'autres pendant des décades.

15 G.A. Rose, W.B. Thomson & R.T. Williams - Corn oil in treatment of ischaemic heart disease. *Brit Med J* **1** : 1531-1533 (1965).

16 M.L. Pearce & S. Dayton - Incidence of cancer in men on a diet high in polyunsaturated fat. *The Lancet* **1** : 464-467 (1971).

17 E.R. Pinckney - The potential toxicity of excessive polyunsaturates. *Am Heart J* **85** : 723-726 (1973).

18 C.K. Chow - *Fatty acids in foods and their health implications.* New York : Marcek Dekker, Inc. : 889 (1992).

19 L. Litin & F. Sacks - Trans-fatty-acid content of common foods. *N Engl J Med* **329** : 1969-1970 (1993).

20 Les données viennent de l'Economic Research Service and Human Nutrition Information Service of the U.S. Department of Agriculture and the Institute of Shortening and Edible Oils.

21 A.P. Simopoulos - Importance of the ratio of omega-6/omega-3 essential fatty acids: evolutionary aspects. *World Rev Nutr Diet* **92** : 1-22 (2003).

22 A.P. Simopoulos - The Mediterranean food guide. Greek column rather than an egyptian pyramid. *Nutrition Today* **30** : 54-61 (1995).

23 Etant donné la force des nouvelles recherches sur les graisses, certains signes montrent que les vents ont déjà commencé à tourner. Par exemple, une conférence organisée à Bethesda, Maryland, en septembre 1997 et intitulée "**The return of omega-3 fatty acids into the food supply: Land-based animal food products and their health effects**", a réuni à la fois des chercheurs en sciences médicales et des producteurs d'aliments du monde entier pour explorer la faisabilité de la restauration des acides gras oméga-3 dans la chaîne alimentaire. Une des conclusions de cette conférence est que nous disposons de la technologie pour atteindre ce but. Tout ce dont nous avons besoin pour tirer parti de cette technologie est la demande du consommateur et la prise de conscience des pouvoirs publics.

4. L'ABC des acides gras

1 Les autres maladies et situations associées à la prépondérance des eicosanoïdes venant des acides gras oméga-6, y sont les maladies cardiovasculaires, l'hypertension, les diabètes, l'obésité et le vieillissement.

2 Z. Harel, F.M. Biro & S.L. Rosenthal - Supplementation with omega-3 polyunsaturated fatty acids in the management of dysmenorrhea in adolescents. *Am J Obstet Gynecol* **174** : S1335 (1996).

5. La genèse d'une crise cardiaque et comment le Plan Oméga peut vous aider à l'éviter

1 W.S. Browner, J. Westenhouse & J.A. Tice - What if Americans ate less fat? *J Am Med Assoc* **265** : 3285-3291 (1991).

2 Research group hails folic acid as a preventer of heart disease.
New York Times : A11 (1995).

3 A.J. OLSZEWSKI - Fish oil decreases homocysteine in hyperlipemic men.
Coron Artery Dis **4** : 53-60 (1993).

4 Nous avons appris ce fait dans les années 1950, quand les médecins de l'armée ont pratiqué des autopsies sur 300 jeunes soldats qui avaient été tués pendant la guerre de Corée. Bien que ces hommes aient été en bonne condition physique, sains, en bonne santé apparente et âgés d'une vingtaine d'années, la plupart présentaient des artères avec de nombreux signes de détérioration. Les chercheurs croyaient que l'usure normale en était en partie responsable car ils avaient localisé les dommages les plus importants au-dessus dudépart des branches des artères, un endroit où le sang peut faire des remous et tourbillonner
M.W.F. ENOS, L.C.R.H. HOLMES & C.J. BEYER - Coronary disease among United States soldiers killed in action in Korea. *J Am Med Assoc* **152** : 1090-1093 (1953).

5 P.R.C. HOWE - Fish oil supplements and hypertension. *ISSFAL Newsletter* **3** : 2-5 (1996).

6 M.E. BERRY & J. HIRSCH - Does dietary linolenic acid influence blood pressure?
Am J Clin Nutr **44** : 336-340 (1986).

7 V. RUIZ-GUTIERREZ, F.J.G. MURIANA, A. GUERRERO & J. VILLAR - Plasma lipids, erythrocyte membrane lipids and blood pressure of hypertensive women after ingestion of dietary oleic acid from two different sources. *J Hypertension* **14** : 1483-1490 (1996).

8 W.S. HARRIS, G.S. RAMBJOR, S.L. WINDSOR & D. DIEDERICH - n-3 Fatty acids and urinary excretion of nitric oxide metabolites in humans. *Am J Clin Nutr* **65** : 459-464 (1997).

9 M.E. HYNDMAN *et al.* - Interaction of 5-methyltetrahydrofolate and tetrahydrobiopterin on endothelial function. *Am J Physiol Heart Circ Physiol* **282** : H2167-H2172 (2002).

10 L.J. APPEL, T.J. MOORE, E. OBARZANEK *et al.* - For the DASH Collaborative Research Group: a clinical trial of the effects of dietary patterns on blood pressure.
N Engl J Med **336** : 1117-1124 (1997).

11 F.M. SACKS, L.P. SVETKEY, W.M. WOLLMER *et al.* - Effects on blood pressure of reduced dietary sodium and the Dietary Approaches to Stop Hypertension (DASH) diet.
N Engl J Med **344** : 3-10 (2001).

12 M. DE LORGERIL & P. SALEN - Dietary intervention in coronary care units and in secondary prevention. In *Acute coronary syndromes. A companion to Braunwald's heart disease*,
P. THÉROUX ed., Elsevier Science (USA) chapter 44 : 613-631 (2003).

13 P.M. RIDKER *et al.* - Inflammation, aspirin, and the risk of cardiovascular disease in apparently healthy men. *N Engl J Med* **336** : 973-979 (1997).

14 M. FISHER, K.S. UPCHURCH & J.J. HOOGASIAN - Effects of dietary fish oil supplementation on polymorphonuclear leukocyte inflammatory potential. *Inflammation* **10** : 387-392 (1986).

15 M.L. DAVIGLUS - Fish consumption and the 30-year risk of myocardial infarction.
N Engl J Med **336** : 1046-1053 (1997).

16 P. REAVEN., S. PARTHASARATHY & J.L. WITZTUM - Effects of oleate-rich and linoleate-rich diets on the susceptibility of low density lipoprotein to oxidative modification in mildly hypercholesterolemic subjects. *J Clin Invest* **91** : 668-676 (1993).

17 L.H. KUSHI, A.R. FOLSOM, R.J. PRINEAS & R.M. BOSTICK - Dietary antioxidant vitamins and death from coronary heart disease in postmenopausal women.
N Engl J Med **334** : 1156-1162 (1996).

18 M. MILLER & R.A. VOGEL - *The practice of coronary disease prevention.*
Baltimore : Williams & Wilkins. 293 (1996).

19 P. Chan, B. Tomlinson & Y.-S. Lee - Effectiveness and safety of low-dose pravastatin and squalene, alone and in combination, in elderly patients with hypercholesterolemia. *J Clin Pharmacology* **36** : 422-427 (1996).

20 S.M. Grundy - Monounsaturated fatty acids and cholesterol metabolism: implications for dietary recommendations. *J Nutr* **119** : 529-533 (1989).

21 A. Ascherio, C.H. Hennekens & W.C. Willett - Trans-fatty acid intake and risk of myocardial infarction. *Circulation* **89** : 94-101 (1994).

22 E.J. Schaefer, A.H. Lichtenstein & J.M. Ordovas - Body weight and low density lipoprotein cholesterol changes after consumption of a low-fat ad libitum diet. *J Am Med Assoc* **274** : 1450-1455 (1995).

23 J. Dyerber, H.O. Bang & O. Aagaard - "Small is beautiful": alpha linolenic acid and eicosapentaenoic acid in man. *The Lancet* **1** : 1169 (1983).

24 K. Radack, C. Deck & G. Huster - Dietary supplementation with low-dose fish oils lowers fibrinogen levels: a randomized, double-blind controlled study. *Ann Int Med* **11** : 757-758 (1989).

25 A. Leaf, G.E. Billman & H. Hallaq - Prevention of ischemia-induced ventricular fibrillation by omega-3 fatty acids. *Proc National Acad Sci* **91** : 4427-4430 (1994).

26 A. Leaf, J.X. Kang, Y.F. Xiao & G.E. Billman - Clinical prevention of sudden cardiac death by n-3 polyunsaturated fatty acids and mechanism of prevention of arrhythmias by n-3 fish oils. *Circulation* **107** : 2646-2652 (2003).

27 J.H. Christensen, P. Gustenhoff, E. Korup *et al.* - Effect of fish oil onheart rate variability in survivors of myocardial infarction:a double blind randomised controlled trial. *Brit Med J* **312** : 677-678 (1996).

28 J.H. Christensen, M.S. Christensen, J. Dyeberg *et al.* - Heart rate variability and fatty acid content of blood cell membranes: a dose-response study with n-3 fatty-acids. *Am J Clin Nutr* **70** : 331-337 (1999).

29 T.G. Farrel, Y. Bashir, T. Cripps *et al.* - Risk stratification for arrhythmic events in postinfarction patients based on heart rate variability, ambulatory electrocardiographic variables and the signal-averaged electrocardiogram. *J Am Coll Cardiol* **18** : 687-697 (1991).

30 A. Guiraud, M. de Lorgeril, F. Boucher *et al.* - Cardioprotective effect of chronic low dose ethanol drinking-Insights into the concept of ethanol preconditioning. *J Mol Cel Cardiol* **36** : 880-887 (2004).

31 H.J. Oskarsson, J. Godwin, R.M. Gunnar *et al.* - Dietary fish oil supplementation reduces myocardial infarct size in a canine model of ischemia and reperfusion. *J Am Coll Cardiol* **21** : 1280-1285 (1993).

32 P. Salvatore & P.L. McLennan - Cardiac membrane fatty acid composition modulates myocardial oxygen consumption and postischemic recovery of contractile function. *Circulation* **105** : 2303-2308 (2002).

33 M.L. Burr, J.F. Gilbert & N.M. Deadman - Effects of changes in fat, fish, and fibre intakes on death and myocardial reinfarction: Diet And Reinfarction Trial (DART). *The Lancet* **1** : 757-761 (1989).

34 R.B. Singh, S.S. Rastog, R. Verma *et al.* - Randomised controlled trial of cardioprotective diet in patients with acute myocardial infarction: results of one year follow-up. *Brit Med J* **304** : 1015-1019 (1992).

35 GISSI-Prevenzione Investigators - Dietary supplementation with n-3 polyunsaturated fatty acids and vitamin E after myocardial infarction: results of the GISSI-Prevenzione trial. *The Lancet* **354** : 447-455 (1999).

36 R.B. Singh, G. Dubnov, M.A. Niaz et al. - Effect of an indo-mediterranean diet on progression of coronary artery disease in high risk patients (Indo-mediterranean diet heart study): a randomised single-blind trial. *The Lancet* **360** : 1455-1461 (2002).

37 F. Barzi et al. - Mediterranean diet and all-causes mortality after myocardial infarction: results from the GISSI-Prevenzione trial. *Eur J Clin Nutr* **57** : 604-611 (2003).

6. Réguler la prolifération des cellules cancéreuses

1 Cancer-war skeptic confirms drop in death rate. *New York Times* : A13 (1997).

2 W.C. Willett - Diet and health: what should we eat? *Science* **264** : 53253-53257 (1994).

3 I. Schloss, M.S.G. Kidd & S.J.D. O'Keefe - Dietary factors associated with a low risk of colon cancer in coloured West Coast fisherman.
South African Med J **82** : 152-158 (1997).

4 W.T.J. Cave - Omega-3 fatty acid diet effects on tumorigenesis in experimental animals.
In *Health effects of omega-3 polyunsaturated fatty acids in seafoods*,
A.P. Simopoulos et al. eds, Bâle : Karger : 462-476 (1991).

5 R.A. Karmali - n-3 fatty acids and cancer. *J Internal Med* **225** : 197-200 (1989).

6 L.A. Sauer & R.T. Dauchy - Stimulation of tumor growth in adult rats in vivo during an acute fast. *Cancer Research* **46** : 3469-3475 (1986).

7 M. Noguchi, D.P. Rose & I. Miyazaki - The role of fatty acids and eicosanoid synthesis inhibitors in breast carcinoma. *Oncology* **52** : 265-271 (1995).

8 C. Galli & D. Butrum - Dietary omega-3 fatty acids and cancer: an overview.
In *Health effects of omega-3 polyunsaturated fatty acids in seafoods*,
A.P. Simopoulos et al. eds, Bâle : Karger : 446-461 (1991).

9 Le tableau suivant résume quatorze études et leurs résultats.

Etude 1 - les chercheurs ont déterminé le rapport entre l'acide linoléique et l'acide alpha-linolénique dans le régime de 12 866 hommes américains.

Résultats - ceux qui présentent le rapport le plus bas (en d'autres termes, ceux qui consomment des quantités relativement faibles d'acide linoléique oméga-6 et de grandes quantités d'acide alpha-linolénique oméga-3) ont un risque inférieur de 33% de mourir d'un cancer.

Source - A. Dolecek, A. Theres & G. Grandits - Dietary polyunsaturated fatty acids and mortality in the Multiple Risk Factor Intervention Trial (MRFIT).
In *Health effects of omega-3 polyunsaturated fatty acids in seafoods*,
A.P. Simopoulos et al. eds, *World Rev Nutr Diet*, Bâle : Karger, vol. 66 : 205-216 (1991).

Etude 2 - on a analysé la composition en acides gras des tissus de 100 patients atteints de mélanomes (cancer de la peau) et de 100 individus en bonne santé.

Résultats - plus on trouve d'acides gras oméga-6 (acides linoléique et arachidonique) dans les tissus d'un individu, plus le risque de mélanome est élevé. Les personnes qui ont les taux les plus bas en acide linoléique ont le risque le plus faible de développer une maladie mortelle.

Source - B.S. Mackie, L.E. Mackie & D.J. Bourne - Melanoma and dietary lipids.
Nutrition and Cancer **9**(4) : 219-226 (1997).

Etude 3 - on a étudié chez 88 751 femmes l'incidence de l'alimentation sur le cancer du colon.

Résultats - les femmes dont le régime est relativement riche en poisson (et par conséquent en acides oméga-3) et pauvre en viande rouge ont moins de risque d'avoir un cancer du colon.

Source - W.C. WILLETT, M.J. STAMPFE & F.E. SPEIZER - Relation of meat, fat, and fiber intake to the risk of colon cancer in a prospective study among women. *N Eng J Med* **323** : 1669-1672 (Dec.1990).

Etude 4 - on a comparé les teneurs en acide gras de tumeurs du cerveau et de tissus encéphaliques normaux chez l'homme.

Résultats - comparés aux tissus encéphaliques normaux, ceux des tumeurs du cerveau (gliomes malins) contiennent plus du quadruple en LA et moitié moins en DHA.

Source - D.D. MARTIN, M.E.C. ROBBINS, D.H. HUSSEY - The fatty acid vomposition of human gliomas. Differs from that found in nonmalignant brain tissue. *Lipids* **31** : 1283-1288 (1996).

Etude 5 - on a comparé la mortalité due au cancer chez les Juifs israéliens, dont le régime est très riche en acide linoléique, et les Arabes israéliens, dont le régime est basé sur l'huile d'olive.

Résultats - les personnes qui ont des régimes riches en acide linoléique augmentent leur risque de mourir d'un cancer de plus de 3 fois par rapport à celles dont le régime est basé sur l'huile d'olive.

Source - D. YAM, A. ELIRAZ, B. ELIRAZ & M. ELLIOT - Diet and disease - The israeli paradox : Possible dangers of a high omega-6 polyunsaturated fatty acid diet. *Isr J Med Sci* **32** : 1134-1143 (1996).

Etude 6 - on a fait une comparaison entre la teneur en acide gras des tissus mammaires de femmes avec un cancer du sein et celle de femmes avec des affections bénignes du sein.

Résultats - les tissus des femmes postménopausées avec un cancer du sein ont des taux de DHA (un acide gras oméga-3) plus faibles que ceux des femmes sans cancer.

Source - Z.R. ZHU, J. AGREN & M. UUSITUPA - Fatty acid composition of breast adipose tissue in breast cancer patients and in patients with benign breast disease. *Nutrition and Cancer* **24** : 151-160 (1995).

Etude 7 - on a analysé les taux de prostaglandines des tissus humains de 91 tumeurs du sein.

Résultats - les tissus des femmes qui ont des tumeurs du sein métastatiques ont des taux de prostaglandine (PGE_2 dérivée de l'acide linoléique) plus élevés que les tissus des personnes dont les tumeurs ne forment pas de métastases.

Source - P.H. ROLLAND, P.M. MARTIN & M. TOGA - Prostaglandin in human breast cancer: Evidence suggesting that elevated prostaglandin production is a marker of high metastatic potential for neoplastic cells. *J Nat Cancer Institute* **64** : 1061-1070 (1980).

Etude 8 - des chercheurs ont comparé la consommation de graisses de patientes japonaises ou caucasiennes atteintes d'un cancer du sein et leur mortalité.

Résultats - les femmes dont le régime contient des quantités assez importantes d'acide gras oméga-6 ont un plus grand risque de mourir de ce cancer du sein.

Source - A.M.Y. NOMURA, L. LE MARCHAND & H. HANKIN - The effect of dietary fat on breast cancer survival among caucasian and japenese women in Hawaii. *Breast Cancer Research and Treatment* **18** : S135-S141 (1991).

Etude 9 - l'incidence des habitudes alimentaires de 32 pays sur le cancer du sein a été analysée.

Résultats - de tous les facteurs nutritionnels, la consommation de poisson a l'effet protecteur le plus fort.

Source - L. KAIZER, N. BOYD & D. TRITCHLER - *Fish consumption and breast cancer risk: an ecological study. Nutr Cancer* **12** : 61-68 (1989).

Etude 10 - on a distribué un questionnaire alimentaire à 820 femmes atteintes de cancer du sein et à 15 248 femmes non atteintes de cette maladie.

Résultats - une forte consommation de légumes, de fruits et d'huile d'olive (trois des principaux composants du Plan Oméga) est corrélée avec un risque plus bas de cancer. Plus la consommation d'huile d'olive est élevée, plus le risque de cancer est bas. La consommation de margarine (en général riche en oméga-6) est associée à une augmentation du risque.

Source - A. TRICHOPOULOU, K. KATSOUYANNI & D. TRICHOPOULOS - Consumption of olive oil and specific food groups in relation to breast cancer risk in Greece. *J Nat Cancer Institute* **87** : 110-116 (1995).

---

10 M.L. PEARCE & S. DAYTON - Incidence of cancer in men on a diet high in polyunsaturated fat. *The Lancet* **1** : 464-467 (1971).

11 M. DE LORGERIL, P. SALEN, J.L. MARTIN, I. MONJAUD, P. BOUCHER & N. MAMELLE - Mediterranean dietary pattern in a randomized trial: prolonged survival and possible reduced cancer rate. *Arch Intern Med* **158** : 1181-1187 (1998).

12 M. ANTI, G. MARRA & G. MIGGIANO - Effect of omega-3 fatty acids on rectal mucosal cell proliferation in subjects at risk for colon cancer. *Gastroenterology* **103** : 883-891 (1992).

13 Y.C. HUANG, J.M. JESSUP & G.L. BLACKBURN - n-3 fatty acids decrease colonic epithelial cell proliferation in high-risk bowel mucosa. *Lipids* **31S** : S313-S316 (1996).

14 L.A. SAUER & R.T. DAUCHY - The effect of omega-6 and omega-3 fatty acids on 3H-thymidine incorporation in hepatoma 7288CTC perfused in situ. *Brit J Cancer* **66** : 297-303 (1992).

15 U.N. DAS & D. F. HORROBIN - Polyunsaturated fatty acids augment free radical generation in tumor cells in vitro. *Biochem Biophys Res Com* **145** : 15-24 (1987).

16 K.C. SWITZER et al. - Omega-3 polyunsaturated fatty acids promote activation-induced cell death in murine T lymphocyte. *J Nutr* **133** : 495-503 (2003).

17 P. BOUGNOUX., V. CHAJES & O. LE FLOCH - Role of 18:3n-3 content of breast adipose tissue in breast cancer. *Brit J Cancer* **70** : 330-334 (1994).

18 P. BOUGNOUX. & V. CHAJES - Omega-6/Omega-3 polyunsaturated fatty acid ratio and cancer. *World Rev Nutr Diet* **92** : 133-151 (2003).

19 S. COLAS et al. - Enhanced radiosensitivity of rat mamary tumors by dietary DHA. *Int J Cancer* **109** : 449-454 (2004).

20 Dans ses études animales, THOMPSON a montré que les graines de lin ne contenaient pas seulement de l'ALA (acide alpha-linolénique) mais aussi un second nutriment anti-cancéreux appelé "lignane". Ces deux nutriments semblent avoir des actions différentes ; le lignane est surtout efficace pour bloquer la formation de nouvelles tumeurs tandis que l'ALA ralentit les tumeurs existantes. Ensemble, THOMPSON a trouvé qu'ils pouvaient réduire les tumeurs du sein chez les rats de plus de 50%. (L.U. THOMPSON, S.E. RICKARD & M.M. SEIDL - Flaxseed and its lignan and oil components reduce mammary tumor growth at a late stage of carcinogenesis. *Carcinogenesis* **17** : 1373-1376 (1996).)

21 J. CHEN, P.M. STAVRO & L.U. THOMSON - Dietary flaxseed inhibits human breast cancer growth and metastasis and downregulates expression of insulin-like growth factor and epidermal growth factor receptor. *Nutr Cancer* **43** : 187-192 (2002).

22 Dans une communication personnelle, THOMPSON ajoutait un autre conseil de prudence : "les patientes atteintes de cancer du sein traitées avec des médicaments bloquant les œstrogènes comme le taxol devraient être averties de ne pas consommer de graines de lin. Les graines de lin et le taxol sont deux anti-œstrogènes et nous ignorons comment ils pourraient interagir". (Cette restriction ne s'applique pas à l'huile de lin qui est riche en ALA mais ne contient pas de lignane.)

23 G.L. JOHANNING - Modulation of breast cancer cell adhesion by unsaturated fatty acids. *Nutrition* **12** : 810-816 (1996).

24 R. REICH & G.R. MARTIN - Identification of arachidonic acid pathways required for the invasive and metastatic activity of malignant tumor cells. *Prostaglandins* **51** : 1-17 (1996).

25 Communication personnelle.

26 W.B. JONAS -. Researching alternative medicine. *Nature Medicine* **3** : 824-827 (1997).

27 D.P. ROSE, J.M. CONNOLLY & M. COLEMAN - Effect of omega-3 fatty acids on the progression of metastases after the surgical excision of human breast cancer cell solid tumors growing in nude mice. *Clinical Cancer Research* **2** : 1751-1756 (1996).

28 A.S. KENLER, W.S. SWAILS & B.R. BISTRIAN - Early enteral feeding in postsurgical cancer patients: Fish oil structured lipid-based polymeric formula versus a standard polymeric formula. *Ann Surg* **223** : 316-333 (1996).

29 Y. SHAO, L. PARDINI & R. PARDINI - Dietary menhaden oil enhances mitomycin C antitumor activity toward human mammary carcinoma MX-1. *Lipids* **30** : 1035-1045 (1995).

30 Figure construite à partir des données publiées dans la référence **29**.

31 Communication personnelle.

32 Communication personnelle.

33 S. VARTAK, M.E.C. ROBINS & A.A. SPECTOR - Polyunsaturated fatty acids increase the sensitivity of 36B10 rat astrocytoma cells to radiation-induced cell kill. *Lipids* **32** : 283-292 (1997).

34 D. GRADY - Unusual molecule could be key to cancer patients' weight loss. *New York Times* : B10 (1996).

35 S.J. WIGMORE *et al.* - The effect of polyunsaturated fatty acids on the progress of cachexia in patients with pancreatic cancer. *Nutrition* **12** : 527-530 (1996).

36 K.C. FEARON *et al.* - Effect of a protein and energy dense n-3 enriched oral supplement on loss of weight in cancer cachexia. A randomised double blind trial. *GUT* **52** : 1479-1486 (2003).

37 A. TRICHOPOULOU, T. COSTACOU, C. BAMIA C & D. TRICHOPOULOU - The mediterranean diet and mortality rate in a greek population. *N Engl J Med* **348** : 2599-2608 (2003).

38 F.B. HU - The mediterranean diet and mortality. Olive oil and beyond. *N Engl J Med* **348** : 2595-2596 (2003).

7. METTRE EN ÉCHEC LE SYNDROME-X, L'OBÉSITÉ ET LES DIABÈTES

1 S.M. HAFFNER, R.A. VALDEZ & M.P STERN - Prospective analysis of the insulinresistance syndrome (syndrome-X). *Diabetes* **41** : 715-722 (1992).

2 A. SIANI - New components of the metabolic syndrome : culprits or bystanders. *Nutr Met Cardiovasc Dis* **4** : 217-220 (2001).

3 Expert panel on detection, evaluation, and treatment of high blood cholesterol in adults. Executive summary of the third report of the National Cholesterol Education Program (NCEP). Expert panel on detection, evaluation, and treatment of high blood cholesterol in adult (Adult Treatment Panel III). *J Am Med Assoc* **285** : 2486-2497 (2001).

4 A.P. SIMOPOULOS - Is insulin resistance influenced by dietary linoleic acid and trans-fatty acids? *Free Rad Biol Med* **17** : 367-372 (1994).

5 A.P. SIMOPOULOS -. Fatty acid composition of skeletal-muscle membrane phospholipids, insulin resistance, and obesity. *Nutrition Today* **29** : 12-16 (1994).

6 J. SALMERON, J.E. MANSON & W.C. WILETT - Dietary fiber, glycemic load, and risk of non-insulin-dependent diabetes mellitus in women. *J Am Med Assoc* **277** : 472-477 (1997).

7 I. HAINAULT, M. CARLOTTI & M. LAVAU - Fish oil in a high lard diet prevents obesity, hyper-lipemia, and adipocyte insulin resistance in rats. *Ann NY Acad Sci* **683** : 98-101 (1993).

8 S. IKEMOTO, O. EZAKI & M. TAKAHASHI - High-fat diet-induced hyperglycemia and obesity in mice: differential effects of dietary oils. *Metabolism* **45** : 1539-1546 (1996).

9 Ce graphique a été créé à partir des données de la référence **8** ci-dessus.

10 L.H. STORLIEN - Skeletal muscle membrane lipids and insulin resistance. *Lipids* **31S** : S261-S265 (1996).

11 D. YAM, A. ELIRAZ, B. ELIRAZ & M. ELLIOT - Diet and disease-The Israeli paradox: Possible dangers of a high omega-6 polyunsaturated fatty acid diet. *Isr J Med Sci* **32** : 1134-1143 (1996).

12 L.H. KULLER - Letter. *The Lancet* **341** : 1093-1094 (1993).

13 A. OSTLUND-LINDQVIST, L. ALBANUS & L. CROON - Effect of dietary trans-fatty acids on microsomal enzymes and membranes. *Lipids* **20** : 620-624 (1985).

14 P.A. TORJESEN *et al.* - Lifestyle changes may reverse development of the insulin resistance syndrome. *Diabetes Care* **30** : 26-31 (1997).

15 M. FANAIAN, J. SZILASI, L. STORLIEN & G.D. CALVERT - The effect of modified fat diet on insulin resistance and metabolic parameters in type II diabetes. *Diabetologia* **39** : A7 (1996).

16 A. FESTA *et al.* - Inflammation in the prediabetic state is related to increased insulin resistance rather than decrease insulin secretion. *Circulation* **108** : 1822 (2003).

17 R. GRIMBLE - Inflammation status and insulin resistance. *Current Opinion in Clinical Nutrition and Metabolic care* **5** : 551-559 (2002).

18 C. RASK-MADSEN *et al.* - Tumor necrosis factor-alpha inhibits insulin's stimulating effect on glucose uptake and endothelium-dependent vasodilatation in humans. *Circulation* **108** : 1815 (2003).

19 M. WINNICKI *et al.* - Fish-rich diet, leptin, and body mass. *Circulation* **106** : 289-291 (2002).

8. Des aliments pour penser

1 N. Salem - *Omega-3 fatty acids: Molecular and biochemical aspects. New Protective Roles for Selected Nutrients*, J. Spiller ed., New York : Alan R. Liss : 109-228 (1989).

2 M.S. Lamptey & B.L. Walker - A possible essential role for dietary linolenic acid in the development of the young rat. *J Nutr* **106** : 86-92 (1976).

3 Y. Nakashima, S. Yuasa, Y. Hukamizu & T. Nabeshima - Effect of a high linoleate and a high apha-linolenate diet on general behavior and drug sensitivity in mice. *J of Lipid Research* **34** : 239-247 (1993).

4 R.A. Gibson, M.A. Neumann & M. Makrides - Effect of dietary docosahexaenoic acid on brain composition and neural function in term infants. *Lipids* **31S** : S177-S181 (1996).

5 A.P. Simopoulos - Omega-3 fatty acids part I: Metabolic effects of omega-3 fatty acids and essentiality. In *Handbook of Lipids in Human Nutrition*. Boca Raton : CRC Press Inc. : 51-73 (1996).

6 R. Uauy et al. - Role of essential fatty acids in the function of the developing nervous system. *Lipids* **31S** : S167-S176 (1996).

7 S. Carlson & S. Werkman - A randomized trial of visual attention of preterm infants fed docosahexaenoic acid until two months. *Lipids* **31** : 85-90 (1996).

8 Voir référence **4**.

9 L.J. Stevens et al. - Omega-3 fatty acids in boys with behavior, learning, and health problems. *Physiology & Behavior* **59** : 915-920 (1996).

10 K. Myanaga, K. Yonemura & K. Yazawa - DHA shortens P300 latency in healthy persons. In *International Conference on Highly Unsaturated Fatty Acids in Nutrition and Disease Prevention*. Barcelone, Espagne (1996).

11 S. Yoshida, A. Yasuda & H. Okuyama - Synaptic vesicle ultrastructural changes in the rat hippocampus induced by a combination of alpha-linolenic deficiency and a learning task. *J of Neurochemistry* **68** : 1261-1268 (1997).

12 E.J. Schaefer - Decreased plasma phosphatidylcholine docosahexaenoic acid content in dementia. Communication personnelle.

13 S. Kalmijn, E.J.M. Feskens & D. Kromhout - Polyunsaturated fatty acids, antioxidants, and cognitive function in very old men. *Am J Epidemiol* **145** : 33-41 (1997).

14 K. Yazawa - Clinical experience with docosahexaenoic acid in demented patients. In *International conference on highly unsaturated fatty acids in nutrition and disease prevention*. Barcelone, Espagne (1996).

15 J.R. Hibbeln, J.C. Umhau & N.J. Salem - Do plasma polyunsaturates predict hostility and depression? *World Rev Nutr Diet* **82** : 175-186 (1997).

16 R.S. Smith - The macrophage theory of depression. *Med Hypotheses* **35** : 298-306 (1991).

17 J.R. Hibbeln & N. Salem - Dietary polyunsaturated fatty acids and depression: when cholesterol does not satisfy. *Am J Clin Nutr* **62** : 1-9 (1995).

18 P.B. Adams et al. - Arachidonic acid to eicosapentaenoic acid ratio in blood correlates positively with clinical symptoms of depression. *Lipids* **31S** : S157-S161 (1996).

19 G.L. Klerman & M.M. Weissman - Increasing rates of depression. *J Am Dietetic Assoc* **261** : 2229-2235 (1989).

20 E.F. Zigler & M. Finn-Stevenson - *Children: Development and Social Issues*. Washington, D.C. : Heath and Co (1987).

21 HIBBELN a déniché cette information quand il a parcouru le traité de BURDEN, *The Anatomy of Melancholy*, publié en 1652. Dans ce livre, BURDEN reconnaît qu'il avait appris les propriétés antidépressives des cerveaux des vaches en lisant des textes médicaux arabes antérieurs. Les gens ont pu utiliser les acides gras oméga-3 pour traiter la dépression depuis des milliers d'années.

22 M. MAGGIONI, G.B. PICOTTI & F. BRAMBILLA - Effects of phosphatidylserine therapy in geriatric patients with depressive disorders. *Acta Psychiatr Scand* **81** : 265-270 (1990).

23 D.O. RUDIN & C. FELIX - *Omega-3 oils*. Honesdale, PA : Paragon Press. 216 (1996).

24 D.O. RUDIN - The major psychoses and neuroses as omega-3 essential fatty acid deficiency syndrome: Substrate pellagra. *Biological Psychiatry* **16** : 827-850 (1981).

25 A.L. STOLL, W.E. SEVERUS *et al.* - Omega-3 fatty acids in bipolar disorder: A preliminary double-blind, placebo-controlled trial. *Archives of General Psychiatry* **56** : 407-412 (1999).

26 B.K. PURI, S.J. COUNSEL *et al.* - Eicosapentaenoic acid in treatment-resistant depression. *Archives of general Psychiatry* **59** : 91-92 (2002).

27 B. NEMETS, Z. STAHL *et al.* - Addition of omega-3 fatty acid to maintenance medication treatment for recurrent unipolar depressive disorder. *Am J Psychiatry* **159** : 477-479 (2002).

28 M. PEET & D. HORROBIN - A dose-ranging study of the effects of ethyl-eicosapentaenoate in patients with ongoing depression despite apparently adequate treatment with standard drugs. *Archives of general Psychiatry* **59** : 913-919 (2002).

29 A.L. STOLL - *The omega-3 connection 2001: The ground-breaking omega-3 antidepression diet and brain program*. New York : Simon & Shuster (2001).

30 D. SERVAN-SCHREIBER - *Guérir, le stress, l'anxiété et la dépression sans médicaments ni psychanalyse*. Laffont (2003).

31 M.J. GITLIN & R.O. PASNAU - Psychiatric syndromes linked to reproductive function in women: A review of current knowledge. *Am J Psychiatry* **146** : 1413-1422 (1989).

32 R.T. HOLMAN, S.B. JOHNSON & P.L. OGBURN - Deficiency of essential fatty acids and membrane fluidity during pregnancy and lactation. *Proc Natl Acad Sci USA* **88** : 4835-4839 (1991).

33 M.D.M. AL - *Essential fatty acids, pregnancy, and pregnancy outcome. Relationship between mother and child*. La Haye, Pays-Bas : CIP-Gegevens Bibliothèque Royale (1994).

34 L.J. STEVENS, S.S. ZENTALL & J.R. BURGESS - Essential fatty acid metabolism in boys with attention-deficit hyperactivity disorder. *Am J Clin Nutr* **62** : 761-768 (1995).

35 L.J. STEVENS *et al.* - Omega-3 fatty acids in boys with behavior, learning, and health problems. *Physiology & Behavior* **59** : 915-920 (1996).

36 Les délinquants violents ont aussi des taux particulièrement élevés d'acides gras oméga-6 à longues chaînes.
M.E. VIRKKUNEN, D.F. HORROBIN & M.S. MANKU - Plasma phospholipid essential fatty acids and prostaglandins in alcoholic, habitually violent, and impulsive offenders. *Biological Psychiatry* **22** : 1087-1096 (1987).

37 J.R. KAPLAN, S. B. MANUCK & C. SHIVELY - The effects of fat and cholesterol on social behavior in monkeys. *Psychosomatic Medicine* **53** : 634-642 (1991).

38 T. HAMAZAKI, S. SAWAZAKI & M. KOBAYASHI - The effect of docosahexaenoic acid on aggression in young adults. *J Clin Invest* **97** : 1129-1134 (1996).

39 P. SINGER -. Effects of dietary oleic, linoleic and alpha-linolenic acids on blood pressure, serum lipids, lipoproteins and the formation of eicosanoid precursors in patients with mild essential hypertension. *J of Human Hypertension* **4** : 227-233 (1990).

40 J.R. HIBBELN - Seafood consumption and homicide mortality. A cross-national ecological analysis. *World Rev Nutr Diet* **88** : 41-46 (2001).

41 R.B. WILLIAMS - Neurobiology, cellular and molecular biology, and psychosomatic medicine. *Psychosomatic Medicine* **56** : 308-315 (1994).

42 J.D.E. LAUGHARNE, J.E. MELLOR & M. PEET - Fatty acids and schizophrenia. *Lipids* **31S** : S163-S165 (1996).

9. LE PLAN OMÉGA ET LE CONTRÔLE DE VOTRE SYSTÈME IMMUNITAIRE

1 Deux des principaux coupables sont le leucotriène B4 (LTB4) et la prostaglandine E2 (PGE2).

2 M. FISHER, K.S. UPCHURCH & J.J. HOOGASIAN - Effects of dietary fish oil supplementation on polyrnorphonuclear leukocyte inflammatory potential. *Inflammation* **10** : 3873-3892 (1986).

3 S. ENDRES, T. EISENHUT & B. SINHA - N-3 fatty acids in immune function and inflammatory disorders. *Biochem Soc Trans* **23** : 277-281 (1995).

4 G. FERNANDES - Modulation of antioxidant enzymes and programmed cell death by n-3 fatty acids. *Lipids* **31S** : S91-S96 (1996).

5 J.M. KRERNER, W. JUBIZ & L. LININGER - Fish-oil fatty acid supplementation in active rheumatoid arthritis. *Ann Int Med* **106** : 497-502 (1987).

6 J.M. KREMER & S. MALCOLM - Dietary fish oil and olive oil supplementation in patients with rheumatoid arthritis. *Arthritis and Rheumatism* **33** : 810-820 (1990).

7 J.M. KREMER & A. DAVID - Effects of high-dose fish oil on rheumatoid arthritis after stopping nonsteroidal antiinflammatory drugs. *Arthritis and Rheumatism* **36** : 1107-1114 (1995).

8 E.G. CLEARY & M.W. WHITEHOUSE - Linseed (flax) oil: anti-inflammatory activity when applied transcutaneously to treat experimental and clinical arthritis. In *Third international congress on essential fatty acids and eicosanoids.* Adelaïde, Australie (1992).

9 L. HODGE, C.M. SALOME, J.K. PEAT & A.J. WOOLCOCK - Consumption of oily fish and childhood asthma risk. *J Am Dietetic Assoc* **164** : 137-140 (1996).

10 J. SCHWARTZ & S.T. WEISS - The relationship of dietary fish intake to level of pulmonary function in the first National Health and Nutrition Survey (NHANES 1). *European Respiratory J* **7** : 1821-1824 (1994).

11 J. DRY & D. VINCENT - Effect of a fish oil diet on asthma: Results of a 1-year double-blind study. *Int Arch Allergy Appl Immunol* **95** : 156-157 (1991).

12 K.S. BROUGHTON, C.S. JOHNSON & K.M. KLEPPINGER - Reduced asthma symptoms with n-3 fatty acid ingestion are related to 5-series leukotriene production. *Am J Clin Nutr* **65** : 1011-1017 (1997).

13 R. CACABELOS, X.A. ALVAREZ T. NISHIMURA - Brain interleukin-1B in Alzheimer's disease and vascular dementia. *Meth Find Exp Clin Pharmacol* **160** : 141-151 (1994).

14 S. KALMIJN, E.J.M. FESKENS & D. KROMHOUT - Polyunsaturated fatty acids, antioxidants, and cognitive function in very old men. *Am J Epidemiol* **145** : 33-41 (1997).

15 E. SHAHAR, A.R. FOLSOM & M. SZKLO - Dietary n-3 polyunsaturated fatty acids and smoking-related chronic obstructive pulmonary disease. *N Engl J Med* **331S** : S228-S233 (1994).

16 M.F. MCCARTY - Fish-oil may be an antidote for the cardiovascular risk of smoking. *Med Hypotheses* **46** : 343 (1995).

17 A. BELLUZZI, C. BRIGNOLA, M. CAMPIERI & M. MIGLIOLI - Effect of an entericcoated fish-oil preparation on relapses in Crohn's desease. *N Engl J Med* **24** : 1557-1560 (1996).

18 W.F. STENSON, D. CORT & W. BEEKEN - Dietary supplementation with fish oil in ulcerative colitis. *Ann Int Med* **116** : 609-614 (1992).

19 P. CAMPAN, P.O. PLANCHAND & D. DURAN - Polyunsaturated omega-3 fatty acids in the treatment of experimental human gingivitis. *Bull Group Int Rech Sci Stomatol Odontol* **29** : 25-31 (1996).

20 J.V. DONADIO., E.J. BERGSTRALH, K.P. OFFORD & K.E. HOLLEY - A controlled trial of fish oil in IgA nephropathy. *N Engl J Med* **331** : 1194-1199 (1994).

21 A. THORNER, G. WALLDIUS, E. NILSSON & R. GULLBERG - Beneficial effects of reduced intake of polyunsaturated fatty acids in the diet for one year in patients with systemic lupus erythematosus. *Ann Rheum Dis* **49** : 134 (1990).

22 A.J.E. WALTON, M.L. SNAITH, M. LOCNISKAR & D.A. ISENBERG - Dietary fish oil and the severity of symptoms in patients with systemic lupus erythematosus. *Ann Rheum Dis* **50** : 463-466 (1991).

23 U. DAS - Beneficial effects of eicosapentaenoic and docosahexaenoice acids in the management of systemic lupus erythematosus and its relationship to the cytokine network. *Prostaglandins, Leukotrienes, and Essential Fatty Acids* **51** : 207-213 (1994).

24 B. DEUTCH - Menstrual pain in Danish women correlated with low n-3 polyunsaturated fatty acid intake. *Eur J Clin Nutr* 49 : 508-516 (1995).

25 Z. HAREL, F.M. BIRO & S.L. ROSENTHAL - Supplementation with omega-3 polyunsaturated fatty acids in the management of dysmenorrhea in adolescents. *Am J Obstet Gynecol* **174** : 1335-1338 (1996).

26 R.S. STERN *et al.* - Malignant melanoma in patients treated for psoriasis with methoxsalen and ultra A radiation. The PUVA follow-up study. *N Engl J Med* **336** : 1041-1045 (1997).

27 S.B. BITTINER, I. CARTWRIGHT, W.F.G. TUCKER & S.S. BLEEHEN - A doubleblind, randomised, placebo-controlled trial of fish oil in psoriasis. *The Lancet* **1** : 378-380 (1988).

28 A.P. SIMOPOULOS, R.R. KIFER & R.E. MARTIN - Health effects of polyunsaturated fatty acids in seafoods. A.P SIMOPOULOS ed., *World Rev Nutr Diet* **66** : 591 (1991).

29 B.A. WATKINS, M.F. SEIFERT & K.G. ALLEN - Importance of dietary fat in modulating PGE, responses and influence of vitamin E on bone morphometry. *World Rev Nutr Diet* **82** : 250-259 (1997).

30 J.H. DWYER *et al.* - Arachidonate 5-lipoxygenase promoter genotype, dietary arachidonic acid, and atherosclerosis. *N Engl J Med* **350** : 29-37 (2004).

31 R. DE DATERINA & A. ZAMPOLLI - From asthma to atherosclerosis. 5-lipoxygenase, leukotriènes, and inflammations. *N Engl J Med* **350** : 4-7 (2004).

10. Votre santé est une question d'équilibre

1 Les personnes familiarisées avec les travaux d'A. Simopoulos noteront que l'illustration du Guide alimentaire du Plan Oméga est une adaptation de la colonne grecque dont elle a parlé dans bon nombre de ses publications. (A.P. Simopoulos - The mediterranean food guide. *Nutrition Today* **30** : 54-60 (1995).) Pour l'élaboration du Plan Oméga, le régime traditionnel crétois a été modifié de nombreuses façons, notamment en introduisant de l'huile de colza riche en ALA pour compenser le fait que les Américains mangent moins de salades, de légumineuses et de noix que les Grecs et mangent rarement des plantes sauvages – tout cela étant d'excellentes sources d'ALA, de vitamines, de minéraux, de fibres et de phytomicronutriments.

2 C. Cahu, P. Salen &, M. de Lorgeril - Farmed fish and wild fish for the prevention of cardiovascular disease: assessing possible differences in lipid nutritional value. *Nutr Metab Cardiovasc Dis* **14** : 34-41 (2004).

3 E.R. de Oliveira e Silva, C.E. Seidman & J.L. Breslow - Effects of shrimp consumption on plasma lipoproteins. *Am J Clin Nutr* **64** : 712-717 (1996).

4 L.A. Sauer & R.T. Dauchy - The effect of omega-6 and omega-3 fatty acids on 3H-thymidine incorporation in hepatoma 7288CTC perfused in situ. *Brit J Cancer* **66** : 297-303 (1992).

5 GISSI-Prevenzione Investigators - Dietary supplementation with n-3 polyunsaturated fatty acids and vitamin E after myocardial infarction: results of the GISSI-Prevenzione trial. *The Lancet* **354** : 447-455 (1999).

6 D.P. Rose, J.M. Connolly & M. Coleman - Influence of diets containing eicosapentaenoic or docosahexaenoic acid on growth and metastasis of breast cancer cells in nude mice. *J Nat Cancer Instit* **87** : 587-592 (1995).

7 R. Saynor & T. Gillott - Changes in blood lipids and fibrinogen with a note on safety in a long-term study on the effects of n-3 fatty acids in subjects receiving fish oil supplements and followed for seven years. *Lipids* **27** : 533-538 (1992).

8 G.J. Dehmer, J.J. Popma & J.M. Schmitz - Reduction in the rate of early restenosis after coronary angioplasty by a diet supplemented with n-3 fatty acids. *N Engl J Med* **319** : 733-740 (1988).

9 K.S. Broughton, C.S. Johnson & K.M. Kleppinger - Reduced asthma symptoms with n-3 fatty acid ingestion are related to 5-series leukotriene production. *Am J Clin Nutr* **65** : 1011-1017 (1997).

10 M. de Lorgeril *et al.* - Mediterranean alpha-linolenic acid-rich diet in secondary prevention of coronary heart disease. *The Lancet* **343** : 1454-1459 (1994).

11 J. Heimendinger & M.A.S. Van Duyn - Dietary behavior change: the challenge of recasting the role of fruit and vegetables in the American diet. *Am J Clin Nutr* **61S** : S1397-S1401 (1995).

12 J. Sabate, G.E. Fraser & K.D. Lindsted - Effects of walnuts on serum lipid levels and blood pressure in normal men. *N Engl J Med* **328** : 603-607 (1993).

13 M. de Lorgeril, P. Salen, F. Laporte, F. Boucher & J. de Leiris - Potential use of nuts for the prevention and treatment of coronary heart disease: from natural to functional foods. *Nut Metab Cardiovasc Dis* **11** : 372-377 (2001).

14 L.C. Clark, B. Dalkin B. *et al.* - Decreased incidence of prostate cancer with selenium supplementation: results of a double-blind cancer prevention trial. *Brit J Urol* **81** : 730-734 (1998).

15 Données de C.K. CHOW - *Fatty acids in foods and their health implications.* New York : Marcek Dekker, Inc. : 889 (1992). Toutes les noix contiennent aussi des acides gras monoinsaturés qui ne sont pas représentés dans ce tableau.

16 S. RENAUD, M. CIAVATTI & J.P RIPOLL - Protective effects of dietary calcium and magnesium on platelet function and atherosclerosis in rabbits fed saturated fat. *Atherosclerosis* **47** : 189-198 (1983).

17 X. PELLETIER, P. THOUVENOT & G. DEBRY - Effect of egg consumption in healthy volunteers: Influence of yolk, white or whole-egg on gastric emptying and on glycemic and hormonal responses. *Annals of Nutrition and Metabolism* **40** : 109-115 (1996).

11. *LE CONSOMMATEUR OMÉGA*

1 M. VAISEY-GENSER - *Flaxseed.* Winnipeg: The Flax Council of Canada (1994).

2 N. COMBE - Stabilité des oméga-3 selon les modes de chauffage et de conservation. *Médecine et nutrition* **39** : 158-167 (2003).

12. *LE PLAN OMÉGA DE 3 SEMAINES*

1 N.J. SALEM, H.-Y. KIM & J.A. YERGEY - Docosahexaenoic acid: Membrane function and metabolism. In *Health effects of polyunsaturated fatty acids in seafoods*, A.P. SIMOPOULOS ed., Academic Press, Inc. : 263-317 (1986).

13. *LE PLAN AMAIGRISSANT OMÉGA*

1 A.J. STUNKARD - Conservative treatments for obesity. *Am J Clin Nutr* **45** : 1142-1154 (1987).

2 E. RAVUSSIN & C. BOGARDUS - Relationship of genetics, age, and physical fitness to daily energy expenditure and fuel utilization. *Am J Clin Nutr* **49** : 968-975 (1989).

3 K. PAVLOV *et al.* - Exercise as an adjunct to weight loss and maintenance in moderately obese subjects. *Am J. Clin Nutr* **49** : 1115-1123 (1989).

4 A. HIMAYA *et al.* - Satiety power of dietary fat: a new appraisal. *Am J Clin Nutr* **65** : 1410-1418 (1997).

5 F.K. SAKATA, K. KURATA *et al.* - Charting of daily weight pattern reinforces maintenance of weight reduction in moderately obese patients. *Am J Med Sci* **3030** : 145-150 (1992).

6 Cette liste est adaptée de l'article de A.J. STUNKARD - Conservative Treatments for Obesity. *Am J Clin Nutr* **45** : 1142-1154 (1987).

14. *DANS LA CUISINE OMÉGA*

1 M. DE LORGERIL, S. RENAUD & J. DELAYE - Mediterranean alpha-linolenic acid-rich diet in secondary prevention of coronary heart disease. *The Lancet* **343** : 1454-1459 (1994).

2 M. DE LORGERIL, P. SALEN & J.L. MARTIN - Mediterranean diet, traditional risk factors, and the rate of cardiovascular complications after myocardial infarction. Final Report of the Lyon Diet Heart Study. *Circulation* **99** : 779-785 (1999).

3 Par exemple, les œufs ordinairement commercialisés ont un rapport oméga-6/oméga-3 de 20/1. Les œufs enrichis en oméga-3 ont un rapport de 4/1 ; cependant, l'œuf dans des conditions tout à fait naturelles a un rapport 1/1. Les œufs de poules nourries de chair ou d'huile de poisson contiennent du DHA et de l'EPA. Ceux de poules nourries avec des graines de lin ou de l'huile de lin contiennent aussi de l'ALA et des quantités assez importantes de DHA.

TABLE DES MATIÈRES

TROISIÈME PARTIE – APPLIQUER LE PLAN OMÉGA

Artémis SIMOPOULOS

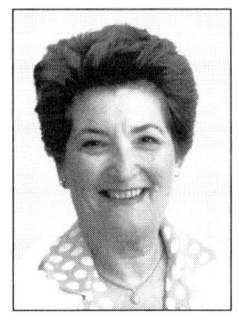

Artémis SIMOPOULOS est une célébrité du Who's Who, fondatrice et présidente du *Center for Genetics, Nutrition and Health* de Washington.

Docteur en médecine de l'Université de Boston et diplômée en chimie de l'Université de Columbia, certifiée par l'American Board of Pediatrics, elle est tout d'abord connue dans la communauté scientifique et médicale pour ses travaux de recherche. Endocrinologue, pédiatre, son attention s'est d'abord portée sur les aspects nutritionnel, endocrinien, génétique de la croissance et du développement chez l'enfant, puis au cours de la vie. Depuis une vingtaine d'années, elle a concentré ses recherches sur l'incidence des rapports entre les acides gras, la "balance oméga-6/oméga-3". Auteur de plus de 250 publications dans les meilleurs périodiques, de nombreux livres et articles de revue, Artémis Simopoulos est éditrice (*World Review of Nutrition and Dietetics*), membre de différents *Boards* et référée de nombreux périodiques (*International Journal for Vitamin and Nutrition Research*, the *Annals of Nutrition and Metabolism*, *Food Reviews International*, *Journal of the American Medical Association* (JAMA), *Nutrition Reviews*, *ISSFAL Newsletter*). Elle a également organisé de nombreuses conférences internationales (International Conferences on Nutrition and Fitness...).

Artémis SIMOPOULOS est membre de nombreuses sociétés savantes (American Academy of Pediatrics, Society for Pediatric Research, the Endocrine Society, the American Pediatric Society, the American Institute of Nutrition, the American Society for Clinical Nutrition, the American College of Nutrition, the American Society of Human Genetics, the North American Association for the Study of Obesity) et est chairman de « The International Union of Nutritional Sciences (IUNS) Committee on Genetics, Nutrition and Chronic Diseases ».

Artémis SIMOPOULOS a reçu de nombreux prix et awards dans le monde dont récemment *the Gopalan Oration Award* (Inde) et en 2001 *the FINesse Seafood Health and Nutrition Award* from the National Fisheries Institute (USA).

Ces compétences sont sollicitées non seulement par les milieux des sciences et de la santé mais aussi par les responsables politiques. Elle a ainsi assumé diverses fonctions de conseiller auprès de la Maison-Blanche (Executive Office of The President, Consumer Affairs…) ou de représentant des Etats-Unis dans les organisations pour la santé, l'alimentation ou l'agriculture (Joint Subcommittee on Human Nutrition Research, Federal Coordinating Council on Science, Engineering and Technology, Office of Science and Technology Policy, Interagency Committee for Human Nutrition Research).

Cet investissement permanent a été complété par le souci d'informer un très large public des avancées de la science et de la médecine. Plusieurs livres "grand public" ont été édités depuis dix ans. Le plus célèbre (plus d'un million d'exemplaires) est certainement *The Omega Diet* (Harper Collins) dont est issu *Le régime Oméga 3*, traduit dans de nombreux pays en chinois, hollandais, coréen, espagnol…

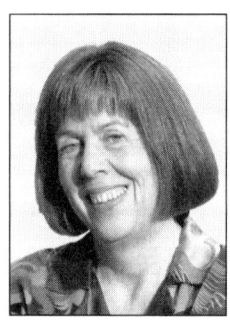

Jo ROBINSON

Jo ROBINSON est une célèbre journaliste "free-lance" américaine spécialisée dans l'information scientifique sur la santé. Ces dernières années elle a particulièrement analysé les différences existant entre les besoins diététiques humains au cours du temps et l'offre d'alimentation courante. Elle est l'auteur d'une douzaine de livres dont le total des ventes dépasse les deux millions d'exemplaires. Son livre le plus récent *Pasture Perfect* décrit les multiples avantages dans l'alimentation des produits (viande, produits lactés…) issus d'animaux élevés sur des pâturages par rapport à ceux issus d'animaux élevés en atmosphère confinée avec des rations à base de céréales. On peut trouver des informations à ce sujet sur son site web (www.eatwild.com). Elle habite à Vashon Island dans l'État de Washington.

Michel DE LORGERIL

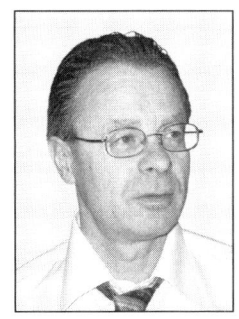

Michel DE LORGERIL, docteur en médecine, est un cardio-
logue et nutritionniste, également chercheur au CNRS
(Département des Sciences de la Vie) affecté à la Faculté
de Médecine de Grenoble. Il a notamment pratiqué dans
les services cliniques et les centres de cardiologie de
l'Hôpital Universitaire de Genève, de l'Institut de
Cardiologie de Montréal, et des Hospices Civils de Lyon.
Il fut responsable des Laboratoires de Cardiologie Expérimentale de l'Institut de
Cardiologie de Montréal (Canada) puis de l'Hôpital Cardiovasculaire Louis Pradel de
Lyon (INSERM U63). Il coordonne actuellement l'étude Européenne *IMMIDIET*. Il
est membre du comité éditorial de nombreuses revues médicales et scientifiques.
Il a été le principal investigateur de la *Lyon Diet Heart Study*, qui apporta des infor-
mations déterminantes, et des études cliniques de l'INSERM U63 de Lyon, en particulier les études sur les transplantés cardiaques et celles de pharmacologie clinique, avec des médicaments anti-plaquettaires et anti-cholestérol.

Michel DE LORGERIL est un des principaux promoteurs des concepts scientifiques
connus universellement, tels le *French Paradox* et la *Diète méditerranéenne*.

Patricia SALEN

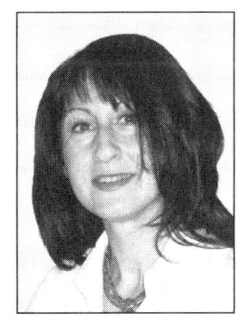

Patricia SALEN est diététicienne et assistante de recherche
clinique. Elle a été responsable des aspects nutritionnels
(évaluation des habitudes alimentaires et conseils diététiques) dans la *Lyon Diet Heart Study* (l'étude de référence au niveau international concernant la nutrition et
les maladies cardiovasculaires, notamment l'infarctus du
myocarde) conduite dans le cadre de l'INSERM U63 (et
en collaboration avec les Services de Cardiologie de l'Hôpital Louis Pradel de Lyon)
entre 1988 et 1996.

Patricia SALEN a mis en place et dirigé le programme d'intervention nutritionnelle
pour les transplantés du cœur (1990 à 1996) pour les Hospices Civils de Lyon (Hôpital
Cardiovasculaire de Lyon-Bron), puis élaboré le programme d'intervention nutritionnel spécifique pour les patients atteints d'insuffisance cardiaque (CHU de Saint-
Etienne, entre 1996 et 1999). Elle travaille actuellement à la Faculté de Médecine
de Grenoble où elle participe au Programme Européen *IMMIDIET* de recherche sur
les interactions entre les facteurs génétiques et nutritionnels.